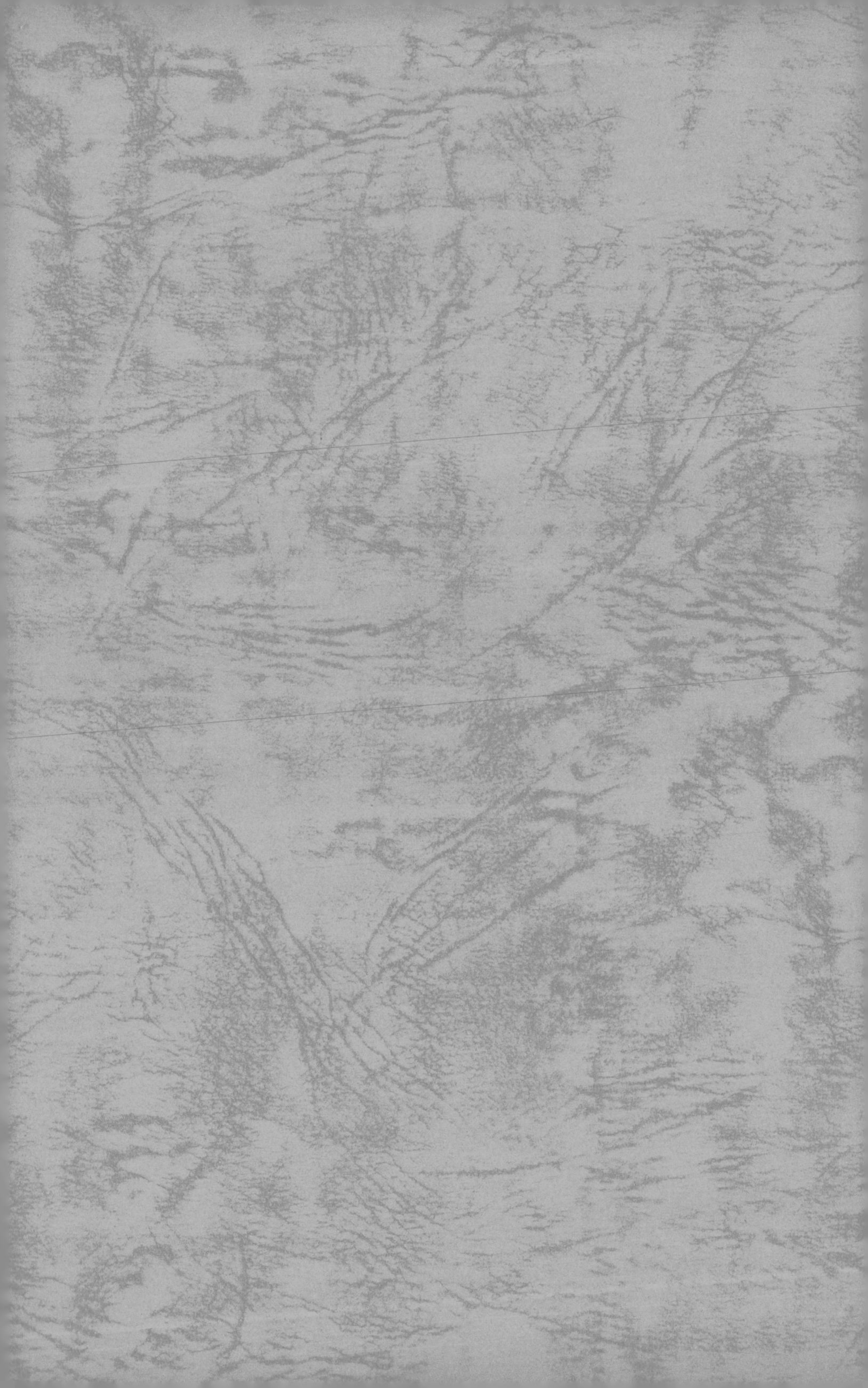

위험한 과잉의료

옮긴이_윤소하
연세대학교 화학과를 졸업하고 특허법인과 외국계 제약회사에서 화학, 의약 분야 전문 번역을 했다.
한겨레번역가그룹에서 출판 번역을 공부했으며, 번역서로 『위험한 제약회사』 등이 있다.

위험한 과잉의료

2023년 11월 1일 펴냄

지은이_피터 괴체
옮긴이_윤소하
펴낸이_권기호
펴낸곳_공존
출판 등록_2006년 11월 27일(제313-2006-249호)
주소_(04157)서울시 마포구 마포대로 63-8 삼창빌딩 1403호
전화_02-702-7025, 팩스_02-702-7035
이메일_info@gongjon.com, 홈페이지_www.gongjon.com

ISBN 979-11-979165-2-6 03510

Survival in an Overmedicated World

위험한 과잉의료

의사도 당하는 의료 오남용에서 살아남는 법

피터 괴체 지음 | 윤소하 옮김

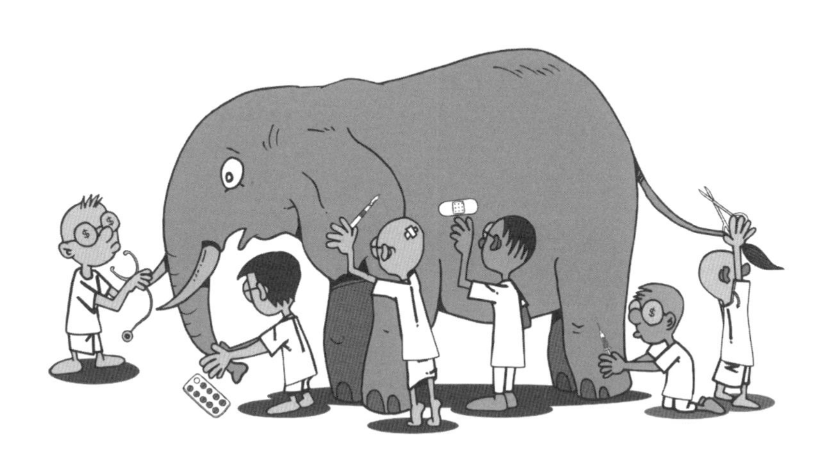

공존

머리말

이발사한테는 머리 자를 때가 됐느냐고 묻는 게 아니다. 대부분의 사람들이 비슷한 말을 들어봤을 것이다. 그런데도 우리는 의사의 말에 따라 의사에게 경제적으로 득이 되는 여러 가지 진단검사(diagnostic test)와 치료를 기꺼이 받는다. 보건의료 분야에서 경제적 이익상충은 복잡하게 얽혀 있어서, 의사가 직접적으로 이득을 취하지 않는 경우라 하더라도 정신을 똑바로 차려야 할 많은 이유가 있다. 의사들이 선의로 하는 여러 치료 중에는 효과가 없는 것도 많다. 모든 치료는 일부 환자에게는 반드시 해가 된다. 따라서 의사들은 결국 많은 환자에게 해를 입히게 된다.

해를 입지 않고 자신을 보호하려면 직접 근거를 찾아봐야 한다. 주로 문제가 되는 것은 약이지만, 다른 요인도 있다. 예를 들면 감염, 수술, 진단검사, 입원, 대체의학 역시 그러하다. 병원은 많은 과오가 발생하는 위험한 곳이다.

이 책은 질병 치료에 필요한 실용적 지침을 제공하려는 것이 아니라, 진단과 치료에 대해 가장 신뢰할 수 있는 근거를 스스로 찾을 수 있게 하여 의사나 여타 의료 전문가와 상담할 때 자신감을 갖도록 돕고자 한다. 한 권의 책으로 모든 것을 다룰 수는 없다. 이 책에서는 흔한 질병과, 쉽게 치료할 수 있지만 간과할 경우 치명적인 질병 몇 가지에 집중하고자 한다. 또한 많은 사람의 목숨을 앗아간 약도 다루려 한다. 이런 약을 복용하고 사망한 사람 대다수는 애초에 그 약이 꼭 필요하지도 않았다.

병이 생길 경우 우리는 스스로 많은 걸 할 수 있다. 보다 많은 정보에 기초하여, 의료 전문가의 여러 제안 가운데 효과나 위험성을 감안해 무엇을 받아들이고 무엇을 거절할지 스스로 결정할 수 있다. 자신의 병을 치료하는 의사결정 과정에 참여하며 최선을 다할 때 마음의 평화가 찾아온다. 상황에 대처하기도, 최종 결과를 받아들이기도 더 수월해진다. 결과가 좋건 나쁘건 간에 그렇다. 자신의 건강을 해칠지 모르는 중재(intervention, 의학적 개입, 즉 검진, 처방, 처치, 수술, 지시, 상담 등의 제반 의료 행위)를 피함으로써, 생존 가능성과 삶의 질을 높일 수 있다. 이 책이 거기에 도움이 되길 바란다.

어떤 환자는 의사결정을 의사에게 맡기는 편을 선호한다. 이유는 대개 의사를 믿기 때문이지만, 어떤 이들은 자신이 의사결정 과정에 기여할 것이 아무것도 없다고 생각하기 때문이다. 나는 이에 동의하지 않는다. 내 경험에 따르면 환자는 기여할 것이 있으며 그래야만 한다. 자기 자신을 위해서.

늘 의사한테 결정을 맡기는 환자들에게 행운이 함께하길 빌겠다. 그들은 행운이 꼭 필요하다. 의사들은 자주 오판을 한다. 대개는 잘 모르기 때문이다. 또 의사들은 약을 너무 많이 쓴다. 우리는 심각한 과잉진단(overdiagnosis)과 과잉치료(overtreatment)의 시대를 살고 있다. 선진국에서 의사의 처방약이 심장 질환과 암에 이어 주요 사망 원인 3위일 정도이다. 유럽과 북미에서 실시된 여러 독립적인(외부의 압력이나 개입이 없는) 연구에서 나온 결과다.[1-9] 약 관련 과오와 여타 의학적 과오가 주요 사망 원인 3위라는 연구 결과도 있는데, 이는 입원 환자 중 사망자 수만 계산해도 그렇다.[10] 이런 죽음은 대부분 예방할 수 있다.[10]

이 모든 '피할 수 있는 죽음'은 분명 공중보건의 재난이다. 우리가 보았던 그 어떤 재난보다 크다. 제1차 세계대전 당시의 스페인 독감 이래 최악이다. 이러한 약 유행병(drug epidemic)은 우리가 보아온 여타의 감염병 유행보다 훨씬 통제하기가 쉽다. 약을 덜 쓰는 것으로 대처하면 될 일이다. 그런데 거의 아무도 이 일을 하지 않고 있다. 해가 갈수록 사망자 수가 늘어날 뿐이다. 심장병과 암을 예방하기 위해 그토록 많은 자원을 쏟아부으면서, 약으로 인한 죽음을 막는 일은 왜 등한시하는지, 도무지 납득할 수가 없다.

나는 이 책에서 나 자신과 가족, 지인들이 경험한 병을 예로 들었다. 우리가 모두 한 배를 타고 있기 때문이다. 또한 자신의 건강과 질병과 생명에 스스로 책임감을 갖고 너무 늦기 전에 주요 문제를 해결하는 것이 왜 그토록 중요한지 이해하는 데 그 예들이 도움이 되기 때문이다. 그중 몇 가지는 3대 주요 사망 원인인 심장병, 암, 약과 관련이 있다.

다행히 최근 몇 년 사이, 약 유행병에 맞서 싸우기 위한 여러 개선책이 등장했다. 그렇지만 이 가운데 우리를 보호할 의무가 있는 기관에서 나온 것은 없다. 의약품 규제당국과 보건당국은 가끔 산발적인 경고를 날릴 뿐, 사망자 수를 낮추기 위한 실질적인 노력은 하지 않는다. 사실 의약품 규제당국도 문제의 일부다. 위험한 약을 지나치게 많이 승인하며, 그중 최악으로 꼽히는 약들을 시장에서 퇴출하는 데에는 너무나 미온적이다.[11] 약 설명서에 온갖 경고를 표시하게 하지만 별로 쓸모가 없다. 대부분의 경고는 의사들의 머릿속에 들어 있지 않다.[11]

개선책과 관련해 우리가 감사해야 할 대상은 개인들, 즉 연구자나 의학지 편집자이다. 개선책 중 한 가지는 과잉진단 예방(Preventing Overdiagnosis) 학회를 매년 개최하는 것이다. 첫 번째 회의는 2013년 미국 뉴햄프셔주 다트머스 대학교에서 "과잉의료로 인한 위해(harms) 줄이기"라는 부제로 열렸다. 학회 발표에 따르면, "과잉진단은 사람들이 불필요하게 진단을 받는 것을 의미한다. 증상이 없는 사람들이 검사 결과만으로 진단을 받으면 실제로는 아무 증상도 일으키지 않을 상태에 대한 치료가 이루어질 수 있다. 또한 어떤 증상이 있거나 증상 이력이 있는 사람들에게 불필요한 진단명을 붙임으로써 이점보다 위해가 클 수 있다. 믿기 어렵겠지만, 수많은 사람들이 천식이나 유방암, 고혈압이나 골밀도 저하를 비롯해 광범위하게 과잉진단을 받는다는 것을 입증하는 과학적 증거가 누적되고 있다. 정신의학부터 신장학까지 여러 전문 분야에서, 질병을 정의하는 경계가 지나치게 넓어진 것은 아닌지,

너무 많은 사람들이 불필요하게 환자가 되고 있는 것은 아닌지에 대한 격렬한 논쟁이 계속되고 있다."

2002년 《영국의학저널(*British Medical Journal*)》은 "과잉의료[가 아닐까]?(Too Much Medicine?)"라는 표제의 특집호에서 출산, 성, 죽음의 의료화를 다뤘다. 권두 사설에서 편집자는 의사들이 탈의료화의 선봉에 서서 환자에게 권리를 되찾아주고, 질병 장사에 대항하고, 효과적인 치료법의 전 지구적 공정 분배를 호소할 수 있을지 의문을 던졌다. 10년 후 진단검사 오남용과 과잉진단에 관한 데이터가 누적되자, 《영국의학저널》은 동일한 표제의 특집호를 다시 발행했다. 이번에는 물음표를 붙이지 않았다("과잉의료").[12]

다른 개선책은 "현명한 선택(Choosing Wisely)" 캠페인으로, 미국 전문의학 협회들이 연합하여 진단검사 오남용에 대항하려고 진행했다.

과잉진단은 만연해 있으며, 심각한 문제다. 일단 사람에게 진단명이 붙으면 일련의 의학적, 사회적, 경제적 결과가—때로는 돌이킬 수 없게—따르기 때문이다. 진단과 그에 따르는 치료는 개인에게 신체적, 정신적, 재정적 타격을 주며, 동시에 보건 시스템에도 재정적, 구조적 부담이 된다.[12]

자유롭고 건강한 시민으로 사는 것과 환자가 되는 것은 하늘과 땅 차이다. 그러므로 우리는 보건의료 분야에서도 스스로의 자유를 위해 싸워야 한다. 그러지 않으면 자유를 빼앗기기 십상이다.

의사들은 언제 약을 처방해야 하는지에 대해서는 많이 배우지만, 언제 약을 중단해야 하는지에 대해서는 배우는 바가 거의 없다. 그러니 의사들이 약 처방중단(deprescribing)에 서툴러 처방을 무한정 갱신하려 드는 게 놀라운 일도 아니다. 처방이 무슨 뜻인지는 모두가 알지만, 그 반대를 뜻하는 용어 처방중단은 2012년 전까지 과학 문헌에서 흔히 볼 수 없었다. 의학 연구 데이터베이스 퍼브메드(pubmed.ncbi.nlm.nih.gov)에서 처방(prescribing)을 검색하니 36,198개의 결과가 나온 데 반해, 처방중단은 겨우 213개였다. 170배의 차이다.

이 책에서 제시하는 검색 결과는 집필 중 특정 일자에 검색한 것이므로 검색을 되풀이했을 때 똑같은 결과가 나오지 않을 수 있다는 점에 유의하기 바란다. 대부분의 데이터베이스 사이트에서는 기간을 특정해서 검색하는 것이 가능하다.

나와 논쟁을 벌인 의사들은 약으로 인한 사망은 지나치게 걱정할 문제가 아니라고 말한다. 어떤 약은 조기사망(premature death, 수명 단축)의 위험이 알려져 있지만 전반적으로 생존율을 향상시킨다는 것이다. 항암제 같은 경우를 말한다. 그리고 또 어떤 약은 삶의 질을 현저히 향상시키므로, 일부 부작용으로 사망하는 사례가 있더라도 가치가 있다고 말한다. 류머티즘관절염에 쓰는 질병조절제(disease modifying drug) 같은 약이 그러하다는 것이다.

이러한 주장이 유의미하기는 해도, 의사들이 초래하는 수많은 죽음을 제대로 설명하지는 못한다. 약으로 인한 사망은 대부분 필요하지 않은 약 때문이다. 예를 들면, 정신 질환 또는 신체 통증에 쓰이는 약이 그러하다.[11,13]

물론 의사들은 선의를 가지고 최선을 다해 환자를 돕고자 한다. 하지만 의사들이 모르거나 알 수 없는 것이 많으며, 그에 따라 올바른 판단을 내리는 데 제약이 생긴다. 의사나 환자가 최선의 결과에 이를 진단법이나 치료를 선택하는 게 특히 어려운 이유는 진단과 치료에 대한 연구 논문이 대체로 질적 수준이 낮거나, 심각하게 편향되어 있기 때문이다. 이런 사실이 수많은 연구에서 증명되었지만 의사들은 문제를 거의 인식하지 못한 채, 발표되는 논문을 그대로 믿는 경향이 있다. 따라서 의사들은 진단의 신뢰도와 치료의 효과는 실제보다 과대평가하고 위해는 과소평가하게 된다.

나는 이 문제를 책 전체에 걸쳐 논하고자 한다. 이론적인 관점에서뿐 아니라 구체적인 건강 문제와 관련해서도 살펴볼 것이다.

보건의료 연구의 우려스러운 상황에 대한 무지에 더하여, 약을 지나치게 쓰는 또 하나의 이유는 임상 경험 때문이다. 의사는 임상 경험에 오도(misleading)되기 십상이다. 환자를 본 경험이 많을수록 더 나은 의사가 되기도 하지만, 그렇지 않을 위험도 있다. 의사들은 선호하는 중재—주로 약—가 있으며, 대부분은 그런 중재를 적용해서 환자들이 호전되는 것을 본다. 그래서 환자가 호전된 것이 그 중재 덕분이라고 여긴다. 이런 유형의 지식을 비대조경험이라고 한다. 치료하지 않은 환자로 이루어진 대조군과 비교한 것이 아니기 때문이다. 이미 히포크라테스 시절에 임상 경험은 틀릴 수 있다는 깨달음이 있었으나, 지금껏 의사들은 불합리하고 때로는 해로운 갖가지 치료를 수없이 해왔다.[14]

우리는 개인적 경험에 큰 영향을 받는다. 또한 치료를 하지 않을 경우 병이 어떻게 진행될지는 대체로 생각해보지 않는다. 도움이 되었다고 생각하는 치료에 대해 서로 이야기하고, 같은 치료법을 지인에게 추천한다. 이런 현상은 TV 방송에서도 볼 수 있다. 환자 한 사람을 방송국 스튜디오에 초대해서, 이 환자가 아직 살아 있고 암 증상이 사라졌다는 사실이 치료법의 효과를 입증한다고 말한다. 보통은 1년 안에 사망에 이르는 암이지만, 이 환자는 진단 받은 지 5년이나 지났다고 한다. 설득력 있는 것처럼 보이지만, 종양학에 대해 약간의 지식만 있어도 그렇지가 않다는 것을 알 수 있다. 스튜디오에 나온 환자는, 경기력 향상을 위해 기적의 약물을 복용한 후 기록이 80미터에서 95미터로 갑자기 늘어난 창던지기 선수와는 다르다. 창은 창이지만, 암은 암이 아닐 수도 있다. 진단이 잘못됐을 가능성이 있는 것이다. 정확한 진단이었다 하더라도, 암은 비균질 질환(heterogeneous disease)이어서 일부 환자는 평균보다 훨씬 오래 생존하는 게 당연하다. 게다가 이제 우리는 유방암을 포함한 일부 암은 치료하지 않아도 저절로 퇴행하거나 사라질 수 있다는 사실 역시 알고 있다.[15,16] 일반 방송 기자가 이런 내용을 알고 있으리라 기대하기는 어렵다. 하지만 사람들을 오도하는 방송을 만드는 대신, 전문가에게 물어보면서 열심히 취재하는 것은 기대할 수 있지 않겠는가.

미디어는 신뢰할 만한 정보 출처가 아니다. 신문과 TV, 라디오와 인터넷을 포함한 미디어는 우리가 필요 이상으로 건강을 염려하게 만든다. 우리가 모르는 새 앓고 있을 수도 있는 병에 대한 기사를 쓰는 것이 흔히 사용되는 수법이다. 덴마크 신문 하나는 석 달에 걸쳐 덴마크인이 앓는 병에 대한 보도 기사를 수집해 덴마크 국민 한 사람당 평균

2가지 질병을 앓고 있다는 결론을 내리기도 했다.[17] 기자들이 "덴마크인이 앓는"이란 키워드로만 기사 검색을 했기 때문에 실상은 훨씬 더 심각하다고 한다. 다시 말해 많은 '질병'이 간과되었다는 것이다. 여기엔 의미론적 문제도 있다. 증상이 없는 '질병'을 앓는 경우는 없다. 예를 들면 혈압, 혈당, 또는 콜레스테롤 수치가 약간 높다고 해서 질병을 앓고 있는 것은 아니다. 이런 상태는 질병이 아니다. 그저 위험인자일 따름이다. 이런 위험인자에 '비정상'이라는 딱지를 붙이는 의사들이 있는데, 그들은 대체로 제약회사와 결탁한 이들이다.

무엇이 '비정상'이고 약물 치료가 필요한 상태인지에 대한 기준이 해를 거듭하며 터무니없이 낮아졌다. 유럽연합의 심혈관계 질환(cardiovascular disease) 지침을 적용하면 노르웨이 남성의 86퍼센트가 40세에 심혈관계 질환 고위험군에 해당하는 것으로 나타난 연구 결과가 있을 정도다.[18] 노르웨이는 세계 최장수 국가 중 하나다. 노르웨이를 대상으로 한 다른 연구에서는, 지침에 따라 치료를 권고할 만한 높은 혈압이나 콜레스테롤 농도가 24세 이상 모집단의 50퍼센트에서 나타났다![19]

의사들은 알지 못하기에 깨우치지도 못한다. 의사들의 처방약이 매년 미국에서 약 20만 명, 덴마크에서 약 3,300명의 목숨을 앗아간다.[11] 이는 교통사고 사망자 수의 20배다. 사망자의 절반은 약을 처방받은 대로 복용했고, 나머지 반은 과다복용, 약물 상호작용, 사용 금지 약물 복용 같은 문제와 관련있다. 진료하던 환자가 사망하더라도 의사는 자신이 처방한 약 때문에 환자가 사망했다고는 생각하지 못한다. 하지만 이러한 사망은 적지 않게 일어난다. 평균적으로, 일반의(general practitioner, 1차 진료의) 1명당 매년 1명의 환자가 처방약 때문에 사망한다.[20] 35년간 환자를 진료한 일반의라면, 처방약으로 사망에 이르게 한 환자가 35명은 된다는 이야기다. 대형 병원에서도 처방약으로 인한 사망이 발생하지만, 서구에서 대부분의 약은 역시 일반의인 가족주치의(family doctor)가 처방한다. 가장 치명적인 약으로, 진통소염제(이부프로펜 같은 비스테로이드항염증제NSAID 계열)[11]와 정신병약[13]이 있다. 1차 진료 기관에서 이런 약의 소비량은 상당하다. 대형 병원에 비해 NSAID의 처방 빈도는 38배, 항우울제는 76배나 된다.[21] 그러므로 일반의 1인당 매년 환자 1명을 사망에 이르게 한다는 추정은 억측이 아니다.

사망 원인이 약인 경우를 의사가 제대로 알지 못하기 때문에 환자, 비환자 일반인, 그리고 규제당국 역시 알 도리가 없다. 환자가 NSAID로 인해 사망하는 이유는 약이 위궤양 또는 심장마비를 일으키기 때문이다. 위궤양이나 심장마비는 약물 이외의 원인으로도 일어날 수 있다. 항우울제 같은 뇌 활성 약물로 인한 흔한 사망 원인은 평형감각 상실이다.[13] 고령인 환자가 넘어져 골반이 골절되면 5명 중 1명은 1년 이내에 사망한다. 의사는 이것이 약으로 인한 사망이라고 생각할 리 만무하다. 약을 복용하지 않아도 넘어져서 골반이 골절되는 노인은 많으니까 말이다.

흔히 사용되는 약 대부분이 뇌에 영향을 주어 낙상을 유발할 수 있다. 예를 들면, 노인 환자에게는 고혈압약을 처방할 때도 주의가 필요하다.

배가 뒤집혀 물에 빠진 뒤에 수영을 배워두지 않은 걸 후회해 봤자 이미 늦다. 우리는 누구나 때때로 병에 걸리며, 긴급한 결정을 내려야 하는 때가 있다. 그런 경우 너무 겁에 질려 이성적인 판단을 온전히 하지 못할 수 있다. 의사에게든 자기 자신에게든 적절한 질문을 하지 못할 가능성이 있는 것이다. 하지만 이미 경험이 쌓여 습관이 형성되어 있다면 이야기가 다르다. 이것이 바로 건강할 때, 말하자면 물에 빠지기 전에 경험을 쌓아야 하는 이유이다.

앞에서도 말했지만, 책을 꼼꼼히 읽는 것에 그치지 말고, 이 책에 나오는 예를 직접 검색해 볼 것을 제안한다. 이게 너무 어려울 거라는 마음의 장벽을 무너뜨리는 게 매우 중요하다. 일단 스스로 여러 번 해보면 알게 될 것이다. 의사결정에 가이드 역할을 할 정보를 직접 구할 수 있음을 깨닫게 된다. 연습을 하면 할수록 더 능숙해지기 마련이다. 그러니 자신의 건강 문제를 포함해 여러 가지 예를 가지고 결과를 얻을 때까지 연습해 보길 권한다.

나는 정치인들이 제발 좀 이렇게 했으면 좋겠다. 보건의료 문제건, 다른 문제건 간에 정치인들 사이에 의견 충돌이 생길 경우 그것은 그들이 문제의 근원이 무엇인지 찾아볼 생각을 전혀 하지 않기 때문인 경우가 많다. 그들에겐 감정과 이념이 사실보다 중요하다. 안타깝게도 의사들도 대체로 그렇다. 주축 오피니언 리더(key opinion leader)라 불리는, 영향력이 매우 큰 의사들도 마찬가지다. 특히 제약회사에 고용되어 있는 경우,[11,13] 이들은 약과 치료법에 대한 특정한 관점을 동료들에게 선전한다. 하지만 그런 관점이 아예 틀렸거나, 우리가 아는 가장 신뢰할 만한 증거에 완전히 반하기도 한다. 이들이 틀렸다는 것을 입증하는, 반박할

수 없는 증거가 나오면 이들은 전보다 더욱 맹렬히 잘못된 생각을 퍼트리려 한다.[22]

대중은 비판적인 태도가 필요하다는 것을 잘 알고 있다. 한 설문 조사에서, 제약회사의 임상시험은 긍정적인 결과가 나오도록 편향되는 경우가 많다라는 항목에 영국 성인의 3분의 2가 동의했다.[23] 대중의 3분의 1만 일반 의학 연구에서 나온 결과를 신뢰한 반면, 3분의 2는 약에 대한 친구나 가족의 조언을 더 신뢰했다.

이래서는 안 된다. (의사가 아닌) 가족이나 친구가 가진 지식은 개인적인 경험에서 나왔을 가능성이 높다. 이는 신뢰할 만한 것이 못 된다. 또는 신문, 잡지, TV, 라디오에서 접할 수도 있는데, 이 역시 마찬가지다. 지름길 같은 것은 없다. 스스로 근거를 찾아봐야 한다.

공중보건에 드리워진 공리주의의 그늘

공중보건은 최대 다수의 최대 행복을 추구한다. 의료 윤리에서는 이를 공리주의라 부른다. 무작위 배정 임상시험에서 어떤 중재가 대조군의 중재—아무런 중재를 하지 않는 것일 수도 있다.—와 비교해 사망자 수가 적으면, 정치인들은 기꺼이 이 치료법을 국가 의료 지침에 넣으라고 추천한다. 이런 치료를 받아야 한다는 것이 모두에게 너무나 당연하게 여겨진다. 하지만 결코 이렇게 간단한 문제가 아니다.

공중보건 프로그램은 병의 예방에 초점을 두는 방향으로 가고 있다. 타당한 일이다. 하지만 어느 특정 개인은 그로부터 혜택을 볼 가능성이 매우 작아진다는 의미이기도 하다. 그러므로 그런 치료를 거부하는 것 역시 완전히 타당한 선택이다. 모든 치료에는 위해성이 있기 때문이다. 여기에는 짚어야 할 의문점이 많다.

사망률이 25퍼센트 낮다는 것은 무슨 의미인가? 많은 사람들이 이것을 운이 좋으면 그 질병으로 사망하지 않는다는 의미로 해석하지만, 그저 사망 시기가 조금 늦춰지는 것에 불과할 수도 있다. 결국 그 병으로 사망에 이르는 건 마찬가지인데, 단지 조금 늦게 죽는 것이다. 절대다수의 항암제가 이런 경우인데도, 그 효과에 대해 대대적인 선전이 이루어졌다. 끔찍한 위해에도 불구하고 말이다.

사망률 이점(mortality benefit)은 언제 발생하는가? 어린이의 수명을 연장하는 것과, 어떤 이유 때문이든 곧 목숨이 다하거나 이미 상태가 너무 악화되어 삶이 고통스러운 노인의 수명을 연장하는 것 사이에는 크나큰 차이가 있다.

특정 질병이 얼마나 흔하고 그 병으로 사망하는 사람이 얼마나 많은가? 드문 질환이라면 예방적 중재로 이득을 볼 가능성이 매우 낮으므로 대부분의 사람들은 치료를 받지 않기로 결정할 것이다.

공중보건 캠페인은 이런 문제에 대해 놀라울 정도로 침묵하면서 프로파간다 성격을 띠는 것이 보통이다. 그 결과로 따르는 대가는 건강한 사람이 환자로 바뀌는 것이다. 자유와 행복을 누리며 건강하게 사는 기분과 약 없는 삶이 지니는 가치는 크다. 사람들에게서 이런 권리를 빼앗아, 의원이나 병원을 찾아다녀야 하는 근심 많은 환자로 바꾸는 것은 매우 나쁜 일이다.

어떤 중재의 이점과 위해가 모두에게 같은 척도로 측정되지는 않는다. 그러므로 이점이 위해를 넘어선다는 것은 주관적인 판단이다. 이런 판단은 스스로 해야 한다. 그러려면 신뢰할 만한 제대로 된 정보가 반드시 필요하다.

이런 판단의 주관성은 교통사고 사망률을 보면 분명히 드러난다. 사망 사고는 속도 제한을 도입하자 크게 줄어들었다. 그렇다면 속도 제한의 적정선은 어디인가? 모든 차량에 대한 제한속도를 시속 30킬로미터로 하면 사망 사고가 더 많이 줄어들 것이다. 하지만 이런 제안은 대중의 지지를 받기 어렵다. 어느 정도로 제한을 하느냐는 완전히 임의적이다. 공중보건에서 어디까지를 정상으로 보느냐의 문제도 이와 같다. 유감스럽게도 이에 대한 지침을 작성하는 사람들이 제약회사와 긴밀한 관계인 경우가 많다. 진료지침의 기본 근거가 되는 임상시험을 실시하는 이들도 마찬가지다.[11,13]

그러니 혈압이나 콜레스테롤이나 혈당의 수치가 너무 높거나 골밀도가 너무 낮다는 이유로 의사가 환자에게 죽을 때까지 약을 먹어야 한다고 말할 때, 환자는 비판적인 질문을 해야 한다. 약물 치료 외의 다른 방법을 이용하거나, 차라리 아무것도 하지 않는 편이 더 나을 수도 있다.

의사는 왜 획일화된 진료를 하는가?

그리 멀지 않은 과거에, 보건의료는 의사와 환자 사이의 문제였다. 의사는 환자의 특성에 기초해 치료를 개별화하면서 최선을 다했다. 지금도 그러기는 하는데, 그렇게 하기가 어려워졌다.

예전 방식의 장점은 유연성인데, 이것이 단점이기도 하다. 같은 유형의 환자를 의사마다 각자의 선호, 편견, 경험에 따라, 그리고 제약회사 영업사원 접촉 여부에 따라 각기 다른 방법으로 치료했다. 시대에 뒤처진 의사는 클로람페니콜(chloramphenicol) 같은 위험한 구닥다리 약을 처방하기도 했다. 항생제 클로람페니콜은 치사율 높은 골수기능억제를 유발한다.

컴퓨터가 도입되기 전에는 의사의 진료에 대한 감시가 거의 없었다. 요즘은 보건당국이 처방전 데이터로 특이한 경우를 집어낼 수 있다. 이를테면 진정제나 마약류를 너무 많이 쓰는 의사를 찾아 조치를 취할 수 있다.

잘된 일이지만, 균형추가 이쪽 방향으로 너무 많이 기울었다. 의사가 하는 일에 대한 지나치게 길고 복잡한 임상진료지침(clinical practice guidelines)이 생겼다. 1차 진료를 하는 젊은 의사들은 이런 지침을 지켜야 한다는 의무감을 느끼는데, 환자가 특별한 상황에 있어 특정 지침을 무시해야 할 때조차 그렇게 한다.

현실적으로 의사가 그 모든 지침을 준수하기란 불가능하다. 2003년에 실시된 연구에서, 가족주치의가 미국질병예방특별위원회(USPSTF)에서 권고하는 질병 예방 서비스를 고객에게 제공하려면 하루 종일이 걸린다는 계산이 나왔다.[24] 건강염려증에 빠진 사람들을 돌보려고 하다가 진짜로 병에 걸린 사람들을 돌볼 시간이 없어진다는 얘기다. 더구나 이 연구에서 다룬 것은 단 하나의 기관에서 나온 지침이며, 이 밖에도 수

많은 지침이 있다.

환자의 진료기록부에 타당한 이유를 기술하면 지침을 벗어나는 진료를 할 수도 있다. 하지만 그렇게 하는 의사는 거의 없다. 하라는 대로 하고, 동료와의 갈등을 피하는 편이 훨씬 더 쉽기 때문이다.

내가 의사 면허 시험을 통과하고 2년 뒤에 겪은 일이다. 나는 다른 이유로 입원한 노인 환자에게 가벼운 제2형 당뇨병을 진단했다.[11] 톨부타미드(tolbutamide)를 처방하는 것이 통례이나, 그때까지 실시된 유일한 대규모 톨부타미드 임상시험이 심혈관계 질환으로 인한 사망 과잉 유발로 조기 중단됐고 일별 복용량을 준수한 환자들의 심혈관계 질환 관련 사망률이 가장 높았기 때문에, 나는 톨부타미드를 처방하지 않기로 했다.

내 상급자는 진료 기록을 보고 불같이 화를 내며 내분비학자들이 쓴 지침을 위반한 것을 질책했다. 나는 그 약에 대해 내가 내분비학과 의사들보다 더 잘 안다고 설명했다. 나는 그 약에 대한 유일한 임상시험 보고서는 물론이고, 임상시험 이후에 나온 관련 문헌들과 그 문제를 상세히 다룬 책도 읽었다. 그 임상시험은 제약회사와 무관하게 독립적으로 실시됐는데, 그 후 당연히 수많은 논쟁에 휘말렸고, 제약회사의 후원을 받는 이들에 의해 재분석되었다. 당시 나는 어느 쪽이 옳은지에 대해 한 치의 망설임도 없었으며, 지금도 여전히 그러하다. 사망률을 높이는 당뇨병약을 써서는 안 된다. 최근까지 이어진 여러 건의 스캔들에서 톨부타미드 말고도 이런 약이 더 있다는 것이 드러났다.[11]

끝으로, 이 책을 읽는 독자들에게 미리 일러둘 말이 있다. 세상에는 진단과 치료에 대한 온갖 정보가 있으며, 이런 정보는 종종 서로 모순된다. 이 책은 독자들이 정보의 홍수 속에서 길을 잃지 않도록 돕고자 한다. 하지만 이 책에 실린 정보는 자격을 제대로 갖춘 의료 전문가와의 개별 진료를 대체하지 못한다. 독자가 내린 판단에 따른 결과의 책임은 이 책에 있지 않다. 이 책은 독자가 의료 전문가와 건강 문제를 논의하는 데 필요한 더 나은 기초 지식을 제공하고자 할 따름이다.

차례

의사는 왜 과잉진료를 하는가?

1장

"의사 말로는 내가 ○○○라는데…."

그럴 수도 있지만, 의사의 진단이 틀릴 수도 있다. 환자는 대개 의사의 진단에 의문을 제기하지 않는다. 의사들은 진단의 불확실성에 대해 어느 정도 알고 있다. 그럼에도 자신의 진단을 지나치게 자신한다. 일반적인 예상보다 의사들의 진단 신뢰도가 훨씬 더 낮다는 것은 과학적 연구에서 일관되게 밝혀진 사실이다. 특히 정신의학 분야가 그러하다.

진단은 치료로 이어지기 때문에, 잘못된 진단은 대부분 유해하다. 자신의 상태가 아닌 진단을 근거로 치료를 받으면 환자가 해를 입을 가능성이 크다. 또한 오진으로 말라리아, 뇌수막염, 연쇄상구균 감염 같은 질병에 대한 진단을 놓치면 비극적 결과를 초래할 수 있다.

정확한 진단을 내리기 어려울 때가 많다. 하지만 때로는 환자의 상태가 너무나 명확해서 진단 도구조차 필요하지 않다. 내가 류머티즘 전문의로 근무할 때 전신 통증을 호소하는 환자가 찾아온 적이 있다. 환자의 호소는 말이 되지 않았다. 그 여성 환자의 이야기를 듣고 난 후, 내가 처음으로 던진 질문은 이것이었다.

"성생활은 어떻습니까?"

가장 사적인 영역에 대해 갑자기 묻는, 지나치게 대담한 질문이었다. 그러나 환자의 반응에는 오해의 여지가 없었다. 환자는 눈물을 터뜨렸다. 그러더니 내가 자신의 가장 아픈 부분을 짚어낸 것에 놀라워했다. 환자와 나는 류머티즘 전문의가 도울 일이 아니라는 데 금방 공감했다. 나는 그 환자를 진찰하지 않았고, 혈액 검사나 여타 진단검사를 지시하지도 않았다. 그저 환자의 말을 듣고, 진단상 의심되는 것을 물었을 뿐이다. 환자는 이에 매우 만족했다. 자신의 문제에 도움을 주는 것이 내 소관 밖이 되었음에도 말이다.

많은 의사가 비슷한 경험을 한다. 가족주치의(1차 진료 일반의)들이 특히 그렇다. 가족주치의는 특정한 진단을 내리기 어려운 광범위 증상을 보이는 환자를 자주 마주한다. 제대로 기능하는 가족주치의 시스템은 중요한 의료 자산이다. 가족주치의는 환자를 잘 알기에 광범위 증상을 이해하는 데 있어서 상급 의료기관 전문의보다 훨씬 유리한 위치에 있다. 이런 환자는 진단검사의 대상이 되어서는 안 된다. 이런 광범위 증상은 삶의 다양한 문제에서 오는 일반적인 증상일 뿐, 질병의 징후가 아니다.

과잉검사는 매우 유해하다. 과잉치료로 이어지기 때문이다. 의사들은 자신이 잘 모르는 증상을 호소하는 환자를 대할 때 지나치게 많은 진단검사를 지시하는 경향이 있다. 이것이 초래하는 결과는 다른 책에서 설명한 바 있다.[1] 그런 결과를 쉽게 볼 수 있는 곳이 미국이다. 미국은 가족주치의 수가 매우 적고, 사람들을 건강한 상태로 유지하는 것에 우선순위를 두지 않는다. 영리를 추구하는 시스템이기 때문이다. 미국의 보건의료 시스템은 선진국 가운데 가장 비효율적이다. 미국 시민들의 건강수명은 상대적으로 짧다. 미국이 다른 선진국들보다 보건의료에 두 배나 많은 돈을 쏟아붓는데도 그렇다(국민총생산에 대한 백분율로 비교함).

민간 보건 기구인 커먼웰스 펀드(Commonwealth Fund)의 2008년 보고서에 따르면, 다양한 보건의료 정책에서 미국은 19개 선진국 중 최하위였다.[2] 보고서에서는 문제의 상당 부분이 1차 진료 부실과 관련있다고 보았다. 미국의 3,075개 카운티를 비교한 연구에서, 1차 진료를 담당하는 의사의 수가 20퍼센트 증가하면 전체 사망률이 6퍼센트 감소하는 관련성이 나타났다.[3]

미국인들의 보건 문제는 극심한 소득 불균형과 만연한 빈곤 때문만이 아니다. 건강보험에 가입해 있고 대학 교육을 받은 고소득층이면서 생활습관이 건강한 이들도 문제를 겪고 있다. 과잉검사, 과잉진단, 과잉치료의 결과로 보인다.

예방할 수 있는 사망의 비율에서도 미국은 형편없다. 19개 선진국에서 '예방 가능 사망률(amenable mortality)'이 5년 동안 평균 16퍼센트나 감소했는데, 미국에서는 4퍼센트 감소에 그쳤다.[4] 영국은 미국과 점점 더 비슷해지고 있다. 의료 민영화를 확대하는 방향으로 기울고 있기 때문이다. 영국의 건강수명은 대부분의 유럽 국가보다 짧으며, 만성질환과 장애의 유병률은 미국과 다른 유럽 국가들 사이에 위치한다.[5]

의사는 검사와 처방을 많이 할수록 더 많은 돈을 번다

가족주치의에게 상급 의료기관 전문의의 진료를 받도록 소견서를 써 달라고 조르는 건 분명 좋은 생각이 아니다. 주치의가 권하지 않는다면 말이다.

진단검사로 위해가 발생하는 경우가 빈번하므로, 주치의에게 특정 진단검사가 필요하다고 판단한 이유가 무엇인지 편하게 물어볼 수 있어야 한다. 미심쩍은 것이 있을 때는 더욱 그렇다. 진단검사 실시 여부에 따라 예후가 달라지는가? 진단검사를 받지 않아도 똑같은 치료를 받는가?(그렇다면 진단검사가 필요하다고 볼 수 없다.) 병증이 그다지 심각하지 않고 치료하지 않아도 사라질 가능성이 있으므로 진단검사를 하지 않고 지켜볼 수는 없는가?

한때 내가 근무한 병원의 과장이 내게 알코올중독 환자의 간 생검(liver biopsy)을 요청했다. 이유를 묻자, 생검을 해서 지방간이나 간경변 진단이 나오면 환자가 술을 끊도록 설득할 수 있을 거라는 답이 돌아왔다. 내 생각엔 생검이 그런 효과가 있을 것 같지 않았다.

간 생검은 사소한 일이 아니다. 말초정맥에서 혈액 샘플을 채취하는 것과는 전혀 다른 일이다. 나는 '고지에 입각한 동의'와 관련된 국가 지침을 철저히 따르기로 마음먹었다. 환자에게 검사의 잠재적 위해성에 대해 충분한 정보를 제공해야 한다는 지침 말이다. 특히 심각한 위해에 대해서는 더욱 그래야 한다.

나는 생검이 고통스러울 수 있다는 말로 시작했다. 통증이 심하면 모르핀 유사약을 쓸 것이므로 큰 문제는 아니라고 하자, 바로 환자 얼굴에 근심의 빛이 어렸다. 그 다음, 복부에 출혈이 있을 수 있고, 200명에 1명꼴로는 수혈이 필요하므로 만약을 대비해 혈액을 준비하겠다고 말했다. 환자는 점점 불안이 심해지는 듯 보였다. 마지막으로 나는 환자 5,000명 중 1명은 간 생검 후 사망한다고 말했다. 진료실이 쥐죽은 듯 조용해졌다. 환자는 아무 질문이 없었다.

간 생검을 당일로 예약했지만, 환자를 다시 만나지 못했다. 환자가 병원을 조용히 빠져나간 것이다. 나는 내가 할 수 있는 최선을 다했다고 생각했다.

에이즈(AIDS)가 새로운 질병이던 시절에, 환자가 좋지 않은 상태로 입원하면 많은 의사들은 어디를 어떻게 살펴봐야 할지 몰랐다. 엄청나게 많은 진단검사가 이뤄졌다. 나는 우리 과에서 사망한 초기 환자 33명의 방대한 증례 기록을 샅샅이 뒤져 치료 결과를 알아보기로 했다.[6] 우리 연구팀이 찾아낸 한 가지는, 간 생검이 많이 실시되었으나 무용지물이었으며, 간 생검이 많이 실시된 이유는 그저 간 생검에 익숙한 간내과 의사들이 많았기 때문이라는 사실이다.

의사는 자신이 제공하는 의료 서비스에 따라 대가를 받는다. 그러므로 검사를 많이 지시할수록 더 많은 돈을 번다. 때로는 다른 병원이나 외부 기관에 있는 CT(컴퓨터 단층 촬영)나 초음파 장비로 검사가 실시되어도 의사가 이익을 본다.

의사의 기분을 상하게 할 만한 질문을 하기란 어려운 일이지만, 자신을 우선으로 생각해야 한다. 어찌됐건 의사는 환자를 돕기 위해 있는 존재이다. 의사가 비쌀 것 같은 검사를 지시하면 그 검사가 꼭 필요한지, 검사 비용이 얼마인지, 더 저렴한 검사가 있는지 질문할 수 있다. 아울러 의사가 어떤 약을 선택적으로 처방하면 그 약을 선호하는 특별한 이유가 있는지, 이를테면 제약회사의 지원을 받고 있거나 제약회사에 투자를 하고 있는지 질문할 수 있다. 유의미한 질문에 의사가 화를 내거나 방어적인 태도를 취하면, 다른 의사를 찾아봐야 할 수도 있다.

그 밖에도 할 수 있는 일은 많다.[1] 먼저 인터넷 검색으로 임상진료지침을 찾아볼 수 있다. 그리고 약 복용은 절대적으로 필요한 경우가 아니면 피해야 한다. 약 복용이 절대적으로 필요한 경우는 많지 않다. 약이 필요한지 필요하지 않은지 결정하는 사람은 궁극적으로 자신이라는 점을 기억해야 한다. 약으로 인한 위해 때문에 고생할 사람은 의사가 아니다. 의사는 환자에게 무슨 위해가 생길지 모를 수도 있다.

약 말고 다른 선택지는 없는지, 치료하지 않고도 낫거나 괜찮아질 수 있는지 물어 보라. 복용하는 약으로 득을 보는 환자는 소수라는 점을 기억해야 한다.[1] 어떤 약이 10퍼센트의 환자에게 도움이 된다면 10명 중 9명에게는 도움이 되지 않는다는 뜻이다. 이런 경우는 매우 흔하다. 1퍼센트의 환자에게 도움이 되는 약 역시 아주 흔하다. 사람들은 혈압, 혈당, 콜레스테롤의 수치가 조금만 높아도 많은 약을 먹기 때문이다. 이런 약은 100명 중 99명에게는 도움이 안 된다.

의사가 제안한 약보다 저렴한 약이 있는지 물어보라. 리베이트는 무척 흔하다.[1] 부정부패가 별로 없는 나라에서도 의사들이 값비싼 약을 처방하면 환자 수대로 불법적인 돈을 받는 경우가 비일비재하다.

건강한 사람이든 환자든 자신이 의사와 진단검사에 대한 토론을 할 만한 자격이 있다고 생각하는 사람은 별로 없다. 하지만 누구나 간단하고 합리적인 질문은 할 수 있다. 만약 의사가 '이런 조건에서는 항상 이렇게 한다'는 식의 답변으로 얼렁뚱땅 넘어가려 하면, 증거를 요구할 수 있다. 물론 의미 있는 답변을 얻기는 어려울 것이다. 의사들은 진단검사에 대해 아는 게 거의 없다시피 하다. 환자에 대한 검사 결과가 얼마나 정확하거나 부정확한지 의사들은 알지 못한다. 동료 의사들을 비판하기 위해 이런 말을 하는 게 아니다. 나도 마찬가지다. 자신이 하는 모든 일을 세세하게 다 알기란 불가능하다. 진단검사 문제는 특히 그렇다.

의사는 자신의 진단을 과신한다

검사로 특정 진단이 나오면 의사들은 대체로 그 진단이 맞다고 여긴다. 그 이유 중 하나는 의사들이 불확실성에 대응하는 능력이 떨어지기 때문이다. 그러나 상당수의 진단검사는 결과가 불확실하다. 즉 명확하게 양성이나 음성으로 나뉘지 않는다. 암도 그러하다. 하지만 의사가 내놓는 답변은 늘 환자에게 암이 있거나 있지 않거나 둘 중 하나이며, '모르겠다'는 아니다. 한번은 병리학자에게 왜 그런지 물어 봤더니, 의사들이 불확실성에 취약하기 때문이라고 했다. 의사들은 '어쩌면 그럴

가능성'에 맞춰 대응해 나가지 못한다.[7]

이런 흑백논리의 인습 때문에 진단검사가 대체로 정확하고 확실하다는 잘못된 생각이 더욱 강화됐다. 환자들은—그리고 많은 의사들도—거의 모든 검사 결과에 '건강 확실'부터 '질병 확실'까지 이어지는 연속선이 있고, 그 중간에 상당히 넓은 회색 구간이 존재한다는 사실을 모른다.

의사들은 회색 구간을 어디에서 갈라 병이 있는 쪽과 건강한 쪽으로 나눌 것인지를 결정해야 한다. 어느 지점에서 가르든 병이 있다고 진단된 사람 중 일부는 건강한 사람일 것이고, 반대도 마찬가지다. 의사들은 암을 놓치지 않기를 바라므로, 중간세포(intermediate cell) 변화도 암이라고 하는 경향이 있다. 그러나 그중 일부는 암이 아니며, 일부는 자연적으로 소멸한다.

속쓰림 증상이 있는 환자의 위 내시경에서 십이지장 궤양이 보이면, 의사들은 이 결과를 수용해 환자를 치료한다. 그런데 이 진단이 틀리거나 궤양을 놓칠 확률은 얼마나 될까? 이에 대한 확실한 판단 기준이 없어서 알 수 없지만, 의사 2명이 동일한 환자에게 위 내시경을 각각 실시해 보면 어느 정도 감을 잡을 수 있다.

실제로 그렇게 한 연구에서 의사 2명이 내린 진단을 보면, 검사 대상 환자 대부분에게 궤양이 없지만[8] 환자 10명에게는 궤양이 있다는 동일한 진단을 했다. 그런데 환자 14명에 대해서는 의사 2명 중 1명만 궤양이 있다고 했다. 즉 1명이 아니라 2명의 의사가 검사하면, 양성 진단이 2배 이상이 된다. 궤양 환자의 정확한 숫자는 알 수 없다. 궤양 진단은 생각만큼 객관적이지 않다. 일례로, 기존 궤양의 반흔이 양성(활동기) 궤양처럼 보이기도 한다.

임상의학에서 이런 진단 불일치는 절대 드문 일이 아니다. 의사가 환자를 검사할 때 나타나는 '검진자 간 편차(observer variation)'에서 '건강한 사람이란 충분히 여러 명의 의사로부터 진찰을 받지 않은 사람'이라는 말이 나오기도 했다.

흔히 실험값(laboratory value)으로 정상범위를 정의한다. 건강한 사람들로 이루어진 대규모 집단을 검사한 값의 95퍼센트에 포함되는 범위를 정상범위로 본다. 즉 건강한 사람 중 2.5퍼센트는 정상범위에 못 미치는 값을, 다른 2.5퍼센트는 정상범위를 넘어서는 값을 갖는다. 사실 정상범위라고 부르는 것은 오칭이다. 이 범위 밖의 값에 해당하는 사람들도 정상이니 말이다. 참고범위(reference interval)라고 부르는 편이 적절하다.

건강한 사람 1명이 20회의 혈액 검사를 받는다고 가정해 보자. 검사 각각은 상호 독립적이다. 여기서 적어도 1회의 비정상 결과가 나올 확률은 $1-0.95^{20}=0.64$ 또는 64퍼센트이다. 정상인 사람은 '실험실 검사(진단검사)를 충분히 받지 않은 사람'이라는 정의가 가능하다.

따라서 '건강을 지키기 위해' 정기 건강검진을 받는 것은 건강과 그다지 관련이 없다. 오히려 해를 입을 가능성이 높다.

건강한 사람을 병자로 만드는 것 가운데 최악은 건강 설문이다. 설문 진단검사는 정신의학에서 널리 사용되는데, 문항들이 너무 광범위하고 모호해서 여러 개의 설문 진단검사를 충분히 받으면 사실상 모든

사람이 하나 이상의 '정신과 진단'을 받게 된다.[9]

특정 진단검사의 이점이 위해보다 큰지 알아볼 때 우리가 할 수 있는 최선의 방법은 환자의 절반은 검사를 받고 나머지 반은 검사를 받지 않는 무작위 배정 임상시험을 실시하는 것이다. 환자 정보에 기초하여 치료하므로, 두 집단은 똑같은 치료를 받지 않을 가능성이 높다. 이것이 바로 무작위 배정 임상시험을 하는 이유이기도 하다. 그런데 유감스럽게도 이런 임상시험은 거의 실시되지 않는다.

진단검사 연구는 무작위 배정 임상시험과 다른 방식으로 이뤄진다. 그에 따라 많은 문제가 발생하는데, 이 책에서 논하지는 않겠다. 복잡한 데다, 독자에게 별로 필요하지 않은 정보이다. 다만 도움이 될 만한 약간의 소개만 하겠다.

그런 진단검사 연구 방법 가운데 하나는 우도비(likelihood ratio)를 이용하는 것이다. 환자가 보이는 증상과 징후로 특정 질병을 의심하는데, 이 의심은 특정 질병에 대한 주관적 확률에 해당한다. 그러고 나서 의심되는 질병에 대해 진단검사를 실시한다. 검사 결과가 양성이면 해당 질병의 우도비가 증가하고, 음성이면 우도비가 감소한다. 하지만 어디까지나 확률을 이야기하는 것일 뿐, 그 질병을 진짜 앓고 있는지 아닌지 확실히 알 수 있는 것은 아니다.

이미 질병을 앓고 있을 '선험적 확률(a priori probability)'은 항상 중요하다. 특히 선별검사(screening, 건강인과 질병이 있는 사람을 선별하는 방법. 이를테면 집단 건강검진)에서 질병의 선험적 확률이 중요하지만, 이와 관련해 대부분의 사람들이 혼란을 겪고 있으며, 의사들도 대체로 기본적인 사실을 잘못 알고 있다. 발열이 말라리아 때문일 확률은, 유럽에 거주하는 사람이라면 매우 낮다. 그러나 아프리카의 말라리아 유행 지역에 거주하는 사람이라면 그 확률이 상당히 높다. 따라서 항상 환자의 특정 조건과 관련지어 진단검사 결과를 판단한다. 말라리아는 현미경으로 보면 거의 확실하게 알 수 있다. 적혈구에서 말라리아 원충이 보이므로, 그걸 알아볼 수 있는 교육을 받으면 누구든 환자가 말라리아에 걸렸음을 알 수 있다. 물론 유럽을 한 발짝도 벗어나 본 적이 없는 유럽인도 말라리아 환자일 수 있다. 그러나 그런 양성 검사 결과를 100퍼센트 신뢰할 수 있는 경우는 극히 드물다.

몇 년 전 나에게 있었던 일이다. 이른 아침, 하복부에서 통증이 느껴졌다. 처음에는 신경쓰지 않았다. 그런데 갑자기 극심한 통증이 입으로 올라와 피 맛이 확연한 침이 몇 초 만에 가득 고였다. 나는 극히 안 좋은 상태에서 화장실로 달려가며 내가 지금 죽어가는 건가, 생각했다. 나는 신장 결석으로 인한 통증을 경험한 적이 있다. 이는 의학 교재에 인간이 경험할 수 있는 가장 극심한 통증으로 묘사되어 있다. 그런데 이 날의 통증은 그보다 더했다. 나는 즉시 장폐색을 떠올렸다. 나와 마찬가지로 의사인 아내가 한 시간 후에 집에 왔다. 우리는 청진기를 배에 대고 소리를 들어봤다. 장내 잡음이 없었다. 우리 둘 모두 장폐색을 강하게 의심했다.

통증이 지속되지는 않았다. 나는 오후에 홀로 숲 속을 5킬로미터 달렸다. 꽤나 무책임한 행동이다. 내가 대책 없이 낙관적인 사람이라는 걸 알 수 있다. 다른 때와는 달리, 뛰는 도중에 방귀가 나오지 않았다. 그 후에도 마찬가지였다. 하루 종일 대변도 보지 못했다. 저녁 때 아침과 같은 극렬한 통증이 또 찾아오자, 우리 부부는 장폐색이라고 확신했다. 우리는 둘 모두의 직장인 덴마크 왕립병원(Rigshospitalet)의 외과 의사에게 전화로 문의했다. 그 외과 의사는 긴급 복부 CT를 권고했다.

나는 의무적으로 힐레뢰드(Hillerød)병원에 가도록 되어 있었다. 병원에 도착했을 무렵엔 상태가 괜찮아졌지만, 나는 장폐색 진단에 확신이 있었다. 그래서 "장폐색은 혈액 검사로 진단할 수 없음"이란 코멘트와 함께 예정된 기본 혈액 검사를 취소했다. 나에게 필요한 건 CT 검사뿐이라고 확신했다.

2시간 후 힐레뢰드병원 의사는 내가 장폐색이 아니라고 확언했다. 장음(bowel sound)도 없고, 복부가 부드러우며, 유관 증상이 없어 보인다는 이유에서였다. 나는 형언할 수 없을 정도로 극심한 통증이 나타났다 사라졌다 한다고 거듭 말했지만, 의사는 듣지 않았다. 의사는 이미 장폐색이 아니라는 결론을 내렸다. 내가 그날 종일 대변을 못 보고 가스도 배출하지 못했는데도 말이다. 의사는 장폐색이 아니면 무엇 때문인지에 대한 추측도 없었다. 내가 혈액 검사를 취소한 것을 사과하자, 의사는 나아지지 않으면 연락하라면서 병원 코디네이터의 명함을 주었다.

다음 날에는 여전히 통증이 있었지만 약간 묽은 대변을 보았다. 셋째 날 밤중에 강한 복통이 있더니, 다음 날 아침에 다시 침 과다분비와 함께 격심한 통증이 찾아왔다. 나는 차를 몰고 힐레뢰드병원 외과로 가서 직원에게 내가 장폐색이 있는 게 분명하며, 상태가 매우 안 좋다고 말했다.

통증이 너무 심해서 거의 기절할 지경이었다. 여러 차례 직원을 찾아 의사의 진찰을 요청했다. 나는 오전 동안 내가 있는 8인실에 여러 의사가 들어오는 걸 지켜봤다. 의사들이 다른 병원으로 이송할 환자에 대해 대화를 나누는 게 들렸다. 장폐색이 강력히 의심되는 급성복증(acute abdomen) 환자를 진찰하지 않고 덜 중요한 일을 하는 이유를 알 수 없었다. 그들은 오전 내내 그런 일만 계속했다. 이틀 전 혈액 검사를 마음대로 취소한 대가로 응징을 당하고 있다는 느낌이 들었다.

나는 의자를 하나 찾아 복도에 나가 앉았다. 내가 아직 거기에 있다는 걸 보여주기 위해서였다. 더 많은 의사들이 오가는 게 보였다. 나는 간호사들에게 왜 의사들이 급성복증 환자를 보러 오지 않는지 모르겠다고 말했다. 간호사들은 내가 의사인 것을 알면서도 의사들이 하는 일에는 우선순위가 있다고 말할 뿐이었다.

병원에 온 지 5시간이 되자, 절박함이 분노로 바뀌었다. 아내와 통화하여, 그냥 넘길 상황이 아니므로 왕립병원으로 가야 한다는 데 의견 일치를 보았다. 아내가 왕립병원의 선배에게 전화를 했지만, 바로 통화가 되지 않았다.

나는 병실을 드나드는 의사들 중 한 사람을 불러세웠다. 분노를 숨기고 정중한 어조로 내가 상태가 좋지 않고 장폐색이 있을 가능성이 높으니 진찰을 받아야 한다고 말했다.

"담당 의사가 곧 올 거예요."

그 의사는 이렇게 대답하고는 자리를 떴다. 병원 의사들은 내가 의사인 것을 알면서 나를 계속 벌세웠다.

30분 후 마침내 담당 의사가 왔다. 그 외과 의사는 내 병이 위장염(gastroenteritis)이라고 확신했다. 나는 극도로 격렬한 통증이 위장염 진단과 맞지 않는다는 점을 강조했지만 소용없었다. 나는 병원에서 일하면서 소화기외과 환자와 위장 감염 환자를 진료한 경험이 있다고 설명했다. 그 외과 의사는 지난 번 담당 의사가 왜 내게 병원 코디네이터의 명함을 줬는지 의아해했다. 그 코디네이터는 암 환자를 돕는 사람으로, 내게는 도움을 줄 수 없었다.

의사는 나를 집으로 돌려보냈다.

넷째 날이 됐고, 생고생은 계속됐다. 나는 마치 폭발하듯 토했는데, 이는 장폐색의 전형적인 특징이다. 아내는 크게 걱정하며 병원에서 CT 검사를 안 한 건 분명 잘못이라고 했다. 이후 며칠간 나는 상태가 아주 안 좋았다. 극심한 통증으로 엎드려 있어야 했고, 잠을 잘 수도 없었다.

힐레뢰드병원에서는 나의 상태가 나아지지 않으면 가족주치의를 찾아가야 한다고 했다. 그런데 가족주치의는 담석증을 의심하며 힐레뢰드병원에 초음파 검사를 의뢰하려 했다. 나는 이를 단호하게 거부했다. 환자의 증상 호소(complaint, 최근 영국에서는 '불만'을 의미하는 이 단어 대신 problem이나 concern을 사용하도록 권고하고 있다.)를 심각하게 받아들이지 않는 곳에 어떤 경우라도 다시 가고 싶지 않았다. 나는 그 병원에 절대로 다시는 가지 않을 생각이었다.

그러자 가족주치의는 나를 헤를레우(Herlev)병원으로 보냈다. 이곳의 의사는 다음 날 아침에 초음파 검사를 하겠다고 하면서도, 담석이 지금 내가 겪고 있는 묽은 설사를 일으키지 않는다는 데 나와 의견을 같이했다. 나는 여전히 장폐색을 확신했다.

담석은 없었다. 내과 과장이 오더니 즉시 긴급 CT 검사를 지시했다. 대장이 30센티미터가량 길게 함입되어 안으로 말려 들어가 있었다. 내과 과장은 결장 수술 전문가와 의논해 대장의 대부분을 제거해야 한다는 결론을 내렸다. 수술을 다음 날 하기로 했다. 이미 날이 늦었기 때문이다.

나는 몇 차례나 이 수술이 장애를 유발한다는 점을 환기시키며, 그렇게까지 하지 않아도 되지 않느냐고 물었다. 내 대장 자체에 문제가 있는 건 아니었기 때문이다.

나는 인터넷에서 성인의 함입에 대한 논문을 찾아 읽었다. 모든 논문에서 대장 전체를 제거할 것을 추천했다. 혈액 공급과 관련이 있었다. 함입된 부분보다 훨씬 더 많은 부분을 제거해야 한다. 심지어 마취에서 깨어날 때 배에 대변주머니가 붙어 있을 수 있다는 사전 경고도 있었다.

다음 날 아침, 수술실로 가기 30분 전에 나는 1주일 만에 처음으로 정상적인 대변을 보았다. 내가 의사가 아니었다면 수술이 그대로 진행됐겠지만, 나는 이것이 상태가 호전되고 있다는 의미임을 알았다. 침대에서 내려와 간호사와 내과 과장에게 이 사실을 알렸다. 수술실 이동을 담당하는 직원이 도착했지만 대기 요청이 전달됐다. 의사들이 아침 회의에서 내 증례를 놓고 토의했다. 잠시 후 내과 과장이 내게 영상의학 전문의가 지방종으로 보이는 지름 5센티미터짜리 종양을 발견했다고 알려주었다. 가로잘록창자(횡행결장)에 위치한 이 종양이 장폐색의 원인이었다. 의사들은 대장을 살릴 수 있도록 항문을 통해 결장경으로 종양을 제거해 보기로 했다.

아침 회의에서 활발한 토론이 있었다. 일부는 결장을 제거해야 한다는 의견을 유지했고, 보수적으로 접근해야 한다는 이들도 있었다. 나도 회의에 참석했어야 마땅했다. 그들이 토론한 건 내 목숨이고, 내 결장이었다. 그리고 나도 의사가 아닌가. 내가 거기에 있었다면 분명히, 확실하지 않으면 보수적으로 접근해야 한다고 말했을 것이다.

장벽이 심하게 부어서 의사들이 종양을 바로 떼어낼 엄두를 내지 못했다. 게다가 종양을 통과해서 기저부(하단)를 소작(지짐)할 수 있을 만큼 큰 슬링(sling)이 없었다. 종양이 악성일 가능성이 있으므로 절단할 수도 없었다.

마지막 순간에 기적이 일어났다. 통증이 사라지고 복부 팽만감도 없어졌다. 함입부가 저절로 펴졌다는 의미였다. 허기가 몰려왔고, 일주일 만에 처음으로 제대로 된 식사를 했다. 사이즈가 큰 슬링은 공급업체로부터 받을 수 있을 터였다. 그 전에 우선 장벽이 정상으로 돌아와야 했다. 재발해서 결국 결장을 제거하게 될까 봐 매우 걱정스러웠다. 나는 의학 교재를 고쳐야 한다고 제안했다. 건강한 결장을 상당 부분 제거하기로 결정하기 전에 결장 내시경 검사를 반드시 실시해야 옳다. 내과 과장도 내 의견에 동의했다.

4주 후 종양을 제거하기로 예약이 잡혔으나, 기다리는 시간이 너무 길었다. 예약일 직후에 나는 코펜하겐에서 내가 주선한 중요한 국제회의의 의장을 맡기로 되어 있었다. 만약 뭔가 잘못되면 그 역할을 할 수 없을 것이므로, 나는 예약을 한 주 당겨 달라고 요청했다.

3주 후 병원에 다시 갔을 때, 의사들은 슬링을 종양에 걸지 못했고, 대신 종양 기저부에 고무줄 2개를 감아 사멸하도록 했다. 사멸한 종양은 2~5일 후면 대변과 함께 나올 터였다.

수술 다음 날 통증이 다시 생기더니 점차 심해졌다. 의사들 중 한 사람은 장폐색이 재발하면 결장경으로 반대 방향에서 창자에 바람을 불어넣으면 될 거라고 말했었다. 나도 생각했던 방법이다. 시간과의 싸움이었다. 4일 후 내 상태는 최악이 됐다. 나는 물을 많이 마시고 수프만 먹으며 대변이 종양을 쉽게 지나쳐가길 바랐다.

종양 제거에 간신히 성공했다. 고무줄을 감은 지 6일 만에 종양이 떨어져나왔다. 한때는 내 일부였지만 이제는 내 몸과 분리된 지저분하고 역겨운 살덩어리를 보자니 기분이 이상했다. 나는 종양을 씻어서 절개했다. 안쪽은 백색인데 주변부는 출혈과 함께 좀 더 다양한 색을 띠었다. 바깥쪽에도 혈액이 있었다. 악성 종양일까 봐 걱정스러웠다. 4주 전에 실시한 생검에서 악성이 아니라는 결과가 나오기는 했지만 혹시 모를 일이었다. 나는 현미경 검사에서 암이 간과될 수 있다는 걸 알고 있었다. 또 내 나이에 결장에 커다란 종양이 있는 경우 거의 악성이다.

이 일이 있고 나서 2주 후 TV에서 비도우레(Hvidovre)병원 소화기외과에 대한 다큐멘터리가 방영됐다.[10] 환자 한 사람이 17일 동안 입원하면서 21명의 의사에게 진찰을 받았지만 진단이 나오지 않았다. 환자는 그 후 개인 병원에 갔는데, 단 20분 만에 정확한 진단이 나왔다. 방광과

담관에 담석이 있었고, 포도상구균에 의한 치명적인 감염도 있었다.[11,12]

환자는 기자였다. 입원 중 경험한 일에 큰 충격을 받아 스마트폰으로 몰래 녹음을 했다. 그렇게 한 결과, 의사들이 자신의 실수를 덮기 위해 말을 바꾸는 걸 폭로할 수 있었다.[12]

"진료 중에 의사와 나 사이에 오간 대화와, 내가 카메라를 들고 갔을 때 병원 경영진이 한 말은 완전히 달랐다. 이걸 보면 병원 측이 설명을 조작하려 한다는 걸 알 수 있다."

기자의 말이다.

이 사례는 환자안전위원회에 보고되었다. 위원회는 비도우레병원의 진상 조사 착수가 너무 느린 것을 비판했다.[10] 기자는 병원 원장으로부터 사과를 받았지만, 생명을 위협하는 감염을 간과한 것에 대한 사과는 아니었다. 복도에서의 상담, 청소 상태 불량, 너무 많은 의사의 진찰 같은 사소한 일에 대해서만 사과가 이루어졌다.[10] 체온이 40도에, 혈액이 포도상구균에 감염된 몸으로 기자는 비틀거리며 병상에서 일어나 화장실 변기 가장자리의 대변과 바닥의 소변 얼룩 등을 영상으로 기록했다. 청소원이 화장실 청소를 마치고 나간 지 1분도 채 안 되어 촬영한 것이었다.[12] 유감스럽게도 이것이 병원 행정의 전형이다. 지나치게 비싼 의약품 사용은 줄이지 않고 인력을 먼저 감축한다. 그러면 가장 힘없는 이들, 즉 청소원들이 제일 먼저 쫓겨난다.

다큐멘터리는 비슷한 경험이 있는 환자의 연락을 바란다는 말로 끝났다. 직접 겪은 일에서 받은 충격이 아직 생생했던 나는 기자에게 이메일을 보냈고, 이틀 후 뉴스에 출연했다.[13] 나는 내 이야기를 통해—

이 책을 통해서도—다른 이들의 생명을 구할 수 있기를 바랐다. 기자들은 나와 생각이 같았다. 그리고 병원 시스템을 오래 경험한 의과대학 교수가 응급 상태로 병원에 갔다가 의사와 상담도 하지 못한 채 여러 시간을 보냈다는 사실에 기자들은 크게 놀랐다. 또한 나에게 다년간의 소화기내과 진료 경력이 있고, 내 아내가 경험 많은 내과 과장인 데다 의대에서 소화기계 감염에 대해 가르치고 있으며, 내가 장폐색이라는 것에 우리의 의견이 일치했음에도 병원에서 내 증상을 무시했다는 사실에 기자들은 거듭 놀랐다.

나는 장폐색은 응급 수술이 필요하며 사망률이 약 16퍼센트라고 설명했다.

"장폐색은 오래될수록 악화됩니다. 장이 약해질뿐더러, 만약 세균이 장벽을 통과하여 복강이 감염되면, 환자의 3분의 1이 사망합니다. 그러니까 나는 아주 위험한 상태였습니다. 굉장히 외로운 기분이었고, 내가 죽을 수도 있다는 걸 알고 있었습니다. 소화기내과에서 환자가 죽는 걸 많이 봤으니까요. 그런 상황에서 의료 서비스의 전문성 부족까지 느끼는 건 결코 즐거운 경험이 아니죠."

불만을 제기해 봤자 사실상 별 의미가 없지만, 나는 미래의 환자들을 위해 그렇게 했다. 나는 먼저 힐레뢰드병원에 불만을 제기했다. 놀랍게도, 내가 정신이 나갈 만큼 강한 통증을 지속적으로 호소했음에도 내 진료 기록에는 관련 소견이 없었다. 기록에는 그저 중등도의 통증이라고만 되어 있었다. 통증이 극심하다는 언급은 전혀 없었고, 의사는 '속쓰림'과 비슷하다고 했다. 내가 식도 역류나 속쓰림을 언급한 적이

한 번도 없었으므로, 그건 상상에서 나온 표현에 불과했다. 내 상태를 지나치게 과소평가한 것이다.

아울러 나는 다음과 같이 지적했다.

"그동안 내가 일했던 모든 분과에서는 언제나 간호사의 말을 진지하게 받아들였습니다. 간호사가 환자 상태가 안 좋아서 의사가 봐야 할 것 같다고 말하면, 늘 당연히 그렇게 했습니다. 그런데 그 병원의 간호사들 중 아무도 나를 진찰하라고 의사에게 요청하지 않았다는 사실—요청해도 의사가 신경 쓰지 않은 것—은 병원 문화에 환자를 위험하게 할 수 있는 병폐가 있음을 방증하는 것입니다."

"6일 내내 나는 거의 아무것도 먹지 못했습니다. 어느 날은 전혀 먹지 못했고, 어느 날은 고작 작은 빵 한 조각만 먹었죠. 이렇게 극도로 식욕이 저하되는 것 역시 위장염의 특징이 아닙니다. 매우 심하고 흔치 않은 증상이었는데, 어느 시점에서도 심각하게 받아들여지지 않았습니다. 심지어 진료 파일에 기록되지도 않았습니다. 환자가 의사에게 하는 이야기가 무엇보다 중요합니다. 주의 깊게 듣는다면, 때로는 듣는 것만으로도 진단을 내릴 수 있습니다. 자신의 머릿속에서 만들어낸 잠정적 진단과 맞지 않는 부분을 억누르지 말고 잘 들어야 합니다. 심각한 내·외과적 문제의 대부분은 병증 강도(intensity)의 변동 폭이 크고, 때로는 환자가 멀쩡해 보일 수도 있습니다. 의사는 일시적인 시진(視診)만으로 환자의 상태가 환자의 증상 호소만큼 나쁘지 않다고 단정해서는 안 됩니다. 그런데 나에게 바로 그런 일이 일어난 겁니다."

"환자를, 그것도 환자 본인과 배우자가 모두 전문 의료인이고, 두 사람의 문제 인식이 같았고, 급성복증으로 병원에 갔고, 자신이 장폐색이라고 생각한 환자를 5시간이나 기다리게 한 것은 도저히 받아들일 수 없는 일입니다. 이런 일이 일어날 수 있다는 게 이해가 안 됩니다. 일요일이었지만 근무 중인 의사가 충분히 있었습니다. 코펜하겐 대학병원에서 일할 때도 이런 경우는 한 번도 못 봤습니다. 이런 일이 일어나서는 안 됩니다. 그 병원의 문화에는 병폐가 있습니다. 획기적인 변화가 필요합니다."

담석증이 있었던 기자 역시 병원 시스템 전체가 병들었다고 말했다.[11] 병원 측은 내 비판을 숙고하지 않았다. 내가 받은 진료의 질에 어떤 문제도 없다는 이해하기 어려운 답변이 돌아왔다!

환자(patient)는 참을성이 많다(patient). 사과만 받으면 많은 것을 용서할 수 있다. 병원 운영자들은 이것을 모른다. 아주 심한 압박을 받지 않는 한 어떤 것도 절대로 사과하지 않는다. 앞서 말한 기자의 경우처럼 말이다. 내가 받은 답변서에는 사과의 흔적조차 없었다. 이게 바로 사람들이 화를 내는 이유다.

그 다음에 나는 환자안전위원회에 불만을 접수했다. 답변이 오기까지 1년 반이 걸렸다. 위원회는 힐레뢰드병원에 어떤 잘못도 없다며 선을 그었다. 그제야 나는 내 진료 기록에 심각한 오류가 있다는 걸 알게 되었다. 병원에서 위원회에 제출한 보고서에 내 진료 기록이 포함돼 있었다.

예를 들면, 의사와 내가 "전격 장폐색 상태라는 뚜렷한 징후를 발견하지 못했으며, 따라서 우리가 동의한 바대로" 내가 귀가했다는 것이다. 사실과 다르다. 나는 한순간도 장폐색이라는 의심을 접은 적이 없다. 병원에 처음 갔을 때는 더더구나.

최악은 소화기외과 과장의 진술이었다. 그는 왕립병원의 선임 외과 의사가 나를 진찰하지 않은 상태에서 전화 상담만 하고 긴급 CT 검사를 권고한 것에 크게 의문을 제기했다.

"왕립병원 의사는 전화 상담만으로도 진단을 내릴 수 있는가 보다. (힐레뢰드병원에서는) '직접 진찰'한 의사도 내리지 못한 진단이었는데."

이런 진술에서는 동업자 간 경쟁의식이 느껴진다. 덴마크에서 가장 우수한 병원인 왕립병원에서 일하는 동업자의 소속을 비꼬아 깎아내리는 것은 옳지 않다. 게다가 그의 주장과는 달리, 왕립병원의 외과 의사는 진단을 내린 게 아니라 관련성 높은 진단검사를 권한 것이다.

소화기외과 과장은 또한 나와 내 아내가 의사라는 사실과, 우리가 그가 언급한 '직접 진찰'로 장폐색일 가능성이 높다는 데 동의했다는 사실은 언급조차 하지 않았다. 그는 내가 힐레뢰드병원에 도착했을 때 병증의 정도가 더하거나 덜할 수 있다는 사실 역시 무시했다.

그의 오만은 끝이 없었다. 그는 2쪽에 불과한 자신의 서한에서 총 17회나 나를 가리켜 "교수, 수석의, 의학 박사 겸 자연과학 석사 피터 크리스티안 괴체"라고 썼다. 몇 군데에서는 완전히 기괴할 지경이었다. 예를 들면 이러했다.

"저희 의료진은 교수, 수석의, 의학 박사 겸 자연과학 석사 피터 크리스티안 괴체가 (병실에서 기다리지 않고) 복도에 앉아 있는 등 인내심이 결여되어 있다고 보았습니다. 5시간의 대기 시간이 긴 것은 맞지만, 교수, 수석의, 의학 박사 겸 자연과학 석사 피터 크리스티안 괴체는 사실 다른 환자들보다 높은 우선순위에 있었습니다."

거짓말이다. 나는 급성 상태였으나 높은 우선순위에 있지 않았다. 또한 "담당 외과 의사는 심각한 질병의 징후가 없다는 데 환자가 동의했음을 명확히 인식했다."는 그의 말도 인정할 수 없다. 그 외과 의사는 내 진료 기록에 위장염인 것 같다고 썼다. 나는 내 병을 심각한 것으로 인식했다. 나는 장폐색을 확신했다. 더 정확하게 말하면 장폐색(ileus)이 아니라 잠복성장폐색(subileus)이었다. 대변이 장을 통과하면서 간간이 상태가 좋아졌기 때문이다. 하지만 이건 전체적인 맥락에서 관련 없는 얘기다. 내가 직접 결정할 수 있었다면 나는 즉시 긴급 CT 검사를 지시했을 것이다. 그러나 내 경력에도 불구하고 내 운명은 다른 이들의 손에 맡겨졌다.

아이러니컬하게도 내가 의대생 신분으로 맨 처음 내린 진단이 장폐색이었다. 복통을 호소하는 고령의 여성 환자에게 나는 촉진과 청진기를 이용해 잠정적인 진단을 내렸다. 그 광경을 인상 깊게 본 내과 과장이 나중에 의사 면허 시험을 통과한 나에게 일자리를 제안했다.

힐레뢰드병원 소화기외과 과장은 자기 과에 문화적 병폐가 있다는 지적을 절대 받아들일 수 없다는 말로 서한을 마무리했다. 자체 평가는 신뢰하기가 어려운 법이다. 그리고 그의 서한은 실상을 반대로 이야기하고 있었다. 병원 분과에서 놓친 심각한 질병을 스스로 진단하고 그 결과를 염려하며 누워 있는 환자를 짓밟는 건 문화적 병폐가 있어야 일어날 수 있는 일이다. 그리고 그 분과의 수장이 일부러 피해자를 "교수,

수석의, 의학 박사 겸 자연과학 석사 피터 크리스티안 괴체"라고 일컫는 건 환자에 대한 노골적인 멸시다. 캐나다 속담에 이르기를, 대구는 머리부터 썩기 마련이다.

내 사례에서 되새길 점이 몇 가지 있다.

의사는 자신이 생각한 진단에 잘 들어맞도록 환자의 말을 바꿔서는 절대로 안 된다. 그리고 없는 증상을 진료 기록에 써 넣어서도 안 된다. 내 사례에서 바로 이런 일이 일어났다. 과학계에서는 이런 짓을 사기라고 부른다.

그리고 진료 기록은 신뢰할 수 없다. 의사가 곤경에 처하자 진료 기록이 바뀐 일이 여러 번 있었다. 이것이 법으로 처벌 가능한 사기 행위임에도 그렇다. 그러므로 진료 기록이 작성되면 바로 열람을 신청해서, 부정확하거나 환자 상태를 제대로 반영하지 못한 경우 수정이나 추가 기재를 요청하는 것이 좋다. 내 사례에서, 속쓰림에 대한 거짓 정보는 환자안전위원회에서 그대로 인용되어 힐레뢰드병원 측에 위법 행위가 없다는 결론으로 이어졌다. 환자는 진료 기록 사본을 요구할 수 있는데, 아울러 진료 기록에 기재된 것을 승인할 권리도 있어야 한다. 유감스럽게도 진료실에 카메라나 녹음기를 몰래 가지고 가야 할 때도 있다. 의사가 자신이나 동료의 잘못을 덮기 위해 거짓말을 할 수 있기 때문이다.

또한 진료 분과에서 사용할 진단검사나 치료법을 논하는 회의나 토론에 환자도 참여할 수 있어야 한다. 특히 의사들 간에 이견이 있을 때, 환자의 상태가 심각할 때, 또는 진단이나 치료법에 중대한 위험이 있을 때 더욱 그래야 한다.

의사는 검사나 처방의 필요성을 깊이 생각하지 않는다

뉴욕의 어느 변호사가 '운동 중 가슴통증(chest pain)'으로 내과 전문의를 찾았다. 의사는 심초음파(echocardiogram)와 운동부하검사(exercise stress test)를 지시했다.[14] 검사 결과에서 비정상 소견은 없었지만, 변호사는 충격을 받았다. 병원에서 검사 비용으로 8,000달러나 청구했기 때문이다. 좋은 민간 건강보험에 가입되어 있었지만, 그래도 2,000달러는 자비로 지불해야 했다. 다른 병원에선 동일한 검사에 1,200달러 내지 6,000달러의 비용이 청구된다는 사실을 알고 변호사는 지불을 거부했다. 공방이 한참 오간 후, 병원 측이 자부담 청구를 철회했다.

미국인들은 자유를 자랑스럽게 여기지만, 그 자유는 고통을 겪는 이웃을 최대한 착취할 수 있는 자유이기도 하다. 극도로 탐욕스럽다. 세계 인구의 절반은 연간 수입이 4,000달러에도 미치지 못한다.

많은 의사가 환자에게 도움이 된다고 믿으면서 이런 검사를 실시한다는 점에 주목해야 한다. 그러므로 여기서 중요한 질문은 검사가 정말 필요한가이다. 모든 의사는 운동 중에 생기는 가슴통증에 대해 알고 있다. 의사들은 그것을 협심증(angina pectoris)이라고 부른다. 협심증은 심장 근육의 혈류가 감소해 발생하는데, 대부분은 관상동맥경화증의 2차 증상이다. 검사 결과가 정상이더라도 앞의 변호사가 가진 문제는 이것일 가능성이 매우 높으며, 약으로 증상을 완화할 수 있다. 니트로글리세린은 다이너마이트에 들어가는 성분이지만, 협심증에도 사용된다. 현재 임상진료지침에서는 베타 차단제(beta blocker)나 칼슘 통로 차단제(calcium channel blocker)를 1차 치료제로 권고한다.

가슴통증에 실시되는 다른 검사로는 관상동맥 조영술(coronary angiography)이 있다. 사타구니 넙다리동맥으로 카테터를 삽입하여 심장 관상동맥에 조영제를 주입한 다음 엑스레이 동영상을 촬영한다. 이와 관련해 나는 미국 의사들과 임상 사례를 논한 적이 있다. 미국 의사들은 오르막길을 달리다가 가슴통증이 발생한 환자에게 관상동맥 조영술을 실시한 사례를 이야기했다. 나는 이의를 제기했다. 왜 검사 없이 바로 치료하지 않았는지 물었다. 미국 의사들은 관상동맥이 너무 좁을 경우 스텐트(stent)를 한두 개 삽입해야 확장할 수 있다고 답했다.

여기서 우리가 살펴볼 여러 흥미로운 질문이 있다. 운동부하검사로 환자에게 협심증이 있을 가능성을 얼마나 잘 파악할 수 있는가? 심초음파 검사는 어떤 경우에 필요한가? 혹시 다른 목적이 있는가?

내 말은, 의사가 이미 환자에게 협심증이 있다는 사실을 안다는 것이다. 협심증의 정의가 '운동 중 가슴통증'이다. 그렇다면 운동부하검사를 왜 하는가? 환자는 달리기를 통해 이미 스스로 운동부하검사를 한 셈이다. 이걸 병원에 있는 러닝머신이나 자전거로 되풀이할 이유가 대체 뭐란 말인가? 만약 검사 결과가 음성이라면, 그건 위음성이다. 의사가 이미 환자에게 협심증이 있다는 사실을 알고 있으니 말이다.

환자가 자신이 받을 의학적 중재의 근거를 확인하려 할 경우 대개는 임상진료지침과 전문가 협회의 웹사이트가 좋은 출발점이 된다. 협심증을 구글(google.com)에서 검색하면 미국심장협회(AHA) 홈페이지에 있는 설명이 나온다.[15] 운동부하검사는 "심장에 혈액을 공급하는 동맥의 혈류가 감소했는지 확인한다."고 되어 있다. 이는 검사 중에 기록되는 심전도(electrocardiogram)에 나타난다. 그렇다면 가슴통증이 다른 원인으로 발생할 가능성은 얼마나 되는가? 희박하다.

관건은, 치료 전에 운동부하검사 또는 관상동맥 조영술을 받은 환자와, 그런 검사 없이 바로 협심증 치료를 받은 환자를 비교한 임상시험이 있는가이다. 그런 임상시험에 우리가 찾는 답이 있을 것이다. 퍼브메드(pubmed.ncbi.nlm.nih.gov)에서 '운동부하검사(exercise stress test)'를 검색해 보니 105건의 논문 제목이 나왔다. 대부분은 약물 치료와 관련있었고, 내가 찾고자 하는 내용은 하나도 없었다.

결국 명확한 답을 찾지 못했다. 내가 문제를 지나치게 단순화했을 수도 있다. 나는 심장 전문의가 아니다. 여기까지 하고 보니, 이 문제는 더 이상 탐구할 가치가 있을 것 같지 않았다. 앞의 변호사와 같이 전형적인 협심증 증상을 보이는 환자에게 검사를 실시할 필요가 있어 보이지 않았다. 그냥 바로 협심증 치료를 실시하고 환자마다 최대 8,000달러를 절약하는 편이 나을 것 같았다.

여기서 내 경험을 들려주려 한다. 이 분야의 진단에 어떤 어려움이 있는지, 그리고 의료 행위가 어느 정도로 어려운지 보여주는 이야기다.

2010년 60세였던 나는 5킬로미터 코스를 꽤 빠르게 달리고 있었다. 그런데 4킬로미터를 지난 후, 가슴에서 이상하고 불쾌한 느낌이 들어 달리기를 멈췄다. 나는 심장에 문제가 있었던 적이 없고 심장병 위험 요인도 없다고 생각했기 때문에 그런 현상이 일어났다는 것이 놀라웠다. 잠깐 쉰 다음 다시 달리기 시작했는데, 아까와 같은 이상한 느낌과 부정맥 때문에 멈출 수밖에 없었다.

며칠 후 동료 의사에게 안정 상태에서 심초음파 검사를 받은 결과, 정상이었다. 하지만 달리기를 하자 증상이 재발했다. 1~2킬로미터를 달린 후에 200회 정도의 규칙적 빠른맥(빈맥) 또는 빠른 부정맥이 나타났다. 그래서 속도를 줄여 맥박을 조절했다. 남은 구간을 이런 식으로 달리면서 문제를 견딜 수 있었다. 하지만 몇 달이 지나자 더 심해졌다. 때로는 너무 심해서 달리지 못하고 걸어서 집으로 돌아가야 했다. 달리려고 할 때마다 부정맥이 다시 찾아왔다. 가슴통증은 없었지만 가슴에서 이상한 감각이 느껴졌다. 위에서 말한 협심증 증상 중 하나인 호흡곤란이었다.

종국에는 검사를 받을 필요가 있다는 결론에 도달했다. 수면 심초음파를 실시한 결과, 간헐적 굴빠른맥(동빈맥)과 심방잔떨림(심방세동)으로 추정되는 현상, 그리고 4회의 심실빠른맥(심실빈맥)이 연달아 나타났다. 다소 염려스러웠다. 운동부하검사는 명백한 양성이었다. 러닝머신 위를 달릴 때 낮은 속도를 유지하여 힘이 들지도, 증상이 나타나지도 않았는데 그랬다. 나는 당시에 운동부하검사가 얼마나 신뢰할 수 없는 것인지 몰랐다. 내가 받은 교육과, 관상동맥 집중치료실에서 의사로 근무한 경험에 비추어 운동부하검사의 신뢰도가 꽤 높다고 여겼었다.

나는 그전까지 다양한 스포츠를 즐겨 왔으며, 위험 요인도 없었다. 그럼에도 나는 관상동맥성심장질환(coronary heart disease)이 있다고 확신하게 됐다. 의사로부터 저용량의 아스피린(aspirin, 아세틸살리실산, NSAID

의 일종)을 매일 복용하라는 권유를 받았다. 하지만 나는 근거를 찾아본 후 거부했다.

내 증상과 심초음파 그리고 운동부하검사의 결과가 모두 딱 맞아떨어졌기 때문에 나에게 관상동맥성심장질환이 있다는 것을 아무도, 추호도 의심하지 않았다. 이 병은 가장 흔한 사망 원인 중 하나이다.

새로운 상황에 익숙해지는 데 시간이 좀 걸렸다. 나는 코크란 체계적 고찰(Cochrane systematic review, 327쪽, 354쪽 참고)을 검색하여 사망 위험이 갑자기 몇 배나 증가했는지 알아보았다. 나는 평소의 "돈 워리 비 해피(Don't worry, be happy. 걱정 말고 행복하라)" 태도를 망각했다. 사망 대기실에 발을 들여놓은 것 같은 기분이었다. 새로운 상황에 익숙해질 때까지 계속 그랬다. 내 병실 옆자리에는 유전적 문제로 관상동맥이 막힌 청년이 있었다. 청년의 아버지는 아주 이른 나이에 사망했다. 청년이 매우 안쓰러워 보였고, 나 자신에 대해서도 약간 그런 심정이었다.

다음 날 나는 하나 이상의 스텐트를 동맥경화가 발생한 동맥에 삽입하기로 되어 있었다. 내가 스텐트 삽입술 제안을 수용했었다는 사실이 지금까지도 놀랍다. 너무 빨리 진행되어 생각할 겨를이 없기는 했다. 나는 당시 이미—사람들의 생각과는 반대로—관상동맥 우회로 수술이 수명을 연장하지 못한다는 사실을 알고 있었다. 증상에 대한 효과만 있을 뿐이다. 따라서 나는 스텐트 시술도 마찬가지일 거라고 생각했고, 내 관상동맥에 관을 삽입하는 것도 내키지 않았다. 게다가 나의 상태는 심각하지 않았다. 테니스를 칠 때는 전혀 문제가 없었으며, 달리기를 그만두고 대신 자전거를 타면 될 일이었다.

나는 왜 스텐트 시술을 수용했는가? 모르겠다. 먼저 그 근거를 따져봤어야 했다. 나는 수술대 위에 누워, 사타구니에 카테터를 넣은 채 피할 수 없는 숙명을 기다리고 있었다. 그때 심장 전문의가 말했다.

"화면을 돌려서 피터 씨가 동맥을 볼 수 있게 해 주게."

나는 놀랐다. 나의 관상동맥은 유연했으며, 동맥경화증은 일말의 여지도 없었다. 내가 가르치는 의대생의 관상동맥이라고 해도 믿을 정도였다.

이게 대체 어떻게 된 일인가? 나는 아마 영영 원인을 알지 못할 것이다. 내 심장 전문의는 의양성(擬陽性)이라고 하면서, 증세가 심하지 않으면 달리기를 계속하라고 권유했다. 나는 동의했다. 운동부하검사를 지시했던 심장 전문의에게도 내게 일어난 일을 어떻게 설명할 수 있는지 물었다. 그도 설명하지 못했다. 우리는 동맥에 경련이 일어나는 경우가 드물게 있다는 걸 알고 있었다. 나는 내가 그런 경우라고 추정했다. 운동부하검사 결과가 양성이면서 부정맥이 생기지 않았으므로, 부정맥이 원인이었을 리는 없었다.

나는 여전히 달리기를 하고 있다. 과거보다 더 열심히. 일주일 동안 매일 8킬로미터씩 아내와 함께 달리기도 한다. 아내는 하프마라톤을 뛰기도 했는데, 나는 게을러서 못해 봤다. 너무 빨리 달리면 가슴에 불편한 느낌이 들면서 부정맥이 생긴다. 그럴 때는 몇 초 동안 달리기를 멈춘다. 2010년보다는 훨씬 나아졌다. 이걸 보면 상태가 악화되기만 하는 것은 아니며, 시간이 지나면서 좋아지기도 한다는 것을 알 수 있다.

유능한 의사는 나이가 들수록 점점 겸손해진다. 많은 환자가 의학 교재대로 되지 않는다는 사실을 깨닫기 때문이다. 반대로, 무능한 의사는 나이가 들수록 점점 오만해진다.

그런데 앞에서 내가 한 것처럼, 아스피린 복용을 수용해야 할지 말지 판단하려면 어떻게 알아봐야 할까? 이것은 쉬운 일이 아니다. 아스피린이 여러 용도로 쓰이기 때문에, 심장병에 집중할 필요가 있다. 여기서 아스피린 사용은 치료법인가, 아니면 예방법인가? 나는 예방법이라고 본다. 아스피린은 혈전 형성 위험을 감소시키기 때문이다. 이것이 심장마비를 겪은 사람에게 아스피린을 권유하는 이유이다.

구글에서 '아스피린 심장 코크란(aspirin heart cochrane)'을 검색했다. 내가 2010년에 어떻게 했는지는 기억나지 않지만, 이 책을 쓰면서는 그렇게 검색했다. '아스피린 관상동맥 코크란(aspirin coronary cochrane)'으로 찾아봐도 검색 결과 중 맨 위의 2개가 똑같았다.

첫 번째 결과는 관상동맥질환 1차 예방약으로서의 아스피린 사용에 관한 코크란 체계적 고찰이었다.[16] 나와 직접적으로 관련있는 것은 아니었다. 나는 이미 그 질환을 앓고 있다고 생각했으니까. 하지만 가벼운 문서였고, 우리 모두가 궁극적으로 바라는 건 심장병 예방이므로 흥미를 가질 만한 논문이었다. 링크를 열어 보니, 코크란 체계적 고찰의 프로토콜(protocol, 계획서)에 불과했다. 2004년의 문헌이므로, 이미 오래전에 해당 체계적 고찰이 완료되어 결과가 발표됐을 것으로 보였다. 그래서 나는 코크란 체계적 고찰 분과에 이메일을 써서 이 오래된 프로토콜을 코크란 라이브러리(cochranelibrary.com)에서 삭제할 것을 요청했다.

체계적 고찰의 '배경(서론)' 부분을 읽는 게 도움이 될 때가 종종 있다. 연구자들이 연구 주제에 대해 어떻게 생각하는지 알 수 있고, 참고문헌에서 답을 찾을 수도 있기 때문이다. 이 프로토콜에는 메타분석(meta-analysis, 327쪽 참고) 2건에서 1차 예방약으로 아스피린을 사용하여 모든 심혈관계 질환을 13~15퍼센트, 심근경색을 30~32퍼센트 줄이는 현저한 효과가 나타났다는 말이 있었다. 한편, 아스피린에 위장관 출혈, 출혈성 뇌졸중 등 심각한 유해반응(adverse reaction)이 있다는 이야기도 있었다. 이에 따라 임상진료지침에서는 고위험 환자에게만 아스피린 복용을 권고한다. 나는 분명 고위험 환자가 아니었다.

그 다음 검색 결과는 심혈관계 질환에 대한 아스피린 단독 투여와, 아스피린과 다른 약의 병용 투여를 비교한 논문이었다.[17] 역시 검색 목적과 관련이 없었다. 내가 알고자 한 것은 위약과 대조한 아스피린의 효과였다. 그렇기는 해도 '배경' 부분을 읽는 데 잠깐의 시간은 할애할 수 있었다. 심혈관계 질환 발생 위험이 있는 환자에서 사망, 심근경색, 뇌졸중의 상대위험도(relative risk) 감소율이 20퍼센트라는 메타분석 결과가 있었다. 또 심혈관계 질환 고위험 환자에서 항혈소판요법(antiplatelet therapy, 아스피린은 항혈소판제이다.)을 이용하는 예방법은 전혀 만족스럽지 않다고도 했다.

나는 심혈관계 질환 발생 위험이 있긴 했지만, 내 생각에 고위험은 아니었다. 그리고 만약 내가 아스피린 복용 중에 자전거를 타다가 넘어지거나 숲속을 달리다가 나무뿌리에 걸려 머리를 어딘가에 부딪치기라도 한다면 문제가 될 수 있다. 아스피린이 뇌출혈을 일으킬 가능성이 있기 때문이다. 이 예는 모든 사람을 똑같이 치료해서는 안 된다는 중요한 사실을 상기시킨다. 비록 임상진료지침에서는 그렇게 똑같이 하라고 종용하지만.

모든 의문 가운데 가장 중요한 것은 이것이다.

"이 임상 연구에 참가한 환자들이 나와 비슷한가?"

나와 비슷한 환자를 대상으로 아스피린과 위약을 비교한 대규모 임상시험이 이 넓은 세상에 단 한 건도 없단 말인가? 협심증이 전혀 없었던 환자를 제외한, 심장마비나 여타 심각한 질환을 겪은 환자도 제외한, 그 사이에 해당하는 사람에 대한 임상시험 말이다.

퍼브메드에서 '아스피린 협심증(aspirin angina)'을 검색해서 제목에 협심증이 들어간 것만 나오도록 검색 범위를 좁히니 검색 결과가 24건이 나왔다. 대부분이 '불안정 협심증'에 관한 것이었다. 이를 제외하면 3건만 남고, 그중 관련 있는 건은 하나도 없었다. 2건은 비체계적 고찰이고, 1건은 지침이었다.

나의 경우는 안정 협심증인가, 불안정 협심증인가? '안정 협심증(stable angina)'을 구글에서 검색하니 답이 나왔다. 검색 결과에 미국심장협회의 웹사이트가 나왔다. 나는 안정 협심증에 해당했다.

"심장이 활발하게 움직일 때 통증 또는 불편감이 나타남. 증상이 불시에 갑자기 일어나지는 않음. 통증이 보통 5분 내외로 짧게 지속되고 휴식이나 약물로 완화되는 비슷한 양상을 보임."

이것은 달리기를 할 때 나타나기 쉬우며, 보통 이런 유형의 불편감은 휴식이나 니트로글리세린, 또는 둘 모두를 이용해 완화할 수 있다.

나는 심장 전문의들이 왜 내게 스텐트 시술을 하려 했는지 궁금하다. 내 문제는 지극히 정상이고, 그냥 그대로 살아도 되는 것이었다. 나로서는 납득이 가지 않는다. 만약 제대로 알아봤다면 나는 분명 시술을 거부했을 것이다.

한 가지 의문이 남는다. 스텐트 시술은 생존율을 높이는가? 나는 코크란 라이브러리에서 '스텐트'를 검색했다. 스텐트는 신체 곳곳에 쓰인다. 예를 들면, 담도에도 사용된다. 그러나 검색 결과는 58건으로, 많지 않았다. 그중 하나는 두 종류의 스텐트를 비교하는 것이었는데, 나는 '배경' 부분을 읽어 보았다.[18] 경피적 관상동맥 중재(percutaneous coronary intervention)와 관련된 유해반응에는 사망, 동맥 천공, 말단 색전 형성(모세혈관을 막을 수 있는 혈전의 이동) 같은 관상동맥 합병증, 또는 스텐트 혈전증, 심근경색, 침습 부위의 출혈 또는 감염, 복강 내 출혈, 뇌졸중, 급성 신부전이 있다. 맙소사! 나는 합당한 이유도 없이 이 모든 위험에 나 자신을 노출시킨 것이다.

스텐트가 꼭 필요한 사람들은 스텐트 시술로 생존율이 높아질까? 이 문제는 답을 찾기가 어렵다. 시행된 다수의 임상시험에서 스텐트를 다른 방법들, 즉 우회술이나 풍선혈관성형술(balloon angioplasty) 같은 것과 비교했기 때문이다. 아무것도 하지 않은 경우와 비교한 건 없다. 그리고 아무것도 하지 않은 경우는 어떻게 검색하겠는가? 그거야말로 어려운 일이다. 나는 고르디오스의 매듭을 자르기로 마음먹었다. 구글에서 '스텐트 사망률 개선(do stents improve mortality)'을 검색했다. 소득이 있었다. 새로운 메타분석 결과를 참고하여 우리가 알아야 할 것을 설명해

주는《뉴욕타임스》기사가 나왔다.[19]

메타분석 연구자들은 경피적 관상동맥 중재를 표준진료와 비교한 무작위 배정 임상시험 8건(환자 수 7,229명)을 고찰했다. 임상시험 중 3건은 심근경색 후 안정된 환자를 대상으로 했고, 5건은 운동부하검사에서 국소빈혈 그리고/또는 안정 협심증 진단을 받은 환자를 대상으로 했다.[20] 흥미롭다. 마침내 나와 비슷한 환자들을 찾아낸 것이다.

"베타 차단제, 안지오텐신전환효소(ACE) 억제제, 스타틴과 함께 아스피린 일별 복용 처방—현재 안정 관상동맥질환의 표준진료—이 가슴통증, 심장마비, 향후의 경피적 관상동맥 중재 필요, 그리고 사망의 예방에 있어서 스텐트 이식만큼 효과가 있었다."[19]

메타분석의 저자 중 한 사람은 안정 협심증 환자의 절반 이상이 약물 치료를 시도조차 하지 않고 스텐트 시술을 받았는데, 이는 경제적인 이유 때문이라고 했다.[19]

"많은 병원에서 심장병 센터는 병원 전체 수익의 40퍼센트에 해당하는 매출을 올린다. 따라서 더 많은 시술을 해야 한다는 엄청난 압박이 있다.… 스텐트 시술을 하면 모두가 만족한다.—병원도, 의사도 더 많은 돈을 번다.—그들 모두가 행복해지지만, 전체 보건의료 체계는 그렇지 않다. 더 나을 것이 없는 결과를 위해 더 많은 돈을 써야 한다."

시술 비용은 대략 3만 내지 5만 달러이며, 미국에서 매년 100만 건 이상 이뤄진다. 그렇다면 매년 총 400억 달러 정도를, 필요하지도 않고 사람을 죽게 할 수도 있는 일에다 쓰는 것이다. 사망 위험은 약 1,000명 중 1명 꼴이다.[19]

예일 대학교 심장학 교수 할란 크럼홀츠(Harlan Krumholz) 박사는 이 연구에 참여하지 않았지만, 심장병 환자를 치료하는 의사라면 이 연구 결과에서 배울 점이 있다고 말했다.

"시술 여부를 결정할 때 사람들에게 이 시술이—응급 상황을 제외하고—생명 연장이나 심장마비 예방 효과가 있다고 입증되지 않았다는 점을 밝히는 것이 중요하다.… 이 시술을 받은 사람들의 절대 다수가 수명 연장을 기대한다. 그런 믿음은 근거에서 벗어나 있다."

대부분의 의사나 환자는 협심증을 치료하자면 일반 요법으로 충분하지 않고 스텐트가 필요하다고 확신한다. 하지만 이 연구에서 경피적 관상동맥 중재 시술을 받은 환자의 29퍼센트가 여전히 협심증 증상을 보였는데, 약물 치료를 받은 환자의 경우는 33퍼센트로 유의미한 차이가 아니었다.[19] 저자 중 한 사람은 다음과 같이 단언했다.

"의학적 중재를 우선시하는 심장 전문의들은 막힌 배관과의 유사성을 들먹인다. 형편없는 비유인데, 환자들은 이를 받아들인다. 지나친 단순화이자 오류이다."

하지만 정말로 스텐트가 꼭 필요한 사람들의 경우는 어떤가? 관상동맥이 심하게 막힌 사람들 말이다. 연구 데이터는 역시나 실망스럽다. 이에 관한 최초의 진정한 위약 대조 임상시험이 2017년에 발표되었다.[21] 연구자들은 환자 200명에게 모두 카테터를 삽입하고, 절반에게만 스텐트 시술을 했다. 모든 환자가 중증 단일혈관 관상동맥 협착(≥70퍼센트)이었다. 1차 평가변수(360쪽 참고)가 꽤나 황당하다. 운동 시간의 증가. 그런데 이 지독히 관련 없는 평가변수가 미국과 유럽 의약품 규제당국의 권고 이유였다. 스텐트 시술로 인한 이득은 없었다. 스텐트 시술군에서 운동 시간이 약간 증가했지만 그 차이는 통계적으로 유의미한 것이 아니었다.

"16.6초(95퍼센트 신뢰구간 –8.9~42.0, P = 0.20)."

게다가 중재 전 평균 운동 시간은 510초, 즉 8.5분으로, 스텐트군은 이보다 30초 증가하고, 위약 대조군은 15초 증가했다. 이게 무슨 효과란 말인가?

지금까지 이야기한, 가슴통증에 대한 운동부하검사는—내용이 충격적이긴 하지만—내가 특별히 세심하게 고른 예가 아니다. 이 책을 쓰기로 결심하기 며칠 전 그 미국 변호사에 대한 기사를 읽고, 조사해볼 만한 흥미로운 예라고 생각했을 뿐이다. 내가 드러내고자 한 것은 풀어야 할 의문을 분명히 하는 것이 얼마나 중요한가 하는 문제이다. 의문을 특정할수록 검색을 잘할 수 있고, 의문의 답을 찾을 가능성이 높아진다. 아니면 적어도 자신이 찾은 정보로부터 얼마만큼 추론할 수 있는지가 분명해진다.

위의 이야기는 전혀 특수한 예가 아니다. 의사들은 진단검사를 일상적으로 사용하면서, 검사의 유용성이 입증된 적이 있는지, 즉 검사가 치료법 결정에 차이를 가져오는지, 또는 검사가 위해보다 이점이 큰지 거의 생각하지 않는다.

의사들이 사용하는 다른 많은 중재에 대해서도 같은 이야기를 할 수 있다. 이 경우에는 스텐트 삽입술이 그렇다. 단순히 환자보다 영리추구를 우선시하는 문제라고 말할 수도 있다.

의사는 환자의 호소보다 검사 기록으로 판단한다

보건의료계에서 경험하는 일은 때로는 희비극 같고, 때로는 괴상망측하다. 70년 전 지역 병원에서 일어난 사건을 다루며 끝없이 이어지는 미국의 막장 TV 드라마(「제너럴 호스피털General Hospital」)보다 현실의 풍자극이 훨씬 재밌다. 내 경험 중 가장 웃긴 건, 엉뚱한 상황에서 잠이 쏟아지는 증상 때문에 생긴 일이다.

다트머스 대학의 두 친구가 나를 만나러 온 적이 있다. 이들은 평소 보건의료계에서 자주 맞닥뜨리는 어처구니없는 상황에 대한 공감을 나누곤 했다. 수면 무호흡(sleep apnoea)과 관련된 내 경험을 이야기하자, 친구들은 이 이야기를 책에 꼭 쓰라고 했다. 그래서 그렇게 했다.[22]

당시 진단에는 의심의 여지가 없었다. 내가 갑자기 코를 골기 시작하면 그 소리가 마치 맹수의 울부짖음 같아서, 내 아내뿐 아니라 나 자신도 잠에서 깨기 일쑤였다. 나는 때때로 낮에 피로를 느끼고 땀을 많이 흘렸다. 매우 곤란한 상황에서, 예를 들면 운전 중에, 또는 저녁 모임에서, 견디기 어려울 만큼 잠이 쏟아졌다. 고통스러우리만치 졸려서 눈을 붙이기 위해 모임에서 빠져나오곤 했다. 나는 몸이 좋지 않다는 핑계를 댔다. 틀린 말도 아니고, 피곤하다고 하는 것보다는 훨씬 나을 터였다.

성인이 된 이래로 줄곧, 나는 그렇게 아무 때나 잠들어 버리곤 했다. 그러다 2009년에 마침내 이비인후과 전문의를 찾아갔다. 의사는 내게 수면 패턴 검사 장치를 건넸다. 수면 중 1분 동안 호흡이 완전히 멈추는 구간이 있었다. 전문의의 제안은 목젖과 여타 조직의 제거였다. 나는 수술은 절대 받지 않을 작정이었다. 수술은 돌이킬 수 없을 뿐 아니라 해가 될 수도 있으니까. 나는 의사에게 무작위 배정 임상시험에서 그런 수술의 효과를 입증하는 데이터가 나온 적이 없다는 점을 지적했다.[23,24] 그러자 의사는 지속성 기도 양압(continuous positive airway pressure) 치료를 제안했다. 나는 이 제안을 받아들였다. 경도 내지 중등도 수면 무호흡에 대한 이 치료의 이점이 확실치 않다는 것을 모르고서 내린 결정이었다.[24] 의사는 나를 수면 센터로 보냈다. 나는 수면 패턴 기록을 포함한 검사 기록 사본을, 내가 가기 전에 수면 센터에 미리 보내달라고 요청했다.

수면의학 전문가가 수면 패턴 기록을 원하기에 나는 진단에 반박의 여지가 없으니 새로운 검사 기록이 필요하지 않다고 말했다. 알고 보니 수면 센터에 기록이 전달되지 않았다. 나는 불필요한 검사를 다시 하지 말고 기록을 요청하라고 했다.

하지만 기록은 별로 중요하지 않았다. 의사는 지속성 기도 양압 장치를 꺼내서 사용법을 설명했다. 그러면서 비행기를 탈 때는 장치를 기내 수화물로 휴대하는 특별 허가를 받을 수 있다는 이야기를 했다. 나는 장치를 가지고 다닐 생각이 없다고 말했다. 나는 중병을 앓는 환자도 아니고, 사람들이 나를 동정의 눈길로 보는 것도 원하지 않았다.

의사는 전원을 켜고 20분이 지나야 장치가 작동한다고 설명했다. 사용자가 잠들 시간을 주는 것이다. 또 흡입 압력이 너무 높으면 조절할 수 있다고 했는데, 방법은 알려 주지 않았다.

집에 돌아온 나는 의심을 잔뜩 품은 채 지속성 기도 양압 장치를 꺼냈다. 중환자라는 새로운 역할에 기분이 좋지 않았다. 보통은 눕자마자 잠이 들지만, 나는 호흡기 마스크를 한 채 누워서 기기가 작동할 때까지 기다렸다. 기기는 내가 풍선인 것처럼 바람을 불어 넣기 시작했다. 굉장히 불쾌한 느낌이었다. 좀 지나자 목구멍이 말라 버렸다. 나는 설명서를 살펴봤다. 대략 100쪽 정도였다. 하지만 가장 중요한 기능 중 하나인 압력을 줄이는 법에 대한 설명을 찾을 수 없었다. 나는 포기하고 장치를 떼어 버린 다음 잠들었다.

아내는 다음 날 저녁에 다시 한 번 시도해 보라고 나를 설득했다. 하지만 똑같은 일이 반복됐다.

셋째 날, 설명서를 더 자세히 읽어 본 후에야 해당 페이지를 찾아냈다. 중요한 내용인데도 설명서 앞부분에 있지 않다는 게 이상했다. 이 페이지를 읽지 않고 장치를 사용해선 절대로 안 된다! 아니, 그렇다면 이렇게 숨겨 놓은 게 영리한 일일 수도 있겠다. 설명서를 계속 읽다가 나는 이 장치가 나를 죽이지 않는다는 보장이 없다는 걸 알게 되었다. 만약 오작동이 일어나면, 나는 같은 공기를 계속 들이쉬고 내쉬다가, 그 어떤 경고음도 없이, 중환자실 간호사가 심폐소생술을 하러 달려오는 일도 없이, 아주 조용히 죽음을 맞을 터였다. 나는 깜짝 놀라서 퍼브메드와 인터넷을 뒤졌지만, 이 치명적인 합병증의 위험에 대해 아무것도 찾을 수 없었다.

내가 비록 환자이긴 해도 치료 받다가 사망할 위험을 합리화할 수는 없다. 나는 전문의와 상담하기 전에 연구 문헌을 찾아봤기에, 관찰 연구(observational studies)에서 수면 무호흡이 심장 질환 발생 위험을 증가시킨다는 결과가 나왔다는 것을 알고 있었다. 그런데 살면서 심장 질환 발생 위험이 증가하는 일은 너무나 많다. 그리고 관찰연구는 대체로 사실을 호도한다. 장기간 산소 결핍은 확실히 심장에 좋지 않지만, 나의 개인적인 분석에는 포함하지 않았다.

다음 번 수면 센터 방문에서 의사가 어땠냐고 물었을 때, 나는 내 경험과 그 동안의 심사숙고를 전하고 장치를 반납했다. 그러자 의사는 놀랍게도 내 수면 무호흡 증상이 경증이어서 애초에 별로 장치를 권하고 싶지 않았다고 말하는 게 아닌가! 그 사이 이비인후과에서 수면 센터로 기록을 보내 주었던 것이다. 의사가 내 증상이 아니라 그 기록에 기초해서 판단한 듯해 놀라웠다. 증상이 아주 뚜렷했는데도 말이다. 의사는 또 지속성 기도 양압 치료는 특정 연령대에서만 효과가 있는 것으로 여겨진다면서, 70세 이상에는 권하지 않는다고 말했다. 당시 나는 60세가 채 안 됐지만 이 끔찍한 장치를 쓸 이유를 모르겠다고 답했다. 장치 때문에 죽을지도 모르는데.

내가 이 이야기를 두 친구에게 하자, 그중 한 사람이 대부분의 수면 무호흡 환자가 지속성 기도 양압 장치 사용을 견디지 못한다고 말해 주었다. 그리고 내게 논문을 한 편 보여주었는데, 35명의 환자 중 단 2명만 지속성 기도 양압 장치를 7시간 중 70퍼센트 이상 사용했다는 보고가 있었다.[25] 이런 걸 미리 알았다면 참 좋았을 것이다. 만약 내가 경도 내지 중등도 수면 무호흡증에 대한 지속성 기도 양압 치료 효과에 의문을 제기하는 《영국의학저널》 논문을 봤다면 애초에 의사와 상담도 하지 않았을 것이다.[24]

짧은 외래 환자 역할은 적잖이 심란했다. 다른 무엇보다 자율성을 잃었다. 내게 이래라 저래라 하는 의사들과 계속 만나야 했다. 나는 환자 노릇을 때려치웠다. 진짜로 많이 아파서 의사의 진료를 받아야 하는 환자는 아니었으니까. 8년 전 논문을 쓸 때 내가 가장 충격을 받은 것은, 연구를 하고 근거를 찾는 일에 익숙한 나 같은 의사는 특권을 가진 데 비해 대다수의 환자는 이런 일을 할 줄 모르므로 그저 의사가 가장 잘 알기를 바랄 수밖에 없다는 현실이었다. 몹시 불공정한 일이다.

지금까지 열거한 나의 사례들은 의료계에서 일어나는 많은 일이 그저 무릎 반사 같은 것임을 보여준다. 의사는 망치를 가지고 있고, 앞에 못이 있다. 의사는 망치로 못을 내려친다. 그런데 못이 아니라 나사라면? 그래도 의사는 그냥 망치로 내려칠 것이다. 드라이버 사용법을 배운 적이 없기 때문이다.

수면 전문가는 폐쇄성 수면 무호흡(obstructive sleep apnoea)이 남성의 최대 24퍼센트, 여성의 9퍼센트에서 나타난다고 했다.[26] 내가 보기에 전문가에게 결정을 맡기면 모든 게 흔해지는 것 같다. 그 전문가는 또 일부 사례에 수술을 시행할 수 있다고 썼지만, 나는 그것을 뒷받침할 수 있는 어떤 근거도 발견하지 못했다.

수면 전문가는 더 나아가 드라마틱한 내 주관적 증상이 객관적 기록과 분명한 대조를 이루었으며, 이런 일이 드물지 않다고 했다. 맞는 말이다. 의료계에서 그러한 불일치는 드물지 않다. 바로 그것이 의사가 기기를 이용해 측정한 값보다 환자의 경험이 훨씬 더 중요한 이유이다.

나는 지금 수년 전보다 수면 무호흡 증상이 훨씬 나아졌다. 심장 문제도 그렇다. 여기에 잊지 말고 기억해야 할 중요한 메시지가 있다. 나이 들면서 모든 게 더 나빠지기만 하는 건 아니다. 또 하나 기억해야 할 것이 있다. 나는 이 증상을 치료한다는 어떤 약도 먹지 않았고 수술도 받지 않았다. 두 가지 모두 내가 거절했다. 염증성 장 질환이 있는 내 친구도 시간이 지나면서 훨씬 좋아졌다. 조현병(schizophrenia)을 포함해 많은 질환이 저절로 사라지거나 좋아질 수 있다.

의사는 근거중심의학을 실천하기가 어렵다

2014년의 어느 날 나는 컴퓨터로 글을 쓰고 있었다. 갑자기 단어 안에 있는 'm' 자가 사라지더니 하얀 배경만 보였다. 잠시 뒤에는 여기저기서 다른 글자도 사라지고, 세로 선이 점선으로 변했다. 나는 이것이 일과성대뇌허혈(transient ischemic attack) 발작일지도 모른다고 생각했다. 나는 재직 중인 병원의 신경과 전문의에게 전화를 걸었다. 당장 병원으로 오는 게 좋겠다는 답이 돌아왔다.

50분 후, 병원에서 참을성 있게 신경과 전문의를 기다리다가 시야를 점검해 봤다. 왼쪽 눈을 점검하던 중, 마치 눈앞에 커튼이 천천히 드리워지는 듯하더니 금세 앞이 보이지 않았다. 나는 의자에서 벌떡 일어나 간호사를 붙잡고 뭔가 빨리 조치해야 한다고 말했다. 다소 시간이 지나서 신경과 전문의가 왔는데, 이 의사가 검사할 때에는 시력이 대부분 회복돼 있었다.

나는 이보다 4년 앞서 관상동맥질환을 의심해 같은 병원에 입원했었다. 당시 나는 학술 문헌을 찾아본 후 아스피린 복용 제안을 거절한 바 있다. 나를 진찰한 두 번째 신경과 전문의는 내가 발작성 심방잔떨림(심방세동)이 있다고 보고, 아스피린과 다비가트란(dabigatran, 프라닥사 Pradaxa) 복용을 제안했다. 나는 프라닥사는 복용하지 않겠다고 했다. 만약 출혈이 시작되면, 와파린(warfarin)을 복용하는 경우와는 달리 해독제가 없기 때문이다. 나는 숲에서 100미터를 전력질주하기도 하고, 경주용 자전거를 전속력으로 타는 등 운동을 즐기는 사람이다. 따라서 넘어져 머리 부상을 입을 수도 있으므로 항응고 작용이 우려된다는 점을 설명했다. 의사는 프라닥사가 임상진료지침에서 권고하는 약일뿐더러, 와파린은 원래 쥐약이라서 오늘날 개발됐다면 승인 받지 못했을 거라고 주장하며 나를 설득하려 애썼다.

나는 이 전문의가 프라닥사 제조사인 베링거인겔하임(Boehringer Ingelheim)에서 나온 영업사원이나, 그 회사에서 돈을 받는 의사들의 말을 너무 많이 들은 모양이라고 생각했다. 이런 게 바로 신뢰할 수 없는 출처에서 나오는 종류의 이야기이기 때문이다. 와파린은 요즘 개발된 신약이어도 충분히 승인 받을 수 있다. 나는 그 의사에게, 다비가트란의 혈장 농도를 감시하면 치명적인 출혈을 30~40퍼센트 줄일 수 있다는 사실을 베링거인겔하임이 알고도 숨겼다고 말해 주었다. 또한 다비가트란은 와파린과 달리 감시가 필요하지 않다고 오해하게 만드는 것이 마케팅 술수라고 알려줬다. 그는 자신이 몰랐던 정보라며 놀라워했다. 나는 이 주제에 대한 《영국의학저널》 논문을 그에게 보내 주었다.[27]

그럼에도 그 신경과 전문의는 프라닥사를 복용해야 한다고 나를 열심히 설득하며 임상진료지침을 몇 차례나 거론했다. 나는 동요하지 않고, 동료 내과 전문의에게 전화를 걸어 이 문제를 논의했다. 내과 전문의는 내 의견에 완전히 동의했다. 프라닥사를 복용했던 그의 환자 두 명이 최근에 목숨을 잃었던 것이다.

신경과 전문의는 내가 흉부 불편감으로 입원했을 때의 기록을 보고, 심방잔떨림 병력이 있다는 게 확실하지 않다는 것을 알게 됐다. 그는 자신의 의견을 수정해서 일과성대뇌허혈 발작에 대해 클로피도그렐(clopidogrel)과 아스피린을 복용할 것을 권했다.

나는 유럽의약청(EMA) 웹사이트(ema.europa.eu)에서 클로피도그렐을 검색했다. 혈관 질환 고위험군을 대상으로, 클로피도그렐이 속한 티에노피리딘(thienopyridine) 계열의 약과 아스피린의 효과를 비교한 코크란 체계적 고찰을 찾아냈다.[28] 체계적 고찰에 포함된 임상시험은 10건, 환자 수는 26,865명이었다. 심각한 혈관 질환의 발생 위험은 티에노피리딘 시험군이 11.6퍼센트, 아스피린 대조군이 12.5퍼센트였다. 이는 환자 100명을 약 2년간 치료하면 심각한 혈관 질환 1건을 피한다는 의미이다. 나는 겨우 이 정도의 추가 이득 가능성은 클로피도그렐을 아스피린보다 선호할 이유가 되지 않는다는 결론을 내렸다.

나는 '클로피도그렐 코크란(clopidogrel cochrane)'을 구글에서 검색하여, 고위험군과 기저질환자에서 심혈관계 질환 예방을 위한 표준 아스피린 장기 투여와 클로피도그렐 병용 투여를 비교한 또 다른 코크란 체계적 고찰을 찾았다.[29] 일과성대뇌허혈에 대한 건 아니었지만, 아무튼 내용을 살펴봤다. 병용 투여로 치료 받은 환자 1,000명당 심혈관계 질환 13건을 예방할 수 있는 반면, 심각한 출혈 발생도 6건이 예상된다. 이걸 보고 나는 아스피린 단독 투여 대신 병용 투여를 하는 것에 반대하기로 결정했다.

내가 약 복용을 꺼렸던 데에는 아주 중요한 한 가지 이유가 더 있었다. 병원에서 보낸 24시간 동안 나는 상당량의 학술 문헌을 살펴봤다. 그러면서 나에게 일과성대뇌허혈 위험 요소가 전혀 없다는 것을 염두에 두었다. 코크란 체계적 고찰에 요약되어 있는 임상시험에 참가한 환자들 중 다수는 다양한 위험 요소를 가졌을 것이 의심된다. 약이 효과가 있다는 것을 보여주기 위해 고위험인 사람들을 포함하는 것이 제약회사의 이익에 부합하기 때문이다. 그러므로 코크란 체계적 고찰의 결과를 나에게 적용해서 추론하는 것은 불가능했다. 나는 당뇨병도 없고, 혈압은 118/76이었다. S-콜레스테롤 수치는 고작 5.3mmol/l였는데, 공복 콜레스테롤도 아니고 점심을 먹은 후 측정한 수치였다. 게다가 16시간의 모니터링 도중 심전도에 아무것도 나타나지 않았다. 내내 굴리듬(sinus rhythm)을 유지했다.

내 머리가 MRI(자기공명영상) 장치에 들어가 있을 때 간호사는 앞으로 무슨 일이 일어날지 이야기해 주지 않았다. 결과적으로 별로 좋지 않은 경험이 되었다. 나는 시간이 얼마나 걸리는지 알고 싶었지만, 묻지 않기로 했다. 달라질 게 없을 테니까. 시끄러운 소리가 나고, 가끔씩 내가 누운 자리가 꽤 심하게 흔들리더니 한참 동안 조용해서 끝났구나 싶었다. 45분 정도 걸렸는데, 끝난 후에도 의사가 결과를 검토하는 동안 오랜 시간 가만히 누워 기다려야 했다. 기분이 상당히 이상했다. 공상과학 영화 속에 있는 것 같은 느낌이었다. 계속 머리를 자석 속에 넣은 채로 언제 끝나느냐고 몇 번 소리쳤지만 답이 없었다. 아마도 간호사가 검사실 안에 있지 않았던 것 같다. 나는 손에 작은 풍선 같은 것을 쥔 채 혼자 누워 있었다. 불편할 때 누르라고 준 알람 같은 것인데, 불편하긴 했지만 그걸 누를 정도는 아니었다.

마침내 간호사가 돌아오더니 촬영을 좀 더 해야 한다고 말했다. 나는 더 이상 못하겠으니, 지금까지 촬영한 걸 바탕으로 판단을 하는 게 좋겠다고 했다. 나중에 MRI 촬영의 목적이 뭐냐고 물어 보자, 뇌 조직 괴사 같은 초기 혈전증 징후가 보이면 혈전 원인을 찾기 위해 좀 더 주의 깊게 본다는 답이 돌아왔다.

다음 날 나는 병원에 외출 신청을 했다. 상태도 괜찮았고, 다른 도시에서 중요한 강연을 해야 했기 때문이다. 나의 외출 신청은 받아들여졌는데, 원래는 심장을 48시간 모니터하게 되어 있었다. 나는 이틀 후 다시 내원해서 목동맥(경동맥) 초음파 검사를 받았다. 나는 담당 직원에게 동맥경화증의 흔적도 찾지 못할 거라고, 나의 관상동맥은 의대생처럼 젊다고 농담했다. 목동맥은 예상대로 유연했다.

내가 받기로 되어 있는 마지막 검사는 심초음파였는데, 분과장과 나는 그 검사가 시간 낭비라는 데 동의했다. 4년 전에 했을 때 완전히 정상이었기 때문이다.

학술 문헌이 내게는 별 소용이 없어 보였다. 온갖 위험 요소가 있는 다른 환자들에 비하면, 내 경우는 일과성대뇌허혈이 다시 생길 위험이 매우 낮기 때문이다. 그래서 나는 신경과 과장에게 약을 복용할 생각이 없다고 말했다가 조금 타협해서 3개월 동안 소아용 아스피린을 복용하기로 합의했다. 그것도 썩 내키지는 않았다. 신경과에서 처방 받은 용량 외에는 1주일 이상 아스피린을 복용하지 않았다(효과가 상당히 오래 지속되기 때문이다.). 그 후에는 500밀리그램짜리 알약을 부엌칼로 잘라 적은 용량을 매일 복용했다.

이 일로 나는 근거중심의학의 실천이 얼마나 어려운지 알게 되었다. 의학이 요리책 형식이 되어선 안 된다. 무작위 배정 임상시험과 여타 연구를 통해 얻은 지식을 개별화하고, 이를 실제 환자에게 연결하는 것이 매우 중요하다. 그러자면 시간이 걸리는데, 병원에서는 개별적 의사결정을 하는 데 충분한 시간이 주어지지 않는다. 시간 부족은 많은 위해를 야기한다. 모든 사람을 똑같은 방식으로 임상진료지침에 따라 치료하기 때문이다. 가장 문제가 되는 환자는 이미 다양한 약을 처방 받은 이들이다. 이런 온갖 약에다 다른 약을 추가하면 어떤 일이 발생할지에 대해 우리는 아무것도 알지 못한다. 우리가 아는 건 사망 위험이 복용하는 약의 숫자에 따라 커진다는 것뿐이다.

병원을 떠나기 직전에 나는 휴게실에서 컴퓨터로 일하고 있었는데, 간호사가 오더니 왼쪽 팔에서 혈압을 측정했다. 99/70밖에 되지 않았다. 나는 간호사에게 결과가 틀린 것 같다고, 내 혈압은 100 아래로 떨어진 적이 없다고 말하고, 오른쪽 팔에서 측정해 보라고 했다. 그랬더니 이번에는 130/100이 나왔다. 이 역시 정확할 리 없는 수치였다. 간호사는 혈압이 양쪽 팔에서 꼭 똑같이 나오지는 않는다고 말했다.

"저도 압니다만, 그렇게 큰 차이가 나서도 안 됩니다."

나는 침대에서 고정 혈압계로 양쪽 팔의 혈압을 측정해 달라고 부탁했다. 예상대로 양쪽 팔에서 같은 수치가 나왔고, 입원했을 때와 비슷하게 낮았다. 나는 간호사에게 휴대용 혈압계를 손볼 필요가 있다고 말해 주었다. 잘못된 고혈압 진단이 나오기가 이렇게 쉽다!

24시간 동안의 병원 생활에서 그 밖에도 놀라운 일이 더 있었다. 처음 만난 신경과 의사는 혈액 검사 결과에 대해 이야기하면서, 내 호모시스테인(homocysteine) 수치가 약 20인데, 정상치는 15까지라고 말했다. 그러면서 이를 보면 비타민 B_{12} 결핍증일 가능성이 있다고 덧붙였다. 나는 염려할 것 없다고, 내 상태는 괜찮다고, 난 그냥 다 잊어 버릴 거라고 했다. 의사는 동의하는 듯 보였다. 집에 돌아와 논문을 검색해 본 결과, 나는 호모시스테인이 신뢰도가 매우 낮은 지표라서 이걸 근거로 뭔가가 잘못됐다고 의심해서는 안 된다는 것을 알게 되었다.

그 의사는 또 내 MRI 검사에서 동맥류(aneurysm)가 보인다고 하면서, 꽤 흔한 거라고 덧붙였다. MRI 검사를 하면 꽤나 정상적인 뭔가를 발견할 위험이 상당히 크다는 것을 나는 충분히 이해했다. 그래서 이것 때문에 걱정이 되지는 않았다. 하지만 내 목동맥을 촬영한 간호사가 두 목동맥 중 한쪽이 심하게 구불거린다고 한 것은 조금 걱정이 되었다. 동맥에 혈전을 만든 것이 이것, 즉 물리적 폐색에 의한 와류(turbulence)가 아닐까? 분명 연구 중에 본 적이 있는 것 같았다. 하지만 만약 정말로 그렇다면, 내가 할 수 있는 일은 아무것도 없었다. 내가 대처할 수 없는 일에 대해 왜 알려주는 건지 모르겠다. 신경이 쓰여서 해롭기만 하지 않은가?

나한테 어떤 문제가 있는지를 진짜로 아는 사람은 아무도 없었다. 4년 전 가슴통증으로 입원했을 때와 같았다. 일과성흑암시(amaurosis fugax)는 색전(embolus)에 의해 생길 수도 있지만, 신경과 과장에 따르면, 글자가 시야에서 사라졌다는 사실은 후두엽에 혈전이 있을 가능성을 암시한다. 의사인 내가 의학 교재에 나오는 것과 잘 맞지 않는 듯한 현실을 어떻게 해석해야 할까?

나는 그간의 일을 모두 뒤로 하고 병원을 나왔다. 환자 노릇이 싫었다. 자율성을 잃고 남에게 의존해야 하기 때문이다. 보비 맥퍼린(Bobby McFerrin)의 노래 제목 "돈 워리, 비 해피(Don't worry, be happy)"가 내 삶의 모토이다. 이 노래는 아주 재미난 뮤직 비디오와 함께 유튜브에서 들을 수 있다.

신경과 의료진은 훌륭했다. 그리고 매우 친절했다. '줄리'라는 똑같은 이름을 가진 간호사가 적어도 3명은 있었는데, 치매 환자에게는 상당히 편리할 것이다.

나는 물론 재발 위험을 찾아보았다. 일과성대뇌허혈 재발 위험은 약 7퍼센트이다. 1년 후, 복시가 나타나 30분 동안 지속되었다. 그로부터 다시 2년 후에는 갑자기 시야가 흐려지더니 약 5분 정도 지속됐다. 어쩌면 아스피린을 다시 먹어야 할지도 모르겠다. 하지만 나는 여전히 의심을 품고 있다. 그리고 약에 대해 의심이 들 때면 해야 할 일은 언제나 이것이다.

"약을 먹지 말 것."

"돈 워리, 비 해피."

의사는 편향된 임상진료지침을 따르고 있다

의사들은 보통 임상진료지침을 따라 진료를 하는데, 지침의 출처에 관계없이 면밀한 주의가 필요하다. 전문가 협회, 국립보건원, 의료기술평가원, 세계보건기구(WHO) 등 그 어디에서 나온 지침이든 마찬가지다. 주의해야 한다! 오도될 수 있기 때문이다. 지침에는 가장 신뢰할 만한 근거 대신, 지침을 작성한 사람들 또는 재정 지원을 한 사람들의 편견과 경제적 이익상충이 반영되어 있다. 예를 들면, 특정한 입장을 강하게 고수하거나 유권자들이 듣고 싶어하는 말에 민감한 정치인들이 있다. 지침이 그런대로 타당한 경우에도, 그들은 그 근거가 된 연구의 품질이 낮다는 사실은 인정하지 않을 것이다.

보건의료 분야에서 이상적이면서 정직하기란 쉽지 않다. 발견한 것을 있는 그대로 말하기 어렵다. 나는 환자와 납세자 모두에게 이익이 되는 정말 좋은 계획이 중단되거나 재정 지원 격감으로 위협받는 것을 목격했다. 정치인들이 올바르지 않기 때문이다.

내가 1993년에 설립한 북유럽코크란센터(Nordic Cochrane Centre) 역시 위협을 받았다. 한두 번이 아니다. 나는 2001년 덴마크 정부로부터 영구 재정 지원을 얻어냈는데, 정부는 이 투자로 수십억 크라운을 절약했다. 3건의 코크란 체계적 고찰로 매년 5억 크라운이 넘는 세금을 수년 간 아낄 수 있었다. 이는 연간 센터 예산의 약 100배에 해당하는 금액이다.[30] 이 3건의 체계적 고찰은 각각 유방촬영술(mammography)을 이용하는 유방암 선별검사(2001년 최초 발표),[31] 알파1 항트립신(alpha-1 antitrypsin) 결핍성 폐질환 환자에 대한 알파1 항트립신 치료(2010년 최초 발표),[32] 정기 건강검진(health check)[33]에 대한 것이다. 유방암 선별검사에 대한 체계적 고찰은 덴마크 국립보건원(SST)의 요청으로, 폐질환에 대한 체계적 고찰은 의회 보건위원회의 요청으로 실시했다. 정기 건강검진에 대한 체계적 고찰은 센터 자체의 아이디어였다.

세 경우 모두에서, 센터의 연구 결과는 상당히 부정적이었다. 바로 정치적 영향이 나타났다. 막대한 이권에 위협이 되었던 것이다. 수년에 걸쳐, 덴마크암협회와 덴마크제약협회는 우리 센터를 폐쇄해야 한다고 주장하며 보건부 각료들을 설득했다. 나의 대응 전략은 세 갈래였다. 의회에서 보건 문제에 대해 발언하는 이들과 우호적인 관계 유지, 센터의 연구 성과 입증, 그리고 언론 노출 빈도 늘리기. 그러나 그 무엇도 안심할 수 없었으며, 항상 잘못될 여지가 있었다.

2011년에 정기 건강검진에 대한 체계적 고찰을 마쳤을 때, 나는 보건부 장관에게 면담을 요청했다. 장관은 그 자리에서 덴마크에 정기 건강검진을 도입하려는 새 행정부의 계획을 취소하기로 했다. 하지만 불과 2년 후에는 같은 장관이 코크란 센터 이사직에서 물러나라고 나를 압박했다.[9] 내가 신문에 환자에게 유해한 정신의학의 10가지 그릇된 믿음에 대한 사설을 발표한 뒤였다. 나는 그 사설에서 향정신성 약물을 시장에서 전부 퇴출하는 편이 국민들에게 훨씬 이롭다는 결론을 내렸다. 의사들이 이런 약을 제대로 다루지 못하며, 이런 약이 통용됨으로써 얻는 이익보다 위해가 크기 때문이다. 또한 나는 앞으로 수년 내에 정신의학계가 향정신성 약물 치료를 가급적 적게 이용하도록 또는 전혀 이용하지 않도록 한시라도 서둘러 모든 노력을 다해야 한다고 말했다. 덴마크어로 쓴 사설이지만 영어로도 발표가 되었다.[34]

처음에는 사설과 관련해서 별다른 일이 생기지 않았다. 그러나 두 달 후 덴마크정신의학협회는 나에 대한 인신공격을 시도해서 거의 성공했다. 실제로는 마녀 사냥에 지나지 않는 가짜 혐의가 언론에 대대적으로 보도되었는데,[9] 여기에 장관이 반응했던 것이다. 이런 상황에서는 사실이 무엇인지가 중요하지 않다. 정신과 의사와 가족주치의들이 정신병약으로 환자들에게 엄청난 위해를 가하여 많은 이들이 목숨을 잃기까지 한다는 사실 역시 중요하지 않다.[9] 잘못된 시스템을 바꾸기보다 나쁜 소식을 전하는 사람에게 화를 내기 십상이다.

이 모든 일이 있고 나서 1년 후인 2015년 나는 정신의학의 유해성을 자세히 설명하는 책을 한 권 출간했다.[9] 그러자 이번에는 환자와 환자 권익 단체로부터, 그리고 일부 정신의학자로부터도, 위협 대신 성원과 지지가 쏟아졌다. 환자들이 나를 올해의 덴마크인 후보로 추천해 급기야 10위 안에 들었으며, 덴마크 언어성환청환자연합의 '수호자'로 선정되기도 했다. 또 내가 정신의학에서 이루고자 하는 바를 다룬 다큐멘터리 영화가 「정신의학을 진단한다」라는 제목으로 제작되었다.[35]

사람들 사이에서 나에 대한 평판이 첨예하게 갈리는 게 분명하다.

기자들은 종종 내게 적이 많이 생기지 않느냐는 질문을 한다. 사실이다. 그렇지만 내 아군 쪽도 보길 바란다. 최고의 아군이다.

임상진료지침은 '긍정의 기운'이 충만한 탓에, 권장하는 중재의 유해성에 대한 우려가 거의 없다. 의사, 그리고 각종 '박애주의자'들은 무언가가 효과가 없을 때, 그 사실을 쉽사리 받아들이지 못한다. 환자에게든 건강한 시민에게든, 제안할 게 아무것도 없을 때는 더하다. 가끔은 자신들이 불필요하다는 것, 치료를 하면 오히려 해만 된다는 것을 인정하고 싶지 않은 것이다. 하지만 자연스럽게 치유되도록 내버려두는 게 최선일 때도 있다.

고대 시각예술 분야에서 비슷한 현상이 있었다. 라틴어로 *horror vacui*, 그리스어로 *kenophobia*라고 하는데, 빈 공간, 즉 공백에 대한 공포라는 뜻이다. 이 때문에 어떤 공간이나 미술 작품의 표면을 세부묘사로 빈틈없이 뒤덮었다. 오늘날 공백에 대한 공포는 환자를 약으로 채우는 것으로 나타나는데, 가장 심한 분야가 정신의학이다.[9] 나는 정신의학에 대해 아무런 개인적 원한이 없으며, 정신의학적 문제를 겪거나 치료를 받은 경험이 없다는 사실을 밝혀둔다.

의사의 태도가 환자의 생명을 좌우한다

감염 질환을 다룰 때 정말 어려운 점은, 걱정해야 할 때를 아는 것이다. 예를 들어, 의사와 상담을 했는데, 자신의 걱정과 달리 의사가 심각한 감염이 아니라고 하는 경우가 특히 그렇다. 이때 목숨이 걸린 사람은 의사가 아니라 자신이라는 점을 강조하고 싶다. 이 문제를 가장 잘 보여주는 예는 수막염과 수막구균패혈증(meningococcal sepsis)이다.

수막염은 몇 가지 세균에 의해 발생하는데, 바이러스나 아메바 같은 다른 종류의 미생물이 원인일 때도 있다. 가장 무서운 형태는 수막구균(*Neisseria meningitidis*, 수막알균)에 의한 것이다. 이 균은 생명을 위협하는 패혈증을 일으킬 수 있다.

수막염이 사망 또는 영구적 장애의 원인이 되는 경우는 드물다. 하지만 사소한 감염이 불러오는 비극적인 결과를 피하지 못해 아이들이 목숨을 잃는 경우가 있다. 가슴 아픈 일이다.

수막염은 종종 다른 것으로 오인된다. 이런 상황에서 의사는 똑똑한 학자 노릇을 삼가고, 대신에 아주 작은 의심이라도 환자에게 유리한 방향으로 해석해야 한다.

나도 그런 상황을 겪은 적이 있다. 수막염이 의심됐지만 원인은 명확하지 않았다. 환자는 4세쯤 되는 남자아이로, 세균성 또는 바이러스성 수막염으로 의심되어 감염내과 병동에 입원한 상태였다. 이런 경우 항상 요추 천자를 해서 뇌척수액 내의 세포, 단백질, 포도당 성분을 분석한다. 세균성 수막염은 백혈구 유입과, 세포에 영양을 공급하는 포도당 농도의 감소를 나타낸다. 그러나 이 방식으로 세균성 수막염과 바이러스성 수막염을 구분하는 것이 그리 간단하지 않다. 특히 초기 단계에서는 백혈구 감별계산(differential count) 결과가 전형적이지 않을 수 있어 더욱 어렵다.

주치의는 상태가 어떻게 진행되는지 지켜보기로 했다. 바이러스성 수막염일 가능성이 높다고 여겼던 것이다. 나는 상황을 매우 다르게 보았다. 당시 나는 자녀가 없었지만, 저 귀여운 꼬마가 내 아이라면 즉시 고용량 페니실린을 정맥주사로 투여했을 거라고 생각했다. 내가 보기엔 기다릴 이유가 없었다. 이미 세균 배양을 위해 혈액을 채취했고, 요추 천자도 했으니까.

당시 나는 신참 의사로, 의사 면허를 취득한 지 2년도 안 되었을 때였다. 병원의 체계는 극도로 계급적이어서, 신참 의사가 경험 많은 의사와 논쟁을 벌이기가 어려웠다. 대화 내용은 기억나지 않지만, 나는 치료를 연기하는 것에 대한 내 우려를 표현하긴 했다. 그러나 신참 말단 의사는 자신의 견해를 끈질기게 내세우기보다는 윗사람의 말을 받아들여야 하기 마련이다.

주치의가 지나치게 학자적인 태도를 취한 결과는 비극이었다. 수막구균수막염(수막알균수막염)이라는 것을 더 이상 의심할 수 없을 즈음에는 이미 늦어 버렸다. 아이는 목숨을 잃었다. 이런 종류의 경험은 절대로 잊히지 않는다. 나는 지금도 내가 선배 의사에게 더 큰 목소리를 내지 못한 것을 두고 자신을 책망한다. 그랬더라도 그가 마음을 돌렸을 가능성은 매우 낮았겠지만.

이런 일도 있었다. 이 환자도 어린 소년이었는데, 내가 병실에 있을 때 갑자기 호흡이 멈췄다. 병실마다 '루벤 풍선(Ruben's balloon)'이라는 호흡 보조 장치가 있었지만, 나는 본능적으로 구강 대 비강(mouth-to-nose) 인공호흡법으로 아이에게 숨을 불어넣었다. 아이의 호흡이 멈춘 이유를 알지 못했는데, 나중에 보니 수막염 환자로 밝혀졌다. 아이는 합병증 없이 회복했지만, 나는 예방 차원에서 항생제 치료를 받아야 했다.

결코 잊지 못할 세 번째 사건이 있다. 그때 나는 감염내과에서 고참 의사였다. 응급의학과에서 전화가 왔을 때, 나는 급격히 상태가 나빠진 환자들 때문에 몹시 바빴다. 응급실은 너무 멀어서 내 환자들을 방치하고 갈 수가 없었다. 하지만 응급실 환자를 눈으로 보지 않고도 수막구균으로 인한 패혈증일 가능성이 높다는 결론을 내릴 수 있었다. 환자는 의식이 명료했고, 컨디션도 좋았지만, 피부에 출혈이 약간 있었다. 나는 전화를 건 수련의에게 즉시 페니실린 500만 유닛을 정맥 투여해야 한다고 말했다. 나는 명확한 용어를 사용하여 지시했으며, 이유도 설명했다.

두 시간 정도 지나 내가 담당한 환자들을 안정시킨 후에 응급실 환자를 보러 갔다.

너무나 충격적인 상황이 나를 기다리고 있었다. 삼십대 남성 환자가 활짝 웃으며 나를 맞았다. 환자는 출혈이 해결되면 집에 돌아갈 수 있으리라 믿고 있었다. 하지만 그의 피부에 커다란 융합성 출혈이 일어난 것과, 나의 분명한 지시에도 불구하고 수련의가 페니실린 투여를 시작하지 않은 것을 보고 나는 심장이 덜컥 내려앉았다. 자신이 곧 죽는다는 사실을 모르는 유쾌한 젊은이가 내 앞에 있었던 것이다.

한 사례에서는 병원의 계급 체계가 존중되고 다른 사례에서는 존중되지 않았지만 똑같이 비극적인 결과를 초래했다. 수막구균 감염은 극도의 위급 상황으로, 환자가 죽느냐 사느냐가 몇 분 차이로 달라질 수 있다.

최근 덴마크에서 16~18세 소년 3명이 수막염으로 사망했다. 언론은 크게 주목하며, 어째서 이들의 죽음을 막지 못했는지 물었다. 공공단체인 환자보상위원회에서 세 사람 모두 적절한 치료가 있었다면 생존했을 것이란 결론을 내렸다.[36] 하나의 사례를 여기에 소개한다.[37]

트리네 보스고르는 한밤중에 열이 난 16세 아들 마티아스가 토하는 바람에 잠에서 깼다. 마티아스는 자기 손을 보고는 말했다.

"엄마, 이것 좀 보세요."

붉은 반점이 있었다. 걱정이 된 트리네는 구글에서 붉은 반점이 무엇을 의미하는지 찾아봤다. 수막염 증상이라는 걸 금방 알아낼 수 있었다. 트리네는 겁이 났다. 검붉은 반점을 보고 트리네는 이른바 코펜하겐 긴급전화를 사용했지만 대기자 수가 35명이었다. 그래도 긴급전화로 응급구조 요청을 해서 아들이 수막염인 것 같다고 말하자 구급차가 왔다. 구급대원의 기록은 다음과 같다.

"청소년 환자. 체온 38.5도 이상, 상태가 안 좋음. 눌러서 사라지지 않는 오톨도톨한 발진이 있음."

구급차를 타고 온 의사가 마티아스를 진찰했다. 몸에 발진이 있었음에도 의사는 수막염 진단을 내리지 않았다. 물론 페니실린 투여도 하지 않았다. 구급차는 마티아스를 덴마크의 주요 대학병원인 헤를레우병원의 소아청소년과로 데려갔다. 그 사이 발진이 더 많아졌다. 마티아스는 검진을 받고, 채혈도 했다. 하지만 검사 결과가 나오기도 전에 병원 의사가 수막염일 가능성을 일축했다. 대신 그 의사는 덜 심각한 질환인

쇤라인에녹(Schönlein-Henoch)자반증이라고 믿었는데, 이는 저절로 사라지는 특징이 있다. 마티아스는 이 질환에 대해서만 검사를 받고, 수막염 검사는 받지 못했다.

마티아스는 병원에서 30분간 머문 후 집으로 돌려보내졌다. 트리네는 아들이 수막염이 아니어서 기뻤다. 의사의 진단을 믿은 것이다. 모자는 며칠 후에 갈 스키 여행에 대해 이야기를 나눴다. 트리네는 여행을 갈 수 있을 거라며 마티아스를 안심시켰다. 병원에서 전화가 걸려왔다.

"세균 수치가 높은 항목이 있습니다."

응급 상황은 아니지만 아들과 함께 병원으로 오라고 했다. 그 사이 마티아스는 상태가 악화되고 있었다. 옷 입는 걸 도와주어야 했고, 또다시 토했다. 다리에 발진이 더 늘어났고, 어지럼증과 두통, 관절통을 호소했다. 그리고 이마가 부풀어올랐다. 그러나 의사는 여전히 수막염이나 패혈증은 아니라고 믿었다.

마티아스의 상태가 점점 악화되는 동안, 트리네는 왜 아들에게 항생제가 투여되지 않는지 이상하게 여겼다. 그러다가 트리네는 아들에게 약을 주라고 소리를 질렀다. 트리네는 왜 의사들이 위험을 예방하는 차원에서 페니실린을 투여하지 않는지 이해할 수 없었다.

마티아스의 아버지가 병원에 도착했다. 마티아스는 아버지에게 인사를 건넸다. 그게 마티아스가 아버지에게 한 마지막 말이 되었다. 얼마 지나지 않아 마티아스는 심한 통증을 느꼈고, 얼굴 왼쪽이 마비됐으며, 의식이 점점 혼미해졌다.

트리네가 처음 전화를 건 시점으로부터 5시간 만에, 마티아스에게 마침내 항생제가 투여됐다. 몇 시간 후 마티아스는 뇌사 상태가 되었다. 언론의 큰 주목에도 불구하고, 마티아스 이후로 두 명의 소년이 더 목숨을 잃었다. 1년 사이에 벌어진 일이다.

환자안전위원회는 마티아스가 소아청소년과에 도착했을 때 수막염에 해당하는 증상이 있었고, 의료진은 검사 결과가 나오기 전에 항생제 치료를 시작했어야 옳다는 당연한 결정을 내렸다. 이런 일이 일어날 수 있다는 게 믿기지 않는다. 페니실린을 제때 투여했으면 마티아스는 목숨을 잃지 않았을 것이다.

더 믿을 수 없는 건, 그토록 많은 비판을 받고도 소아청소년과에서 수막염 확진 기본 절차를 개선하기 위한 노력을 제대로 하지 않았다는 사실이다. 게다가 이 사례에 대한 병원의 보고서에는 몇 군데 오류가 있었다. 병원 측도 이를 시인했다. 유감스럽게도 이 모든 일은 너무나 전형적이다. 시스템이 스스로를 보호하는 것이다. 언제나 이게 우선이다. 환자 중심이라는 말을 아무리 많이 한들 마찬가지다.

나는 이 사례에서 일어난 과오에 대해 어떤 변명거리도 찾지 못하겠다. 마티아스는 수막구균으로 인한 패혈증의 전형적인 증상을 보였다. 모든 의사들은 이런 증상을 간과하거나 묵살하지 않는 것이 얼마나 중요한지를 배운다. 거기에 더하여, 마티아스의 어머니가 내내 수막염이 의심된다고 말했다. 모든 의사들이 좋은 의사는 아니라 하더라도, 이 어머니의 우려를 일축한 것은 믿을 수 없을 만큼 오만한 행동이다. 그럴 만한 합당한 이유도 없었다.

의사들은 많은 연구를 한다. 퍼브메드에 색인 정보가 등록된 발표 논문이 2016년 한 해에만 100만 편이 넘는다. 그러나 이 엄청난 생산성이 환자 진료의 개선으로 전환되지 않는다. 한 해 동안 발표되는 논문 중에서 환자를 진단하고 치료하는 방식에 중요한 의미를 갖는 것은 많지 않다. 그중 한 논문을 소개한다.

2006년에 나온 논문인데, 저자들은 환자가 수막구균 관련 질환으로 입원하기 전에 발생하는 증상에 대한 체계적 고찰이 기존에 없었다고 지적했다.[38] 저자들은 수막구균 관련 질환을 앓은 16세 이하 아동 448명의 사례(103명의 치명적 사례 포함)에서 부모들이 작성한 설문지와 1차 진료 기관의 기록을 통해 입원 전의 질환 진행 과정에 대한 데이터를 수집했다. 그 결과, 수막구균 관련 질환의 전형적인 임상 특징은 병의 후기에 나타난다는 사실을 발견했다. 대부분의 환자가 초기 4~6시간 동안에는 비특이성 증상만 보였는데, 24시간이 경과하자 생명이 위태로워졌다. 첫 진찰 후에 바로 입원한 아동은 절반에 그쳤다.

전형적 특징인 출혈성 발진, 수막증(목 뻣뻣함, 밝은 빛을 참지 못함, 두통), 의식 장애는 후기에 나타났다(증상 발현 시점 중앙값: 13~22시간). 반면, 72퍼센트의 아동에서 패혈증 초기 증상(다리 통증, 손발 차가움, 비정상적 피부색 변화)이 처음 나타난 시점은 중앙값 8시간으로, 입원 시점 중앙값 19시간보다 훨씬 앞섰다.

그러므로 주목해야 할 것은 바로 이것이다.

"다리 통증, 손발 차가움, 비정상적 피부색 변화는 패혈증 징후이다."

만약 수막구균 관련 질환이 의심되는데 의사가 페니실린을 투여할 생각이 없다면, 소리를 지르는 건 별로 도움이 안 된다. 무슨 일이 생기면 병원 원무과나 국립보건원에 알리겠다고 하는 건 도움이 될 수 있다. 잘 아는 기자가 있다고 이야기하는 것도 괜찮은 방법이다. 휴대폰을 꺼내서, 녹음할 수 있게 지금 한 말을 반복해 달라고 해도 효과가 있을 것이다.

의학 교육이 바뀌어야 한다. 간과할 경우에는 대개 치명적이지만 간과하지 않으면 치료가 가능한, 상대적으로 몇 개 되지도 않는 이런 질병을 어느 의사도 절대로 놓치지 않도록 증례와 실제 환자 치료를 통해 계속 반복해서 교육해야 한다.

연구 이야기로 돌아와서, 수막구균 관련 질환을 진단하는 데 어떤 증상이 중요한지 연구하기까지 왜 이렇게 오래 걸렸을까? 그전에는 하나의 증상이 지나치게 강조되었다. 목 뻣뻣함(경부 강직)이 그것이다. 많은 의사들이 이 증상이 보이지 않는다는 이유로 수막염 가능성을 일축하여, 피할 수도 있었던 많은 죽음을 수수방관했다.

오랫동안 의학 연구를 해 오면서 나는 가장 중요한 연구 프로젝트가, 즉 환자에게 가장 유의미한 연구가 연구비를 지원 받지 못하는 일관된 현상을 목격했다. 지원금을 신청한 연구가 아주 복잡하고 첨단 기술을 요하는 것이어서 아무도 제대로 이해하지 못하는 경우라면 지원금을 받기가 훨씬 수월하다.

불필요한 검사는 과잉의료를 야기한다

건강한 사람들을 대상으로 하는 정기 또는 부정기 건강검진, 즉 질병 선별검사(screening)는 매우 설득력이 있어 보인다. 마땅히 해야 하는 일처럼 보인다.

"예방이 치료보다 중요합니다."

"조기에 발견하세요."

"유방촬영술 검사를 받은 적이 없다면, 유방 외에 다른 부분도 검사를 받아 봐야 합니다."

미국암학회(ACS)의 광고 문구들이다.[1] '어머니의 날'에 유방암 선별검사를 선물하라는 제안도 있었다. 미국암학회는 35~50세 여성의 80퍼센트가 고위험군이며 기본 유방 촬영이 필요하다고 주장했다. 이에 어느 유행병학자는 절반 이상이 고위험군이라는 주장은 수학적으로 맞지 않는다고 꼬집었다.[2]

이런 선전은 만연해 있으며, 모두가 떠들어댄다. 국가 보건 기관, 의사, 민간 의료업자, 제약회사, 환자 권익 단체, 임상진료지침, 언론, 친구들까지. 버스 옆면에도 선별검사 선전이 붙어 있다.

엄청난 압박이다. 그러나 대부분의 질병에 대해, 선별검사를 받는 건 대체로 좋은 생각이 아니다. 이를 지적하는 건 결코 유쾌한 일이 아니다. 내가 받은 개인적 공격 중 최악은 선별검사 신봉자들로부터 받은 것이다. 선별검사를 받는 게 대체로 좋지 않다는 것을 있는 그대로의 사실을 통해 사람들에게 충분히 납득시킬 수 있을 것 같지만, 신봉자들에게는 그 사실을 우회하는 길이 있다. 과학적 부정행위가 바로 그것이다. 다른 사람들과 마찬가지로 연구자도 감정, 직업적 포부, 강력한 믿음, 돈과 명성이 사실과 논리보다 앞서는 경우가 많다. 또한 자신의 연구에서 많은 사람들이 바라는 대로 선별검사가 생명을 구할뿐더러 걱정할 만한 부작용이 없다는 결과를 내놓으면, 선별검사 연구 지원금을 받기가 훨씬 수월하다.

나는 유방촬영술 검사를 깊이 연구한 후, 기존 연구 대부분에 심각한 오류가 있으며, 대체로 고의로 그렇게 해서 정치적으로 의도한 결과를 얻으려 했다는 점을 지적하는 책을 냈다.[2] 일반적인 암 선별검사를 다룬 좋은 책을 읽고 싶다면, 『암 검사, 받아야 하는가? 아마도 그렇지 않은 이유(*Should I Be Tested for Cancer?: Maybe Not and Here's Why*)』를 추천한다.[3] 미국 의사가 쓴 책이라는 점이 흥미롭다. 미국은 선별검사를 가장 많이 실시하는 나라 중 하나이기 때문이다. 미국 의사들은 이렇게 묻는다.

"매년 건강검진을 받으십니까?"

나는 이렇게 대답할 것이다.

“아니오. 한 번도 안 받았고, 앞으로도 절대 받지 않을 겁니다. 효과가 없다는 걸 내가 입증했거든요.”

선별검사의 목적은 증상이 나타나기 전에 건강한 사람들에게서 질병이나 위험 요인을 찾아서 치료하는 것이다. 명료한 것처럼 보이지만, 근거를 찾아보면 선별검사가 그토록 인기 있다는 게 이상하게 느껴질 것이다.

철학적인 질문을 해 보면 이렇다.

“선별검사로 정말 질병을 찾아낼 수 있는가?”

정말로 그렇지는 않다. 피검자는 건강했으며, 여전히 건강하다. 예를 들어, 선별검사 결과 전립샘에서 암이 발견되었다 해도 피검자는 여전히 건강하다. 나이든 남성 대부분이 전립샘에 암이 있다는 것이 생검 연구를 통해 알려져 있다. 유병률은 대략 나이와 같아서, 60세 남성의 60퍼센트가 전립샘암이 있다.[3] 하지만 그로 인해 사망하는 경우는 3퍼센트에 불과하다. 그래서 대부분의 남성은 전립샘암을 가진 채 죽는 것이지, 전립샘암 때문에 죽는 게 아니라고 하는 것이다.

모든 선별검사의 기본 위해는 과잉진단이다. 예를 들면 제자리암종(carcinoma in situ, 전이성이 없는 상피내암) 같은 암 전구 병변이나, 선별검사를 실시하지 않았다면 평생 발견되지 않았을 암 따위를 찾아내 진단을 내리는 것이다. 선별검사에서 암 진단을 받은 사람들 중 일부는 암이 임상적으로 인지되기 전에 다른 주요 원인으로 사망할 것이다. 그런 사람들에게 선별검사는 유해하다. 선별검사는 또한 의학적 중재(치료)로

이어지는데, 그중에는 치명적인 것도 있다.

한국에서는 왜 갑상샘암이 폭증했는가?

생검 연구에 따르면, 일정 연령을 초과한 거의 모든 사람의 갑상샘에 암이 있다. 그렇지만 갑상샘암으로 사망하는 경우는 극히 드물다.[2,3] 미국에서 갑상샘암으로 사망하는 비율은 0.08퍼센트에 불과하지만, 라이트오브라이프재단(Light of Life Foundation)같이 참견하길 좋아하는 자들은 그러거나 말거나 "목 검사를 받으세요(Check Your Neck)"라는 슬로건을 내걸고 미국인들에게 갑상샘암 선별검사를 권고한다. 이 재단의 홈페이지에는 갑상샘암 치료를 받은 록스타 로드 스튜어트(Rod Stewart)의 음성 파일이 있다. 로드 스튜어트는 갑상샘암이 사람이 걸리는 모든 암 가운데 가장 빨리 증가하고 있으며, 누구나 어느 때나 걸릴 수 있는데, 다행히 조기 발견으로 자신의 목소리와 생명을 지켰다면서, 갑상샘암이 있는지 의사에게 목 검사를 요청해야 한다고 말한다. 로드 스튜어트의 선전 아래에는 예쁘기는 하지만 왜 있는지 알 수 없는 신디 크로퍼드와 브룩 실즈의 흑백 사진이 있다.

이 웹사이트에서는 갑상샘암이 "누구에게나 생길 수 있다."고 설명하는데, 이 말이 재미있는 게, 갑상샘암은 실제로 모두에게 생기기 때문이다. 당연히 이 재단은 기부금을 받으며, 후원 단체 및 협력 단체 명단에는 에자이(Eisai), 바이엘(Bayer), 베라사이트(Veracyte), 사노피(Sanofi), 샤이어(Shire), 인터페이스다이아그노스틱스(Interpace Diagnostics) 같은 회사가 포함되어 있다.

이 사이트는 질병 인식 개선 캠페인의 전형을 보여준다. 미국에서는 거의 모든 신체 부위에 대해 이익 단체나 정치인 또는 운동선수가 공공 인식 개선 캠페인을 하며 슬로건을 걸고 선별검사를 홍보한다.[4] 라이트오브라이프재단은 유명인의 홍보 발언과 위협적인 정보를 내세우면서, 선별검사의 위해가 무엇인지, 선별검사가 정말로 생명을 구하는지에 대해서는 아무런 언급이 없다. 웹사이트에는 그 어떤 수치 정보도 없고, 어떤 근거도 참고문헌으로 나와 있지 않다. 만약 있다면, 갑상샘암 선별검사를 받는 게 좋지 않다는 사실을 쉽게 알 수 있을 것이다.

한국에서는 국립암센터와 다수의 대학병원에서 건강한 사람들을 대상으로 초음파를 통한 갑상샘암 검사를 권고했다.[5] 그 결과 가짜 질환의 대유행이 생겨났다. 갑상샘암 발병률이 매년 약 25퍼센트씩 증가하여 한국에서 가장 흔한 유형의 암이 되었다. 연간 신규 발병 사례가 영국의 15배에 달했다. 그러나 사망률은 지난 30년 동안 거의 일정한 수준을 유지했다. 그러므로 이러한 암의 대유행은 인재이다. 전체 인구에 큰 위해를 가했을 것이 분명하다. 갑상샘암 진단을 받은 모집단의 90퍼센트 이상이 외과적 수술로 갑상샘을 제거했다. 로드 스튜어트의 선전을 생각할 때 모순적인 것이, 갑상샘 절제 수술의 유해한 부작용 중 하나가 원래의 목소리를 잃는 것이다! 그 밖에도 많은 수술 부작용이 있으며, 구글에서 쉽게 검색할 수 있다.

충분히 검사하기만 하면 암이 우리 모두에게서 꽤 젊은 시절부터 발견된다는 사실을 사람들은 잘 모르고 있다. 그러나 우리 몸에 있는 대부분의 암은 완전히 무해하다. 자연히 사라지거나, 아주 천천히 자라서 우리가 다른 원인으로 죽을 때까지 아무런 증상을 일으키지 않는다.[2,3]

드물게 예외가 있긴 하지만, 현시점에서 선별검사는 양성 결과가 나온 사람들에게 위해를 가할 뿐이다. 양성 결과가 나온 사람들은 심리적으로 더 이상 건강하지 않다. 진단은 사람에게 부정적인 영향을 주기 때문이다.

이런 면에서 선별검사는 약과 비슷하다. 이 둘에 대해 우리가 아는 첫 번째 사실은 우리에게 해를 끼칠 수 있다는 것이다. 그러므로 우리는 선별검사나 약 복용이 평균적으로 위해보다 이점이 클 때에만 받아들여야 한다. 또 이를 입증해 주는 신뢰할 만한 무작위 배정 임상시험의 시행을 요구해야 한다. 위해보다 이점이 큰 경우는 매우 드물다. 유방암 선별검사도 마찬가지다.

유방암 선별검사는 폐지되어야 한다

유방촬영술(mammography) 검사(유방암 엑스레이 선별검사)는 굉장히 논란이 많은 사안이다. 구글에서 유방촬영술 검사를 영어로 검색해 보면 검사를 받는 게 좋겠다고 생각하게 된다. 선전선동이 얼마나 효과적인지 보여주는 증거다. 내가 검색한 결과에서는 첫 페이지에 12건이 나타났다. 1건은 "당신이 알아야 할 사실"이란 제목이 붙어 있다. 미국 국립암연구소(NCI)의 2건은 사실상 같은 내용이고, 방사선학 사이트 2건, 미국암학회 2건, 웹MD(webmd.com) 1건, 영국암연구소(CRUK) 1건, 영국 국민보건서비스(NHS, 세금으로 운영되는 공중보건 의료 체계) 1건, 세계보건기구 1건이다.

12번째는 북유럽코크란센터 부원장이 2013년 의학 박사 학위를 받을 때 쓴 논문의 초록으로, 자신의 연구 5건을 요약한 것이다.[6] 학위논문 전체를 무료로 볼 수 있지만, 초록만 봐도 많은 것을 알 수 있다.

"유방촬영술을 이용하는 유방암 선별검사를 주장하는 이유는 기만적이고 단순하다. '조기에 발견해서 사망률과 유방절제술(mastectomy)을 줄이는 것'… 유방암 선별검사는 종양의 성장 주기를 고려할 때 진단의 시기를 약간만 앞당길 뿐이다.… 유방암 선별검사는, 아주 느리게 성장하거나 아예 성장하지 않아서 발견되지 않았을 유방암을 발견하고 치료하게 만든다. 선별검사가 아니었다면 이런 유방암은 환자의 일생 동안 발견되지 않을 것이다. 그러므로 선별검사는 여성을 불필요하게 암 환자로 만들어, 평생에 걸쳐 신체적, 심리적 피해를 입게 한다. 따라서 유방암 선별검사의 정당성에 대한 논쟁은 검사가 유방암 사망률을 낮추는가 하는 단순한 문제가 아니다. 이 학위 논문은 유방촬영술 검사의 일차적 이점과 위해를 수량화한다. 덴마크에는 선별검사를 받지 않은 '대조군'이 존재한다. 덴마크 내 2개 지역에서만 장기간에 걸쳐 선별검사를 실시했기 때문이다. 세계적으로 드문 독특한 경우이다. 이를 이용해서 유방암 사망률, 과잉진단, 유방절제술에 대한 연구가 이뤄졌다. 또한 덴마크 외 5개 국가의 과잉진단에 대한 체계적 고찰을 통해, 검사에서 발견된 유방암의 절반 정도가 과잉진단이라는 사실을 입증할 수 있었다. 오늘날의 조건에서 유방암 사망률에 대한 선별검사의 효과는 의심스러우며, 과잉진단은 유방절제술 증가를 야기한다.… 여성들에게 검사 안내서로 제공되는 정보와 온라인 정보는 이점을 과장하고, 검사를 직접적으로 권장하며, 유해성은 축소 또는 배제한다. 물론 동의서에는 고지에 근거한 선택을 목표로 한다고 명시돼 있다. 이는 자율성 대 간섭주의, 이점 대 위해를 비교하는 것의 어려움에 대한 윤리적 논의를 제기한다. 결국에는 보건경제학적 논의뿐만 아니라 재정적, 정치적, 직업적 이익상충에 대한 논의까지 제기한다."

다른 11건은 어떨까? "당신이 알아야 할 사실" 같은 제목의 웹사이트는 대체로 신뢰성이 떨어지지만, 이 경우는 달랐다.

"2011년 11월, 캐나다질병예방특별위원회(CTFPHC)는 업데이트된 유방암 선별검사 지침을 발표했다. 그러자 유방촬영술의 장단점에 대한 맹렬한 논쟁이 불붙었다. 의사, 유방암 환자 권익 단체, 유방암 생존자의 의견이 양분되었다. 우리 단체 '유방암 다시 생각하기(Rethink Breast Cancer)'는 캐나다질병예방특별위원회 지침에 동의하면서, '검사를 받아야 하는가?'라는 질문을 둘러싼 혼란을 정리하는 데 이바지하고자 한다."

예상보다 훨씬 괜찮은 내용이다. 데이터는 없지만, 지침의 권고가 인용되어 있다.

"40~49세 여성: 이 연령대는 더 이상 검사를 권고하지 않습니다. 근거를 검토한 결과, 이 연령대에서 위험군 여성에 대한 유방암 선별검사는 사망률 이점이 없었습니다. 50~69세 여성: 2년 내지 3년마다 정기적으로 유방촬영술 검사를 받으십시오. 70세 이상: 위험 요인과 유방 촬영 주기에 대해 의사와 상의하십시오."

북미 사람들은 "의사와 상의하십시오."라는 말을 정말 좋아한다. '아니오.'라는 간단명료하고 정확한 답은 하지 않고 의사에게 책임을 전가하는 것이다. 이 지침이 《캐나다의학협회저널(*Canadian Medical Association Journal*)》에 발표되기 직전, 편집자가 내게 사설을 쓸 생각이 있는지 물었다. 나는 제안을 수락해 "유방암 선별검사, 범춰야 할 때가 아닐까?"란 제목의 사설을 썼다.[7] 나는 이 지침이 내가 이전에 본 어떤 권고보다 균형 있고, 근거에 부합한다고 생각하지만, 연령대에 상관없이 전체가 다 검사를 피하는 편이 최선일 거라고 제안하면서 그 이유를 설명했다. 4년 후에는 좌고우면하지 않고 「유방촬영술 검사는 유해하므로 폐지해야 한다」라는 종설을 발표했다.[8]

미국 국립암연구소 홈페이지는 헤드라인에서부터 과오를 범하고 있다.

"유방촬영술 검사의 이점과 잠재적 위해는 무엇인가?"

뭐가 잘못됐는지 알겠는가?

굉장히 큰 오류인데, 이런 게 사방에 널려 있다. 이점과 잠재적 위해가 아니라 잠재적 이점과 위해라고 하는 게 정확하다. 위해성이 없는 선별검사는 없기 때문에, 잠재적 위해라고 하는 건 옳지 않다. 반면, 이점에 대해 이야기할 때는 잠재적 이점이라고 하는 것이 맞다. 이점은, 예를 들면 특정 유형의 암에 대한 사망률 감소 같은 것인데, 실현되지 않을 수도 있기 때문이다. 헤드라인을 제외하면 안에 들어 있는 정보가 상당히 괜찮은 편이지만, 수치 정보가 없다. 근거에 입각한 결정을 내리자면 수치 정보가 필요하다.

호주의 《인사이드방사선학(*InsideRadiology*)》에서는 유방암 선별검사를 받아야 할지 말지를 따지지 않고 당연히 받아야 하는 것으로 다룬다.

"의사가 유방암 선별검사를 추천하는 이유는?"

진단검사를 제안해 먹고 사는 의사들이라면 대체로 그렇듯, 제공하는 수치 정보에 오류가 있다. 먼저, 영국에서 실시한 독립적인 유방암 선별검사에 대한 고찰을 인용하는데, 이 연구에서는 유방암 사망을 예방하는 여성보다 과잉진단을 받는 여성이 3배나 많다는 결과가 나왔다.[9] 그런데 그 뒤에 이렇게 덧붙어 있다.

"유방암 선별검사에 따른 과잉진단 1건당 2~2.5명이 검사로 목숨을 구한다는 추정치도 있다."

이 웹사이트는 이 추정치를 제공한 사람들이 독립적이지 않을뿐더러, 유방암 선별검사와 연관된 커다란 이익상충이 있다는 사실을 말하지 않는다.[10] 또 이 추정치가 매우 신뢰성이 떨어진다는 것 역시 말하지 않는데, 우리 연구팀이 이미 입증한 사실이다.[11] 저자들이 제시한 이점 대 위해 비율(benefit-to-harm ratio)은 우리가 무작위 배정 임상시험을 대상으로 실시한 코크란 체계적 고찰에서 나온 추정치보다 20~25배 높았다.[12] 우리의 코크란 체계적 고찰은 이제껏 실시된 선별검사 임상시험에 대한 고찰 가운데 가장 철저한 것으로, 수많은 동료평가(peer review)가 이뤄졌다. 동료평가는 2001년 체계적 고찰을 발표한 후에도 계속됐고, 유방촬영술 검사를 찬성하는 이들에 의해서도 이루어졌다.

이점 대 위해 비율을 무려 20~25배나 잘못 도출한 논문은 끔찍할 정도로 엉망이다. 대다수의 연구자들이 상상할 수 있는 수준을 한참 넘어선다. 데이터는 체리피킹으로 취사선택되었으며, 일부 수치는 공식 데이터와 완전히 다른 명백한 허위이다. 저자들의 진술은 자기 모순적이고, 각주에 설명된 방법은 불분명하다. 그래프는 보는 이를 심각하게 오도하는 동시에 전혀 다른 해석이 나올 수 있는 중요한 데이터를 숨기고 있으며, 존재하지 않는 경향성에 대한 조정이 이루어졌다. 이에 더하여 이익상충이 전혀 공표되지 않았는데, 저자 중에는 1980년 미국 애리조나에 유방촬영술 교육 센터를 설립한 사람도 있다. 이 업체는 1999년 스웨덴에서 500만 크로나(약 7억 원)의 수입을 신고했는데, 이는 북유럽 기준에 따르면 이례적으로 큰 액수이다. 이 논문[10]은 연구 조작의 명품이라 할 만하다.[11] 의학 연구 문헌 중에 이만큼 형편없는 건 아직까지 못 봤다. 이 논문은, 당연하게도, 선별검사 신봉자들이 선호하는 학술지인 《선별검사 저널(*Journal of Medical Screening*)》에 발표되었다. 선별검사에 관심이 있더라도 《선별검사 저널》에 실린 건 절대로 읽지 말기 바란다.

다른 방사선학 관련 웹사이트로 북미방사선학회(RSNA)의 홈페이지가 있다. 여기서는 유방암 선별검사의 이점과 위험을 말한다. 역시나 잘못됐다. '위험'은 어떤 일이 일어날 수도 있지만 꼭 일어나는 건 아니라는 의미이다. 그러나 선별검사는 언제나 '위해'를 야기한다. 단순한 위험을 넘어선다. 그나마 위험으로 제시된 것도 촬영에 따른 방사선 노출과 위양성(false positive) 결과뿐이다. 이 정보가 2017년의 것임에도 가장 중요한 위해, 즉 과잉진단과 과잉치료에 대한 이야기는 없다. 건강한 여성들을 대상으로 한 불필요한 치료 때문에 일부 여성이 사망하기도 했다. 이 웹사이트의 제목은 "환자를 위한 방사선학 정보(RadiologyInfo.org For Patients)"이다. 덴마크에서는 추천하는 중재의 가장 심각한 위해를 빼고 환자에게 정보를 제공하면 위법이다. 게다가 선별검사를 받는 여성들은 환자가 아니라 건강하고 평범한 시민이다.

미국암학회는 언제나 암 선별검사를 매우 공격적으로 홍보하면서 중요한 정보를 제공하지 않는다.[2] 이 협회에 따르면 40~44세의 여성은 원한다면 유방촬영술을 이용하는 유방암 선별검사를 매년 받아도 되고, 45~54세는 매년 검사를 받아야 하며, 55세 이상은 2년에 1회로 검사 주기를 바꾸거나 1년에 1회로 유지할 수 있다. 협회의 주장에 따르면, 여성들은 건강한 동안 내내 그리고 남은 기대여명이 10년이 될 때까지 계속 선별검사를 받아야 하고, 일부 여성들은 엑스레이 검사에 더해 MRI 검사도 받아야 한다.

"당신의 유방암 발병 위험과 당신을 위한 최적의 검사 계획에 대해 의료인과 상의하십시오."

더 많은 돈을 벌기 위해 여성들을 오도하는 조언을 할 의사와 상의하라는 말이다.

미국암학회의 다른 웹사이트에는 "유방촬영술 '기본' 정보"라는 페이지가 있다. 여기서도 "당신에게 유방 촬영이 필요한 이유는…"이라고 시작하면서 유방암 선별검사를 당연시한다. 의사와 상의하라는 말은 없다. 유방촬영술 검사가 안전하다고 하는데, 검사의 이점과 위해에 대한 정보는 찾을 수 없다. '기본'도 안 되어 있다.

2015년 웹MD는 주요 의학 단체에서 나온 임상진료지침들이 상충하여 문제를 더욱 어지럽게 만들었다는 점에 주목하면서, 이 문제를 함께 논의할 주요 전문가는 바로 의사라고 말했다. 말이 안 되는 이야기다. 전문가 단체 간에 이견이 클 때는 의사마다 상당히 다른 다양한 의견을 제시할 가능성이 높다. "의사와 상의하십시오."란 말로 또다시 책임 전가를 하는 것이다.

웹MD는 위해에 대해 솔직하게 말한다. 상당히 드문 경우다. 위양성과 과잉진단이 가장 큰 문제라면서, 이렇게 말한다.

"유방촬영술 검사를 한 번 더 하라거나 생검을 해야 된다는 연락을 받는 건 스트레스가 될 수 있다. 한 설문 조사에서, 이런 일을 겪은 여성의 40퍼센트가 '매우 겁이 났다.' 또는 '인생에서 가장 무서운 경험이었다.'는 표현을 했고… 일부 여성은 사실상 필요없는 수술, 방사선 치료, 항암화학요법을 받을 수도 있다. 의사들이 혹시나 하는 마음에 해보기 때문이다."

우리 연구팀이 코크란 체계적 고찰에서 보고한 내용은 이러하다.

"연구에 따르면, 사망 1건을 막기 위해 10명이 과잉진단을 받을 가능성이 있다."

영국 암연구소는 유방암 선별검사의 이점과 위해를 제시하고, 선별검사로 한 사람의 생명을 구하는 데 3명 정도가 과잉진단을 받는다고 지적한다.[9] 유감스럽게도 영국 국민보건서비스가 제공하는 정보는 으레 그렇듯 엉망이다. 사람들을 겁주는 것으로 시작한다.

"영국 여성 8명 중 1명 정도가 유방암 진단을 받습니다. 조기 발견이 치료 가능성을 높입니다."

전체 유방암 진단 여성의 단 4퍼센트만이 유방암으로 사망한다는 정보를 제공해 사람들을 안심시키지는 않는다. 이런 말도 있다.

"또한 유방암을 초기에 발견하면 유방절제술이나 항암화학요법 치료를 받을 가능성이 줄어듭니다."

이건 완전히 거짓이다. 유방암 선별검사에 따르는 과잉진단으로 유방절제술과 항암화학요법이 증가한다.[2,12] 이 사이트에서도 이점과 '위해'가 아니라 이점과 '위험'에 대해 말한다.

세계보건기구가 유방촬영술 검사에 대해 발표한 2014년의 입장문은 82쪽에 달한다. 잘 구성된 모집단 연구 프로그램에서 등급제(GRADE System, 근거의 신뢰 수준 4등급)에 따라 평가한 결과, 다양한 연령대에 걸쳐 근거의 전반적인 등급이 보통 내지 낮음이었고, 선별검사 주기의 경우 낮음이었다. 이 보고서에 따르면 유방촬영술 검사는 저소득 또는 중소득 국가에서 비용효율이 낮았다.

나는 이 세계보건기구 보고서에 많은 의문을 갖고 있다. 예를 들면 선별검사 후 추가 검사가 필요한 여성은 현저한 단기 불안을 경험한다는 보고가 있는데, 단기가 아니다. 3년이 지난 후에도 위양성 진단을 받았던 여성은 음성이 나온 여성과 유방암 환자 사이에 해당하는 정도의 불안과 여타 심리적 문제를 겪는다.[13] 세계보건기구 보고서에서는, 유방암 사망률이 차지하는 비중이 극히 작고 임상시험 추적 조사가 11년까지만 실시됐다고 주장하면서 전체 사망률을 무시한다.

그러나 유방암 사망률은 잘못된 평가변수이다.[8] 선별검사에 유리하도록 편향되었기 때문일 뿐만 아니라, 과잉진단을 받은 건강한 여성에 대한 의료 행위가 사망 위험을 높이기 때문이다.[8] 방사선 치료는 심장병과 폐암으로 인한 사망을 초래할 수 있다. 그리고 이런 의인성 사망(iatrogenic death, 의사에게 원인이 있는 사망)은 유방암 사망으로 집계되지 않는다. 방사선 치료로 인한 사망을 집계에 넣으면, 영국의 독립적인 연구 보고서와 비슷하게 과잉진단 비율이 20퍼센트에 불과하고 선별검사로 인한 유방암 사망률 감소 효과가 20퍼센트라고 다소 관대하게 가정해도 사망률 이점이 나타나지 않는다.[14]

이 결과는, 예를 들면 현대의 방사선 치료는 위해가 덜한가, 하는 식으로 더 논의해 볼 수 있다. 하지만 선별검사가 암의 진행 속도를 감소시키지 않으므로 효과가 있을 수 없다는 것을 고려하면[8,15-17] 선별검사는 전체 사망률을 증가시킬 가능성이 높아 보인다.

유방암 선별검사를 반드시 받아야 하는가? 아니다. 불확실한 이점과 확실한 위해를 감안하면, 종합효용분석(overall utility analysis) 결과가 긍정적으로, 즉 유방촬영술 검사에 유리한 방향으로 나올 수 없다.[8] 그래서 현재 독립적인 연구자들이 작성한 철저한 논문에서는 유방암 선별검사의 폐지를 요구하고 있다.[18]

전립샘암 선별검사, 권하지도 받지도 말아야 한다

의사들은 "아니오"라고 말하는 게 두려워서 터무니없는 제안을 하기도 한다. 전립샘특이항원(prostate-specific antigen, PSA) 검사 지침을 구글에서 검색하니, CNBC 방송의 뉴스가 나왔다.

"전립샘암 선별검사 지침 수정안. PSA 검사에 대해, 55세에서 69세까지의 남성은 '임상의와 상의하여 개별적으로 판단한다.'는 새로운 권고가 나왔습니다. 연령에 상관없이 PSA 검사는 하지 말아야 한다는 2012년의 일괄 권고를 수정한 것입니다."

보통 이런 식이다. 막강한 권력을 가진 이들이—의학적 중재의 효과가 없거나, 이 경우처럼 이점보다 위해가 크다는 명백한 증거에도 불구하고—자신들이 원하는 대로 밀어붙인다. 의사들은 히포크라테스의 어록 중 가장 유명한 구절, "첫째, 해하지 말라."를 망각하는 경향이 있다. 내가 여전히 임상진료를 한다면, 건강한 사람이 PSA 검사를 받는 것에 절대로 동의하지 않을 것이다. 전립샘암 발병률은 나이와 비슷하다. 즉 60세 남성의 약 60퍼센트가 암이 있다. 이를 모두 찾아내 치료하면 수많은 남성이 발기부전(impotent)과 요실금으로 고통받는다. 엄청난 불행을 초래하는 것이다. 우리는 대다수의 무해한 암과 위험한 암을 구별할 수 없다. 따라서 모두를 치료한다. 그러니 증상이 없는 사람들에게 PSA 검사를 실시해 암을 찾으려 해서는 안 된다.

구글에서 'PSA 코크란(PSA cochrane)'을 검색하면, 코크란 체계적 고찰을 찾을 수 있다.[19] 환자용 요약문을 보면, 임상시험 5건에 대한 메타분석에서 PSA 검사가 전립샘암 사망률(전립샘암 특이사망률) 또는 전체 사망률을 눈에 띄게 감소시키지 않았다. 과잉진단과 과잉처방, 과잉치료의 유해성에 대한 경고도 있다. 연구자들은 이런 권고를 넣었다.

"남성들은 이런 정보와 함께, 입증된 유해반응에 대한 설명을 들은 후에 전립샘암 선별검사 실시 여부를 결정해야 한다."

내가 보기에 이 문장은 읽는 이와 의사들을 혼란스럽게 한다. 남성들이 마음대로 검사를 요청할 수 있는 게 아니다. 전립샘암 선별검사 실시 여부를 판단하는 사람은 의사이고, 남성들은 그 제안을 받아들이거나 거부할 수 있을 뿐이다. 그러니 모든 의사가 아예 전립샘암 선별검사를 제안하지 말아야 한다.

증상이 없다면 C형 간염 선별검사도 받을 필요가 없다

미국 질병통제예방센터(CDC)는 특정 프로젝트에 대해 조건부 기부금을 받는다. 2012년 제넨테크(Genentech)는 질병통제예방센터가 바이러스성 간염의 검사와 치료를 확대하는 데 기여한 공로에 사의를 표하며 질병통제예방센터 재단에 60만 달러의 기부금을 배당했다.[20] 제넨테크와 그 모기업 로슈(Roche)는 C형 간염 선별검사 키트와 치료제를 만든다. 같은 해, 질병통제예방센터는 1945년과 1965년 사이에 출생한 모든 사람을 대상으로 C형 간염 선별검사를 권고하는 지침을 발표했는데, 그 과학적 근거가 의심스러웠다.[20] 이보다 2년 앞서 질병통제예방센터는 협의체를 구성해 연구를 지원하고 C형 간염 선별검사와 치료의 확대를 홍보했으며, C형 간염 선별검사 도구와 치료제를 판매하는 회사들이 그 협의체에 2600만 달러가 넘는 돈을 기부했다. 이익상충 보고서에 따르면, 새로운 질병통제예방센터 권고를 작성하고 검토한 외부 인사 34명 중 9명이 그 제조사들과 이해관계가 있었다.[20]

C형 간염 치료제 소포스부비르(Sofosbuvir)는 치료 건당 84,000달러의 비용이 든다.[20] 선별검사와 약이 정말로 효과가 있는지 물어보는 것이 타당하다. 소포스부비르가 그 비용만큼의 값어치를 못한다면 선별검사 문제는 이야기할 것도 없다. 그러니 약의 효과부터 알아보자.

'소포스부비르 코크란(sofosbuvir cochrane)'을 구글에서 검색하면, 맨 위에 소포스부비르와 유사약에 대한 코크란 체계적 고찰이 나온다.[21] 내가 처음 검색했을 때는 2014년에 발표된 체계적 고찰의 초록이 나왔다.[22] 저자들은 코크란 라이브러리에서 연구 논문을 검색했다고 언급했다. 예감이 좋은 듯했지만, 초록 전체를 읽고 나자 흥미가 사라져 버렸다. 저자들이 모두 중국인인데, 중국에서 의학 연구 사기가 매우 흔하다는 것은 입증된 사실이다.[23,24]

2016년 중국 국가식품약품감독관리국(SFDA)에 승인 신청이 제출된 신약 1,622종의 데이터를 조사했더니, 전체 신청 건수의 81퍼센트가 철회되어야 한다는 결론이 나왔다.[24] 임상시험 데이터가 날조됐거나 결함이 있거나 부적합했기 때문이다. 한 예로, 데이터를 기록한 조사자가 정식 고용 계약을 맺지 않은 경우도 있었다. 중국 학술지에 발표된 무작위 배정 임상시험 3,137건 중 단 7퍼센트만 무작위 배정이 이루어졌다는 사실을 밝힌 연구도 있다.[25]

중국에서 작성됐다는 이유만으로 연구 논문을 무시하면 안 되지만, 좀 더 경각심을 갖고 볼 수는 있다. 그 체계적 고찰의 저자들은 무작위 배정 임상시험과 관찰연구를 구별하지 않았다. 예를 들면, 초록에 "1건의 임상시험, 그리고 치료 집단 13개를 대상으로 한 7건의 관찰연구…"라고 썼다. 그들이 내린 결론은 소포스부비르가 "효과적이고 안전하다"는 것이었다. 전형적인 제약업계의 어법이어서, 나는 저절로 읽기를 멈췄다.

그 다음은 《미국의학협회저널》에 실린 체계적 고찰로, 역시 2014년에 나온 것이다.[26] 하지만 초록을 보니 체계적 고찰이 아니라 처방 지침처럼 보였다. 놀랄 만큼 빈약한 데이터에, 신뢰구간이나 P값은 아예 없었다. 마지막 문장은 다음과 같았다.

"최근의 질병통제예방센터 지침에서 제안한 C형 간염 선별검사의 확대와 더불어, 새로운 치료법의 적용이 더 많은 만성 C형 간염 바이러스(Hepatitis C Virus, HCV) 감염 환자의 치료로 이어질 수 있다."

저자들은 근거중심주의에 입각한 권고 사항이 아닌 선별검사를 거론하며, 이것이 더 많은 환자의 치료로 이어진다고 기껍게 말하고 있다. 그 치료라는 것은 고가의 약을 사용하는 것으로, 만약 바이러스에 감염된 사람 모두를 치료한다고 하면 부유한 유럽 국가들조차 국가 경제에 위협을 느낄 정도다.

정말 해도 너무했다. 약을 판매하는 회사에서 투자자 열람용으로 만든 번쩍거리는 브로슈어처럼 보일 지경이다. 더구나 평가변수는 지속적 바이러스 반응(sustained virologic response, 바이러스가 치료제에 지속적으로 반응하여 사멸하는 비율)이다. 이건 우리가 원하는 바가 아니다. 우리가 원하는 것은 간경화증과 간암의 발생률을 낮추는 것, 사망률을 낮추는 것이다. 지속적 바이러스 반응은 대리표지자(surrogate marker)이며, 혈중 바이러스 양이 줄어드는 것이 실질적으로 중요한 평가변수에 기대 효과를 나타낼지는 알 수가 없다. 어떤 항생제가 실험실 페트리접시에서 박테리아에 뛰어난 효과를 보여도, 환자는 여전히 사망할 수 있다.

소포스부비르와 유사약에 대한 코크란 체계적 고찰은 757쪽에 달하지만, 초록만 봐도 충분하다.[21] 저자들은 임상시험 138건(환자 25,232명)을 포함시켰으며, 지속적 바이러스 반응이 나타났다. 이들 약이 임상적으로 유의미한 효과가 있는지에 대해서는 확인하지도 부정하지도 못했다. 임상시험이 대부분 단기간이었기 때문이다. 이에 더하여 저자들은 모든 임상시험과 결과가 편향의 위험이 높을 것으로 보았다. 따라서 이점은 과대평가되고 위해는 과소평가되었을 것이다. 다만, 시험약이 심각한 유해반응의 상대위험도를 위약에 비해 20퍼센트 줄인다는 주장은 임상시험에 담긴 정보로 충분히 배제할 수 있었다.

C형 간염 선별검사는 절대 정당화될 수 없다. 그래도 '선별검사 C형 간염(screening hepatitis C)'을 구글에서 검색해 보면, 제일 위쪽의 질병통제예방센터 권고를 포함해, 긍정적인 권고가 몇 가지 나온다. 그 뒤로, 최근에 우울증 선별검사 같은 근거중심주의에 맞지 않는 다소 괴상한 권고를 내놓기 전까지는 존경받았던 미국질병예방특별위원회(USPSTF)의 권고, 그리고 캐나다질병예방특별위원회와 세계보건기구의 권고가 이어진다. 캐나다의 입장이 어떠한지는 금방 알 수 있다.

"증상이 없는 성인 모집단을 대상으로 한 C형 간염 선별검사의 효과에 대한 증거가 체계적 고찰에서 발견되지 않았다. 본 위원회는 증상이 없는 캐나다 성인에 대한 C형 간염 선별검사를 추천하지 않는다."

다른 두 곳은 어떨까? 구글 검색 결과 첫 페이지의 마지막 항목은 다음과 같다.

> C형 간염 선별검사의 확대는 정당한가? | 《영국의학저널》
>
> RL Koretz 저술—2015—29회 인용—관련 학술 자료
>
> 2015. 1. 13.—몇몇 기관에서 C형 간염 바이러스 감염에 대한 선별검사를 크게 확대할 것을 추천했다. 로널드 코레츠(Ronald Koretz)와 동료들이 우려하는 것은…

아! 여기 우려하는 사람이 또 있다. 캐나다인들과 나처럼 말이다. 《영국의학저널》은 세계에서 가장 믿을 만한 의학지이다. 그리고 코레츠는 철두철미한 연구자이며, 합리적 사고를 하는 사람이다.

저자들은 질병통제예방센터뿐 아니라 세계보건기구와 미국질병예방특별위원회도 선별검사의 확대를 권고했다고 설명한다. 미국 부담적정보험법(Affordable Care Act, 건강보험개혁법, 오바마 케어) 하에서 선별검사는 개인 부담 없이 보험회사가 비용을 제공하도록 강제된다. 헛된 의료 행위에 천문학적인 액수의 돈을 낭비하는 꼴이다. 심지어 뉴욕주는 1945년과 1965년 사이에 출생한 모든 환자에게 C형 간염 선별검사를 실시할 것을 관내 병원들에 강제하는 법률을 통과시켰다. 건강보험료를 내지 못해 목숨을 잃는 사람들이 있고 여전히 많은 사람들이 건강보험에 가입하지 못하고 있는 나라에서 이런 일이 일어났다.

C형 간염 선별검사의 확대는 전 세계적으로 수많은 이들의 목숨을 구할 수 있는 기회로 묘사되었다. 옹호론자들이 흔히 거론하는 이유는

C형 간염 바이러스 감염이 상당히 널리 퍼져 있고, 그로 인해 말기 간질환 치료 부담이 크며, 일견 매우 효과적으로 보이는 치료법을 적용할 수 있다는 것이다.[27] 그러나 C형 간염 바이러스에 감염된 사람들은 대부분 증상이 나타나지 않거나 간질환으로 사망하지 않는다. 이들이 무익한 치료의 위해에 노출되어 입는 피해가, 말기 간질환으로 발전될 소수의 환자가 받을 수 있는, 아직 증명되지도 않은 이득보다 클 수 있다.

코레츠와 동료들은 혈청이 깨끗한 경우에도 인체 조직에서 바이러스 RNA가 발견된다고 보고했다. 이것은 지속적 바이러스 반응이 실질 평가변수에 상응하는 좋은 대리표지자가 아닌 수많은 이유 중 하나이다. 이들의 계산에 따르면, 세계적으로 최소 1억 2500만 명에게 C형 간염 바이러스 활성감염(active infection)이 있다. 이들 모두에게 1회의 소포스부비르 치료법을 적용하면(일부 환자는 2회 이상 필요) 그 비용이 10조 달러에 달한다. 미국 국내총생산의 절반가량 되는 금액이다.

미국간질환학회(AASLD)가 원하는 게 바로 이것이다.

"모든 C형 간염 바이러스 보균자는 치유 가능한 이 질병의 합병증을 예방하기 위해 치료를 받아야 한다."(구글 검색 결과 5번째 항목).[28]

그 비용을 누가 댈 것인가? 그리고 항바이러스제로 치유가 된다는 증거가 어디 있는가? 없다.

이익상충을 기억해야 한다. 코크란 체계적 고찰을 비판하고, 혈관 속에 바이러스 흔적이 있는 모든 사람을 치료하려는 임상진료지침 작성자들은 항바이러스제 제조사들과 수많은 금전적 이익상충이 있다.

그럼에도 제약회사에 고용된 의사들이 제약회사에서 판매하는 약,

의료기기, 진단검사에 대한 권고를 내는 임상진료지침 위원회에 참여하는 것이 널리 허용되고 있다. 보건의료계의 부패는 믿기 어려울 정도이다.[29] 근래에 와서야 드디어 어떤 이익상충이 있는지 공개하고 있는데, 그들은 자신을 후원한 제약회사들의 기나긴 명단을 공표하기만 하면 문제가 없는 것으로 생각한다. 그렇지 않다. 공표한다고 해서, 이익상충 오염이 덜해지는 게 아니다. 대개는 무의식적으로 돈을 받고 영혼을 판다. 돈 문제를 추적해 보면 보건의료계에서 벌어지는 이상한 일들이 이해되곤 한다.

제약회사에 고용된 의사들은 약에 대해 비합리적인 견해를 가져서, 더 나을 것도 없는 고가의 약을 저렴한 대체약보다 선호하고, 또 약물 치료를 다른 대체 치료법보다 선호하는 경향이 있다는 사실은 일관된 연구 결과이다.[29] 그러므로 논문을 읽기 전에 저자가 이익상충이 있는지 살펴봐야 한다. 이익상충은 보통 논문 맨 끝, 참고문헌 바로 앞에 기재된다. 어떤 학술지는 아예 공개하지 않는다. 일부는 웹사이트에서 확인하라고 하는데, 내가 찾지 못한 경우도 여러 번 있었다. 고의로 숨긴 것이 아닌지 의심된다. 그런 학술지는 약과 의료기기에 대한 신뢰할 수 없는 임상시험보고서나 종설의 재쇄 판매로 큰 수입을 올린다. 논문 저자 중 일부라도 시험 의약품과 관련된 금전적 이익상충이 있을 경우, 읽어 볼 가치가 있는 논문은 별로 없다.

'감사의 글'도 봐야 한다. 거기에 그 논문이 제약회사의 후원을 받은 것인지, 논문을 쓴 사람이 진짜 저자 본인인지 아닌지가 드러날 수 있다. 어떤 사람에게 '편집 도움'이나 '기술적 지원'에 대해 감사한다는 말은 보통 '그 사람이 논문을 썼음'이라는 뜻이다. 그냥 누군가의 '도움'에 감사한다는 게, 과중한 업무에 시달리는 임상의들이 데이터를 분석하는 동안 커피를 끓여줘서 감사하다는 뜻일 리는 없다. 논문대필(ghost writing)은 지극히 유해하다. 약의 이점과 위해에 대해 의사들을 오도하기 때문이다.[29] 그리고 명백한 사기다. 논문을 쓴 사람이 뛰어난 의학자인 것처럼 고의로 속이기 때문이다. 대필된 논문은 홍보 자료와 또 다른 대필 논문에 인용된다. 마치 대필된 논문이 약의 장점을 독립적으로 입증하기라도 한 것처럼. 심지어 독립적인 학자가 쓴 논문보다 대필 논문이 더 많은 약도 있다.[29]

한 명을 구하기 위해 몇 명을 희생해야 하는가?

"내가 이득을 볼 확률은 얼마이고, 위해를 입을 확률은 얼마인가?"

언제나 이 질문을 해야 한다. 이 간단하고도 유의미한 질문에 대한 답을 찾기란 놀랄 만큼 어렵다. 보건당국에서 내놓는 메시지는 당국이 하라는 대로 하도록 사람들을 설득하기 위한 선전인 경우가 많다. 사망률 이점은 거의 언제나 상대위험도(relative risk)로 언급된다. 예를 들면 특정 질병의 사망률을 25퍼센트 감소시킨다고 말한다. 이렇게 하는 편이, 200명이 5년 동안 치료 또는 검사를 받을 경우 해당 중재가 없으면 사망할 사람 1명이 살아남게 된다고 말하는 것보다 훨씬 설득력 있다. 이는 한 사람이 이득을 보기 위한 치료증례수(Number Needed to Treat, NNT)가 200이라는 의미이다.

하지만 현실에서 우리는 이렇게 표현된 숫자를 볼 수 없다. 이득이 없는 199명이 위해를 입게 된다는 얘기는 더더욱 들을 수 없다. 약물 치료의 예를 보자면, 많은 이들이 유해반응을 경험하는데 보통은 그 치료비의 일부를 직접 지불하게 된다. 경제적으로도 해를 입는다는 말이다. 또 이들은 남들보다 질병과 죽음에 대한 생각에 더 많이 사로잡히게 된다. 심리적 위해이다.

1명이 입을 위해를 알아보는 데 소요되는 최소 치료증례수는 1이라는 결론이 가능하다. 199/200은 1로 반올림할 수 있기 때문이다. 부정적 경험의 절대위험도(absolute risk)와 상대위험도를 알면 치료증례수를 쉽게 계산할 수 있다. 시험군과 대조군에 각각 200명의 환자가 있는 무작위 배정 임상시험의 결과가 다음과 같다고 해보자. 위에 언급한 수치에 해당하는 예이다.

구분	시험약	위약(대조약)
사망	3	4
생존	197	196
총 인원수	200	200

여기서는 1명의 생명을 구하기 위해 200명에게 약을 투여해야 한다. 그러면 사망자 수가 4에서 3으로 25퍼센트 감소한다. 보다 형식을 갖춰 말하면 다음과 같다.

- 위약 복용 시 사망 위험은 4/200 = 2%

- 시험약 복용 시 사망 위험은 3/200 = 1.5%
- 따라서 위험차는 2% - 1.5% = 0.5% = 0.005
- 위험차의 역(= 치료증례수)은 1/0.005 = 200

위험비(risk ratio, 상대위험도)는 시험약 복용 시의 위험을 위약 복용 시의 위험으로 나눈 것이다.

1.5%/2% = 0.75

학술지 논문이나 온갖 유형의 선전물에 보이는 게 보통 이것이다. 위험이 1-0.75 = 0.25, 즉 25퍼센트 감소한다. 위험비가 1이라는 건 시험약이 위약보다 나을 게 없다는 뜻이다.

우리가 아는 유일한 정보가 위험이 25퍼센트 감소한다는 것이면 어떻게 해야 할까? 예를 들어, 보건당국의 홍보물에서 유방암 선별검사 참여를 독려하며 유방암으로 인한 사망 위험이 25퍼센트 감소한다고 주장한다면 말이다.[2] 유방암 사망률에 대한 공식 통계를 찾아 치료증례수를 계산할 수 있다. '암으로 죽을 확률(risk of dying from cancer)'을 구글에서 검색하면, 첫 번째 검색 결과로 다양한 암의 사망률이 나열된 미국암학회의 통계가 나온다. 유방암 사망의 평생위험(lifetime risk)은 2.7퍼센트이다.

여기서 어쩌면 유방암에 대해 왜 그렇게 야단법석인지 궁금할 수도 있다. 핑크리본이니 달리기 행사니 유방암 예방의 달이니 하면서 호들

갑을 떠는 데 비해 사망률은 매우 낮은 편이니 말이다. 나도 궁금하다. 이보다 10배는 많은 여성이 심혈관계 질환으로 사망한다. 그러니 달리기는 권장할 만하다. 가당치도 않은 유방암 치료라는 목적으로 1년에 1번만 달릴 게 아니라, 매일매일 달려서 심혈관 원인으로 사망할 위험을 낮추도록 해야 한다.

그리고 유방암 선별검사가 다른 원인에 의한 사망률을 증가시킨다는 점도 고려되지 않았다. 유방암 선별검사의 전체 사망률 이점은 입증된 적이 없다. 그런 게 있을 것 같지도 않다.

정기 건강검진은 과잉의료를 야기한다

미국에서는 건강검진(health check)을 연례 신체검사(annual physical)라고 부른다. 마치 자동차 정기점검과 같다. 둘의 공통점은 뭔가 많은 이상이 발견되지만 대부분 처치를 하지 않아야 한다는 것이다. 정기점검을 하면 낡은 자동차에 엄청난 돈을 들이게 된다. 교체할 필요가 없는 부품까지 교체하기 때문이다. 기술자 손에 들어가면 도리가 없다. 내 친구 하나는 절대로 자동차 점검을 받지 않는다. 문제가 생겼을 때 수리를 받을 뿐이다. 그렇게 해서 수년 동안 많은 돈을 절약했다. 사실 차가 굴러가도록 유지하는 데에는 별로 많은 게 필요하지 않다. 물론 브레이크 디스크의 두께 같은 것은 이따금 확인해야 한다. 왜 우리는 그 친구의 지혜로운 본보기를 따르지 않고 있을까? 건강 문제도 마찬가지다.

'건강검진 코크란(health check cochrane)'을 구글에서 검색하니 북유럽코크란센터의 코크란 체계적 고찰 논문이 첫 번째 결과로 나왔다.[30] 이 논문은 2012년 《영국의학저널》에도 발표됐다.[31] 나는 검색을 처음 시작할 때만 해도 별로 많은 자료를 찾으리라 기대하지 않았다. 그런데 매우 놀랍게도 특정 질병이나 위험 요인과 상관없는 성인을 대상으로 건강검진 피검 여부를 비교한, 유의미한 평가변수가 있는 임상시험을 14건이나 발견했다. 우리 연구팀은 이 체계적 고찰을 2019년에 업데이트하면서 1건의 임상시험을 추가했다.[30] 추적 조사 기간의 중앙값도 10년으로 길고, 사망자 수도 21,535명으로 많았다. 전체 사망률 위험비 1.00(95퍼센트 신뢰구간 0.97~1.03), 심혈관 사망률 위험비 1.01(0.92~1.12), 암 사망률 위험비 1.05(0.94~1.16)였다. 건강검진으로 인한 감소 효과는 없었다.

우리는 임상 진료나 기타 이환율(morbidity) 기준치에 대한 선별검사의 효과를 찾지 못했으나, 임상시험 1건에서 선별검사 군의 고혈압, 고콜레스테롤혈증 발생 증가, 또 다른 1건에서는 환자가 보고한 만성질환의 발생 증가를 확인했다. 또 다른 임상시험 1건에서는 6년 동안 임상시험 참가자 1인당 새로운 진단의 총 건수가 대조군에 비해 20퍼센트 증가한 결과가 나왔다. 처방의 전체 숫자를 비교한 임상시험은 없었지만, 임상시험 4건 중 2건에서 항고혈압제를 복용하는 환자의 증가가 확인되었다. 또 임상시험 4건 중 2건에서 환자가 보고하는 건강 개선 효과가 약간 나타났으나 이는 보고 편향일 가능성이 있다. 임상시험이 눈가림된 것이 아니기 때문이다. 우리는 입원, 장애, 불안, 내원 횟수 증가, 결근 등에 대한 효과는 찾지 못했다. 이들 평가변수 대부분에 대한 연구가 부실했다.

전문의 진료 의뢰 건수, 선별검사 양성 결과에 따른 후속 검사 건수, 수술 건수에 대한 유용한 데이터는 전혀 없었다. 후속 진단검사 횟수나 심리적 영향 같은 중요한 위해에 대한 연구 또는 보고가 이루어지지 않은 경우가 빈번했으며, 다수의 임상시험에 방법론적 문제가 있었다. 유감스럽게도 의사들은 위해가 분명한 경우조차 기록하는 것을 너무나 자주 잊어버린다.

우리는 이런 모든 점을 종합할 때 일반 건강검진에 이점이 있다고 보기 어렵다는 결론을 내렸다. 그러자 정치적 후폭풍이 밀려왔다. 2007년 덴마크제약협회(Lif)는 로비로 일부 국회의원을 설득해 정기 건강검진이 질병 예방에 도움이 된다고 믿도록 하는 데 성공했다. 한 기자가 이것이 약을 더 많이 팔기 위함이 아니냐고 묻자 협회 대변인은 드물게 정직성을 발휘해 그렇다고 인정했다.[32] 2011년 덴마크의 새로운 행정부는 정기 건강검진을 약속했다. 나는 보건부 장관과 면담을 해서, 막 완료된 우리의 코크란 체계적 고찰에서 사망률에 대한 정기 건강검진의 효과가 나타나지 않았다고 보고했다. 장관과의 면담에 동행한 나의 동료는 자신이 덴마크에서 실시해 이제 막 끝낸 대규모 임상시험에서도 효과를 발견하지 못했다고 말했다.[33] 이 임상시험의 추적 조사 기간 10년 동안 사망한 사람은 3,163명이다.

우리는 보건부 장관에게 정기 건강검진은 위해가 크다고 말했다. 정기 건강검진은 더 많은 진단, 더 많은 투약, 더 많은 유해반응을 야기한다. 사람들은 자신이 생각만큼 건강하지 않다는 말을 들으면 심리적인 문제가 생긴다. 장관은 정기 건강검진 계획을 즉시 중단하고, 이것이 새로운 행정부가 근거에 입각하여 선거 공약을 폐기한 첫 번째 사례라고 말했다.

사람들이 해야 할 일을 제대로 하지 않고 결론을 내리면 끔찍한 실수가 생길 수 있다. 악평을 많이 받은 통계학자 비외른 롬보르(Bjørn Lomborg)는 자신의 책 『회의적 환경주의자(*The Sceptical Environmentalist*)』에서 기후 변화를 부정했다. 참고자료를 매우 선택적으로 포함시킨 끝에 내린 결론이었다. 롬보르는 2011년 코펜하겐 컨센서스 회의(Copenhagen Consensus Conference)를 주도했는데, 이 회의에서 보건경제학자 3명이 건강검진이 투자 대비 최선의 건강법이며, 투자비 1크라운당 26크라운의 효용이 있다고 주장했다.[34] 실제로는 거의 효과가 없다는 사실을 고려하면 굉장히 고평가된 투자 이득이라 하겠다.

한번 도입된 것은 중단하기가 매우 어렵다. 우리의 체계적 고찰에 대한 영국의 반응은—영국식의 절제된 표현으로 하면—"흥미로웠다(interesting)." 영국 국민보건서비스의 보편 건강검진은 40~74세 영국인 전체를 대상으로 심혈관계 질환, 당뇨병, 만성 신장 질환에 대한 검사를 실시하는데, "이것이 임상적으로나 비용 면에서 효율적이라는 것은 증거로 확인됐다."는 것이다. 건강검진이 매년 심근경색과 뇌졸중을 적어도 9,500건, 사망을 2,000건 예방하고 당뇨병 발병 위험 환자 4,000명을 선별함으로써 심각한 질병과 조기사망을 예방한다는 내용이 담긴 영상도 있었다. 이 메시지가 나온 영상의 배경에는 석양 아래 십자가 두 개가 보이는 묘지가 있었다. 건강검진을 받지 않았을 때 일어나는 일의 심각성을 놓치는 이가 없도록 한 것이다.

북유럽코크란센터의 코크란 체계적 고찰은 2012년 10월에 나왔는데, 같은 달 영국 보건부의 대변인은 BBC 뉴스에서 이렇게 말했다.

"심근경색, 뇌졸중, 신장 질환 발생 위험이 있는 사람들을 찾아냄으로써 예방하도록 도울 수 있습니다. 국민보건서비스 건강검진 프로그램은 전문가의 지침에 기초한 것입니다."

영국 국민보건서비스 건강검진 프로그램은 우리의 체계적 고찰이 나오기 전까지의 근거를 기초로 하고 있었다.

1년 후 북유럽코크란센터는 영국 공공 기관들이 건강검진 프로그램을 옹호하기 위해 내놓은 온갖 헛소리에 맞서 영국 《더 타임스(*The Times*)》에 논고를 발표했다. 1면에 우리의 인터뷰 기사가 실렸다.

"국민보건서비스의 40세 이상 건강검진, '쓸모없다'고 비난받다"

이 기사는 같은 정도로 큰 지면을 차지한 윌리엄 왕자 부부와 아이, 왕실 애완견의 사진을 끼고 거의 반 페이지 가까이 이어졌다. 영국공중보건국(PHE)은 다른 매체를 통해 국민보건서비스 건강검진의 유효성과 경제적 가치를 검토할 전문가 패널이 구성될 것이며, 이는 건강검진이 시간과 돈의 낭비에 불과하므로 폐지해야 한다는 반복된 주장 때문이라고 공표했다.[35] 《데일리 메일(*Daily Mail*)》에 따르면 영국 각료들은 건강검진으로 매년 650명의 생명을 구할 수 있다고 주장했는데, 2,000명이라는 이전 주장에 비하면 급격한 후퇴였다. 영국당뇨협회 회장 바버라 영(Barbara Young) 역시 정기 건강검진을 지지하며, 정기 건강검진으로 제2형 당뇨병 미진단자 85만 명을 찾아낼 수 있을 것으로 추정된다고 말했다.

이건 좀 웃기는 논평이다. 수십만의 건강한 사람들에게 질병 꼬리표를 붙이는 건 무가치한 일이다. 당뇨병 선별검사가 도움이 되는지부터 알아봐야 하는데, 우리의 체계적 고찰에 따르면 그렇지 않다. 우리가 살펴본 임상시험 가운데 몇 건은 당뇨병 선별검사에 대한 것이었다.

나는 《영국의학저널》에 기고문을 쓰면서 BBC 시트콤 「네, 장관님(Yes, Minister)」의 네 번째 에피소드에 나오는 대사를 제목으로 사용했다.[36] 내무부(가상 부서) 장관 짐 해커가 험프리 경에게 한 말이다.

> "진실 말고, 의회에 내놓을 걸 가져오란 말이오!"

> 영국공중보건국은 국민보건서비스 건강검진의 유효성과 경제적 가치를 검토할 전문가 패널을 구성하고, 건강검진 프로그램 이면의 경제모델을 쇄신하겠다고 한다. 그러면서 이렇게 주장한다. "건강검진 프로그램을 뒷받침하는 직접적인 무작위 배정 임상시험 증거가 없다는 점을 인식하고 있으나, 그럼에도 불구하고 생활양식 관련 질병의 부담 증가에 맞서야 하는 절박한 요구가 있습니다."
>
> 진실—정기 건강검진은 효과가 없고 위해 가능성이 높다는 것—은 영국공중보건국이 받아들이기엔 너무 가혹한 것 같다. 전문가 패널은 현대의 '델포이 신탁'이다. 통계적 모델링(statistical modeling)은 어떤 결과를 듣고 싶은지를 신전 사제의 귀에 대고 속삭이는 것과 같다. 질병의 부담 증가에 맞서야 하는 절박한 요구가 있다는 말은 무작위 배정 임상

시험에서 나온 명백한 증거를 거스르는 데 대한 변명이다. 이 말에 내가 떠올린 것은 환자가 없는 병원에 왜 엄청난 수의 행정가가 필요한지를 잘 보여준 「네, 장관님」의 에피소드이다. 우리는 전에도 이런 걸 본 적이 있다. 유방암 선별검사에 대한 마멋 보고서(Marmot Review)도 한 편의 「네, 장관님」 에피소드였다. 유방암 전문 외과학자 마이클 바움(Michael Baum)은 이 보고서의 지나치게 낙관적인 추정치를 이용했는데도 불구하고, 과잉진단을 받은 건강한 여성 중 방사선 치료로 인한 사망자 수가 [보고서에서 추산한] 선별검사로 생명을 구한 여성의 수보다 많다는 것을 입증했다. 정기 건강검진과 마찬가지로 유방암 선별검사도 위해가 크다. 하지만 영국 정부의 지도자들과 국민보건서비스는 이런 '사소한' 일에 개의치 않는다.

일이 너무 어처구니없이 돌아갈 때, 나는 「네, 장관님」 DVD를 다시 보며 실컷 웃는다. 이 편이 우는 것보다 건강에 좋을 테니까.

이로부터 한 달 후, 우리 연구팀은 영국 국민보건서비스의 공정성 결여를 규탄하는 논고를 《영국의학저널》에 발표했다.[37] 이에 앞서, 국민보건서비스 당뇨병신장질환 분과와 보건부에서 국민보건서비스 건강검진 프로그램 웹사이트에 "코크란 체계적 고찰에 대한 답변"이라는 전자고지문을 게시했는데, 우리의 체계적 고찰에 대한 진지한 비판인 것처럼 보이지만, 근거 없이 사람들을 오도하는 내용이었다.

그래서 우리는 그 전자고지문에 대한 우리의 답변을 국민보건서비스 당뇨병신장질환 분과장 앞으로 보내고, 웹사이트에 게시해 달라고 요청했다. 국민보건서비스 측은 이 요청을 거절했다. 우리가 받은 국민보건서비스의 답변서에는, 영국 정부는 이미 "국민보건서비스 건강검진을 국가 최우선 과제로 실시할 것"을 결정했고, 해당 웹사이트는 건강검진의 장점을 논하는 토론의 장이 아니며, "정부의 정책을 논의하기에 보다 적합한 다른 장소가 있다."고 되어 있었다. 해당 웹사이트가 건강검진의 장점을 논하는 토론의 장이 아니라면, 왜 국민보건서비스는 다름 아닌 바로 그 문제를 논하고서, 우리에게는 반론 기회를 주지 않는가? 우리가 체계적 고찰을 발표했던 《영국의학저널》에 자신들의 비판을 발표해서 우리가 답변할 수 있도록 하지 않는 이유는 뭔가? 답은 명백하다. 그 싸움에서 국민보건서비스가 질 게 뻔하기 때문이다.

최악의 상황은 그로부터 5개월 후에 벌어졌다. 독립적인 기관이어야 할 영국 국립보건임상평가연구소(NICE)가 국민보건서비스에 영혼을 팔아버렸다.[38] 국립보건임상평가연구소는 다음과 같은 보도자료를 내놓았다.

"국민보건서비스 건강검진을 받도록 사람들을 독려하고 건강 개선에 필요한 변화를 만들어 나가도록 지지하는 데 있어 당국을 돕는 것이 오늘 발표된 새로운 국립보건임상평가연구소 브리핑에서 강조하는 사안으로… 이 새로운 발표문은 지방 정부를 지원하기 위해 국립보건임상평가연구소가 제작 중인 브리핑 문건의 일부이며… 경제적 가치를 극대화하면서… 영국공중보건국의 보고서에 따르면, 이 연령대를 대상으로 혈압, 콜레스테롤, 체중과 생활방식을 점검하면 문제를 조기에 확인하여 매년 사망 650건, 심장마비 1,600건, 당뇨병 진단 4,000건을 예방할 수 있으며… 국립보건임상평가연구소는 본 발표 시점에 진행되고 있는 건강검진의 유효성에 대한 논의를 인식하고 있습니다. 국민보건서비스 건강검진 프로그램은 현재 영국 의료전달체계의 일부이며, 국립보건임상평가연구소는 이를 효과적으로 지원하고자 합니다.”

1년에 당뇨병 진단 4,000건을 예방한다고? 영국 당뇨협회는 정기 건강검진으로 제2형 당뇨병 미진단자 85만 명을 찾아낼 수 있다고 했는데, 이게 말이 되는가? 85만 명을 찾아내야 하는가, 아니면 4,000명을 찾아내지 말아야 하는가?

국립보건임상평가연구소의 보도 자료가 나오고 이틀 후, 영국의 동료 학자 한 사람은 이를 국민보건서비스 내의 스탈린주의라고 비난하며 새로운 논문 한 편을 나에게 소개했다.[39] 영국 의회의 의원들은 국립보건임상평가연구소처럼 쉽게 속아 넘어가지 않았다. 영국공중보건국에 대해 매우 비판적인 의회 보건위원회 보고서에서 국민보건서비스 건강검진에 우려를 표명했다. 이 보고서에는 전문 의료인들이 건강검진 프로젝트에 대한 공개적인 비판을 자제하라는 압박을 받는다는 보고가 포함되어 있었다. 낮은 활용률(약 50퍼센트 정도만 건강검진에 참여)에 대해, 영국공중보건국은 70~75퍼센트 정도까지 끌어올리는 게 목표라고 했다. 내가 볼 때 그건 강제 치료에 가깝다. 정신의학에서나 보던 것인데, 이제 건강검진의 형태로 나타나고 있다. 고지에 입각한 동의와 개인의 자유는 어떻게 된 것인가? 영국 국민이 영국공중보건국보다 현명하다.

3장

약이 필요없거나 부작용만 큰 질병과 가짜 질병

비만 유행병은 어떻게 치료할 수 있는가?

2017년 나의 가족은 그리스의 호텔에서 여름 휴가를 보냈다. 어느 날 아침 식사 도중, 나는 호텔 숙박객들의 외양에 놀라 비만 인구를 집계해 보았다.[1] 대략 성인 10명 중 9명은 분명히 과체중이었고 매우 심하게 살이 찐 사람도 많았다. 심하게 살찐 사람들은 접시에 음식을 많이 담고, 또 많이 다시 가지러 가는 이들이었다. 그들이 먹는 양은 믿을 수 없을 정도로 많았다. 그리스 여성 한 사람은 대략 70개 정도의 작은 팬케이크를, 하나하나에 초콜릿 크림을 얹어서 먹었다. 가장 안타까운 건 조그만 아이들이 살찐 모습이었다. 그런 아이들은 곧 그 부모들만큼 살찌게 될 터였다.

그런 이들은 대부분 그리스인이었다. 그리스의 경제 상황은 여전히 좋지 않다. 그러니 고급 호텔에서 마주치는 사람들은 사회에서 실패한 사람들이 아니라 성공한 이들이다. 그들은 과체중으로 합병증과 조기 사망의 위험이 증가한다는 것을 알 것이다. 그들은 자신의 삶을 잘 꾸려온 사람들로, 일정 정도의 자제력이 있을 것이 틀림없다. 나는 그들 대부분이 비만을 자처했다고 본다. 그것이 건강상의 위험 증가 이상으로 삶의 질을 높여주기 때문일 것이다.

뚱뚱해지는 것은 질병이 아니지만, 고혈압, 심장병, 당뇨병의 위험을 증가시킨다. 비만인 사람이 다른 이유로 의사를 찾으면, 의사는 추가 검사를 해서 보통 3가지 이상의 약을 처방한다. 혈압과 콜레스테롤, 혈당을 낮추기 위함이다.

이런 약은 보험 급여가 된다. 하지만 납세자들이 여기에 비용을 지불하는 것이 과연 합당한가? 어떤 사람들은 삶이 힘들어 과식으로 자신을 위로하려다 과체중이 되고, 어떤 이들은 생각없이 무제한으로 먹는다. 개중에는 향정신성 의약품 복용 때문에 비만이 되는 이들도 있다. 그러나 비만인 사람들 대부분은 이론의 여지가 없다. 그들은 필요 이상으로 먹는다.

질병 치료가 아니라 위험인자 조절에 사용되는 약에 보험 급여를 지급해야 하는가? 그런 약은 문제가 발생할 위험은 크게 낮추지 못하면서, 많은 유해반응을 일으킨다. 우리는 모두 갖가지 위험인자를 지니고 있다. 마치 무한 회전 나사와 같다. 나사를 부지런히 돌리는 건 제약회사들이다. 우리는 또 제약회사들이, 그들이 고용한 부패한 의사들의 도움을 받아 정상이라고 여겨지는 범위의 상한을 계속 낮춘다는 것에 주목해야 한다. 건강한 사람들에게 질병을 파는 영리한 방법이다. 이런 것을 감안할 때, 혈압이 현저히 높거나 유전성 고콜레스테롤혈증(hypercholesterolaemia)이 있는 환자처럼 위험이 상당히 큰 경우나, 자신이 선택한 삶의 방식과 관련없는 문제인 경우에만 약값을 보험 급여로 지급해야 한다.

체중을 줄이면 많은 사람이 약 복용을 줄일 수 있다. 의사들은 모두 체중 감량이 여러 가지에 효과가 있다는 것을 안다. 예를 들면, 고혈압과 당뇨병은 물론이고, 골관절염으로 인한 통증에도 효과가 있다. 체중 감량의 효과를 보다 진지하게 받아들이지 않는 주된 이유는 유지가 어렵기 때문이다. 더구나 체중 감량에는 시간과 노력이 필요하다. 의사 입장에서 과체중 환자에게 체중 감량제를 주는 편이 훨씬 더 쉽고, 돈이 된다. 그러나 체중 감량제는 복용하면 안 되는, 매우 위험한 약이다.

물론 체중을 감량하고 유지하기란 어려운 일이다. 그러므로 최선을 다해 과체중이 되지 않게 해야 한다. 만약 프랑스에서 휴가를 보낼 때 내가 그랬듯이 체중 유지에 실패해서 '이미 먹은' 경우라면 어떻게 되돌릴 수 있을까?

다이어트는 거대한 산업이며, 체중 감량 조언들은 대체로 서로 엇갈리고 충돌한다. 체중을 6킬로그램 정도 줄이고 싶다면 어떻게 해야 할까? 나는 식단에 변화를 주지 않는 대신 먹는 양을 줄이고 운동을 더 많이 하기로 했다. 내 접근법은 과학적이고 매우 단순했다. 인터넷에서 기초대사량, 다양한 종류의 음식과 술의 칼로리 함량, 운동 시 칼로리 소비량, 지방 조직의 칼로리 양을 손쉽게 찾을 수 있다. 이 정보로 스프레드시트를 만들면 된다. 나는 매일 내가 먹는 음식의 무게를 쟀다. 운동도 거의 매일 했다. 스프레드시트를 보면 내가 계획한 대로 하루에 200그램을 감량했는지 아닌지 알 수 있다. 체중은 수분 섭취에 따라 달라지긴 하지만, 잘하고 있는지를 꽤 정확히 알 수 있는 지표가 된다. 매일 아침 체중계에 올라설 때마다 스스로 무자비한 심판이 되는 것이다. 마치 승리해야 하는 스포츠 경기 같다고나 할까.

어떤 식품은 별로 살찌는 음식이라고 생각지 않았으나 놀랄 만큼 칼로리 함량이 높았다. 예를 들면 달콤한 비스킷이 그렇다. 나는 아예 구매하지 않는 방법으로 유혹을 차단했다. 아내가 구운 케이크는 평소 먹던 크기의 반으로 잘라 맛을 더욱 음미하며 먹었다. 저녁에 너무 배가 고파 속이 쓰리고 위장이 음식을 달라고 아우성칠 때가 있었다. 그럴 땐 바나나를 먹어 계획을 망치지 않고 빵을 얇게 잘라 치즈를 곁들여 먹었다. 이렇게 하면 칼로리가 크게 추가되지 않는다.

3주 후, 5킬로그램을 감량하고 나자 고비가 왔다. 처음엔 이해가 되지 않았으나, 인터넷 검색을 통해 왜 체중 감량을 지속하는 게 어려운지 알게 됐다. 살을 빼면 기초대사량이 떨어지고, 운동을 해도 더 적은 칼로리를 소모하게 된다. 운동을 많이 하면 근육량이 증가한다. 따라서 스프레드시트의 수치를 조절할 필요가 있다. 이때가 아주 단호해야 할 때이다. 감량 속도가 둔화되면서, 3킬로그램을 더 감량하는 데 추가로 4주가 걸렸다. 나는 30년래 최고로 날씬해졌다.

계속 경계를 늦추지 말아야 한다. 1년 후 나는 다시 4킬로그램이 늘었고, 한 번 더 다이어트를 해야 했다. 이번에는 스프레드시트를 만들지 않았다. 어떻게 해야 하는지 지난번에 익혔으니까.

이게 힘들지만 최선의 방법이다. 대개는 그저 나쁜 습관인 과식을 하지 않는다면, 삶의 질을 유지하는 데 약이 필요하지 않다. 하지만 나이가 들면서 필요한 음식의 양이 놀랄 만큼 적어진다는 것은 인정해야겠다. 매일 숲을 수 킬로미터씩 달린다 해도 말이다.

비만인 사람들에게 약 대신에 제공돼야 하는 것은 더 좋은—아울러 더 적은—영양소를 섭취하는 방법을 알려주는 무료 교육 프로그램이다. 만약 그런 교육이 효과가 없다면, 그리고 환자가 비만으로 인한 위험인자를 줄일 약을 복용하려고 한다면, 약값은 환자 본인이 부담해야 한다. 그런 약을 복용하는 많은 사람들은 삶의 질이 저하된다. 그런 약은 피로와 근육통, 성욕 감퇴, 발기부전 외에도 많은 문제를 야기한다. 사람들은 이런 문제를 자신이 복용하는 약과 관련짓지 않고, 나이가 들어서 그렇다고 여기는 경우가 많다.

이런 얘기를 하는 건 금기시된다. 나는 페이스북을 이용하지 않지만, 내가 이 문제에 대해 신문에 기고했을 때[1] 사람들이 내게 페이스북 기사 포스트에 수백 개의 악성 댓글이 달렸다고 알려줬다. 어느 금혼식에 참석했을 때, 동료 의사 한 명이 나를 보자마자 내 아내가 차를 운전했기를 바란다며 공격적으로 말했다. 이유를 물었더니, 내가 사고를 내면 병원비를 내 돈으로 지불해야 하기 때문이라는 것이다! 내 기고문을 그런 식으로 해석하는 건 맞지 않다고 그를 설득하기란 불가능했다. 병이 들면 당연히 무료로 치료를 받아야 한다. 적어도 덴마크에서는 그렇다. 과체중이건 아니건 간에 말이다. 흡연자가 폐암에 걸려도 무료로 암 치료를 받듯이.

비만 유행병의 주범은 당(sugar)이다. 1960년대 미국 설탕연구재단(SRF)은 당의 심장 질환 유발 가능성에 대한 우려를 '반박'하고, 지방에 비난의 화살을 돌리려고 했다. 재단은 하버드 대학교 과학자들의 연구를 후원했다. 이 과학자들은 1967년 《뉴잉글랜드의학저널(*New England Journal of Medicine*)》에 체계적 고찰을 발표했는데, 제당업계로부터 연구비를 지원받은 사실은 공개하지 않았다.[2] 재단은 하버드 대학교 과학자들이 검토할 연구를 선별하는 과정에서, 연구마다 다른 기준을 적용했다. 당이 심장 질환의 원인임을 시사하는 연구는 매우 비판적으로 검토하고, 지방에서 위험성을 찾는 연구에 나타난 문제점은 무시했다.

당 소비를 질병과 연관시키는 관찰연구는 잠재적 교란 요소가 너무 많다며 묵살했다. 역으로 실험연구는 실생활과 너무 다르다는 이유로 일축했다. 당 섭취를 줄이고 채소를 더 많이 먹는 것이 건강에 이롭다는 결과가 나온 연구는 식이 변화가 불가능하다며 무시했다. 쥐에게 지방 함량이 낮고 당 함량이 높은 먹이를 준 연구는 "인간이 그러한 식이를 섭취하는 경우는 거의 없다."면서 거부했다.

하버드 과학자들은 지방의 위험성을 조사하는 연구로 방향을 틀었는데, 당과 관련해 그들이 묵살했던 것과 같은 종류의 유행병 연구가 포함되어 있었다. 연구 특성도 거의 인용하지 않았고, 정량적 결과는 아예 없었는데, 지방을 제한하는 것이 관상동맥성심장질환을 예방하는 최선의 식이 중재라는 데 "의심의 여지가 없다."는 결론을 내렸다. 하버드 대학교는 보스턴에 있는데, 《뉴잉글랜드의학저널》도 이곳에 자리잡고 있다. 이 학술지는 빈번하게 공중보건에 큰 해를 입혔다.

1970년대 미국 설탕협회(SAI)는 미국 식품의약국(FDA)을 설득해 설탕이 건강에 위협이 되지 않는다는 성명을 발표하도록 했다.[3] 미국 식품의약국 자문위원회 위원장과 설탕협회 회장이 동일인이었다. 부정부패는 오늘날까지 계속되고 있다. 2015년 《뉴욕타임스》는, 코카콜라의 후원을 받아 비만에 대한 설탕 음료의 영향을 사소한 것으로 만들려는 목적의 연구를 실시하던 연구자들과 코카콜라 사이의 긴밀한 관계를 드러내는 이메일을 입수했다.[2] 뉴스 통신사 AP는, 사탕과자류 유통 협회에서 연구를 후원하며 영향력을 행사해 사탕과자류를 먹는 아이들이 그렇지 않은 아이들보다 표준 체중인 경우가 많다는 것을 입증하려 한 정황이 담긴 이메일을 입수했다.[2] 제당업계의 전략은 담배업계가 사용했던 조직적인 부인 전략과 매우 유사하다. 심장협회와 암협회는 이들 업계의 돈으로 부패해 버렸다.

덴마크에서 유명한 영양 전문가인 아르네 아스트룹(Arne Astrup)은 1990~1994년에 후원을 받아 임상시험을 실시했는데 발표는 2002년에야 이루어졌다.[4] 덴마크의 거대 제당업체 대니스코 슈거(Danisco Sugar)가 후원사 중 하나였고, 임상시험의 결과는 설탕이 든 음료가 체중 증가를 초래한다는 것이었다. 1997년 아스트룹은 대니스코를 대신해 당이 지방으로 전환되지 않는다는 주장을 담은 리플릿을 작성했다. 당이 지방으로 바뀔 수 있다는 수십 년 된 생화학 상식에 반하는 주장이었다.[5] 아스트룹은 또한 코카콜라의 컨설턴트였던 적도 있으며, 정부 자문위인 덴마크영양협의회의 회장이었다. 2015년에는 아스트룹이 코카콜라로부터 수백만 달러의 후원금을 받은 국제적 연구 네트워크인 글로벌에너지균형네트워크(GEBN) 집행위원회에서 활동했음이 드러났다.[6] 코카콜라는 세상에서 가장 해로운 회사 중 하나다. 글로벌에너지균형네트워크에서는 설탕이 든 음료와 패스트푸드가 과체중의 주된 원인이 아니라고 주장한다!

설탕은 어디에나 있다. 가공식품에도 들어 있는데, 종종 아주 많은 양이 함유되어 있다. 우리 동네 슈퍼마켓에서 찾은 당 함유량을 몇 가지 소개한다.

"케첩과 바비큐 소스 24%, 스위트 머스터드 32%, 망고 처트니 소스 42%, 스위트 칠리소스 51%, 스위트 망고 처트니 소스 55%."

특별히 단맛이 나지 않아 설탕이 들었을 것 같지 않은 식품에도 설탕이 숨어 있는 경우가 많다. 매주 1킬로그램 이상의 당을 섭취하는 사람들도 있다.[3]

가급적 설탕의 섭취를 줄이는 것이 중요하다. 비만 외에도 많은 위해를 초래하기 때문이다. 탄산음료는 치아를 부식시켜 망가뜨린다. 설탕은 거의 마약처럼 작용해서 인슐린 농도가 요동침에 따라 더 많은 당을 갈망하게 만든다. 급격한 기분 변화, 짜증, 피로, 집중력 저하를 초래할 수도 있다. 설탕은 니코틴과 코카인, 성교와 동일한 뇌의 보상중추를 자극한다. 그리고 다른 자극제와 마찬가지로, 쾌감은 오래 지속되지 않는다. 당뇨병, 신부전, 심장마비를 일으키고, 그 밖에도 많은 문제를 야기한다.

나의 가족은 집에서 절대로 탄산음료를 마시지 않는다. 신선한 과일 주스만 마신다. 아이들은 아쉬워하지 않았다. 애초에 코카콜라나 여타 탄산음료에 중독된 적이 없기 때문이다. 사탕이나 초콜릿도 집에 두지 않는다.

설탕은 동량의 포도당과 과당으로 구성되는데, 두 가지 모두 지방으로 전환될 수 있다. 날씬한 젊은 남성이 아침식사용 시리얼과 요거트, 아이스티가 포함된, 설탕이 풍부한 식단으로 바꾸자 2개월 사이에 8.5킬로그램이 늘었다. 평소 먹던 것보다 칼로리 섭취를 늘린 것도 아니고, 탄산음료나 아이스크림, 초콜릿은 손에 대지도 않았는데 그랬다.[3] 칼로리는 그저 칼로리 수치에 불과한 게 아니다. 어디서 온 칼로리인지에 따라 다르다. 그 남성이 자신이 평소 먹던 식단으로 돌아가자 뱃살은 사라졌지만, 한동안 금단증상을 견뎌야 했다.

식품업계는 음료와 식품에 들어가는 최적의 단맛을 알아내 판매량을 극대화하기 위한 여러 실험을 했다.[3] 코카콜라는 자사 제품을 세계에서 가장 빈곤한 농촌 지역에서 매우 성공적으로 판매해 왔다. 2008년 이 회사는 호주의 노던 준주(Northern Territory)가 인구당 판매량이 세계에서 가장 많은 곳이라고 발표했다.[3] 많은 호주 원주민이 젊은 나이에 당뇨병과 신부전으로 사망한다. 코카콜라는 그곳에서 수백만 명의 수명을 단축시켰을 것이 틀림없다.

운동이 생활의 일부가 돼야 한다

비영리단체인 미국당뇨협회(ADA)는 당뇨병 관리에는 혈당 조절뿐만 아니라 혈압과 콜레스테롤 조절까지 포함된다고 협회의 웹사이트에 공표했는데, 그러면서 최선의 중재인 체중 감량과 운동은 전혀 언급하지 않았다.[7,8] 이 당뇨병 관리 계획을 주도하는 소위 비영리단체라는 곳이 제약회사인 아스트라제네카(AstraZeneca), 아벤티스(Aventis), 브리스톨마이어스스퀴브(Bristol-Myers Squibb), 일라이릴리(Eli Lilly), 글락소스미스클라인(GlaxoSmithKline), 머크/셰링플라우(Merck/Schering-Plough), 모나크(Monarch), 노바티스(Novartis), 화이자(Pfizer), 와이어스(Wyeth)의 후원을 받기 때문은 아닐까?

운동은 여러모로 좋다. 사람들 모두가 운동을 해야 한다는 데 의심의 여지가 없다. 한번은 보건부에서 열리는 회의에 갔더니, 입구의 경비원이 내게 엘리베이터를 가리켰다. 나는 이렇게 물었다.

"여기는 보건부 아닙니까?"

나는 짐을 옮기거나 불가피한 경우가 아니면 늘 계단을 이용한다. 내가 일하는 병원 14층에 갈 때도 마찬가지다. 한꺼번에 두 계단씩 오른다. 이게 불가능해지면 나는 내가 매우 늙었다고 여기게 될 것이다.

운동에 위해 가능성이 없지는 않다. 나이가 들면 달릴 때 발을 높이 들지 않아 돌부리나 나무뿌리에 걸려 넘어질 수 있다. 자전거를 타는데 갑자기 개가 뛰어들면 자전거에서 떨어질 수도 있다. 나는 이런 위험을 감수하기로 했다. 피트니스 센터에서 러닝머신 위를 달리는 건 너무나 지루하기 때문이다. 숲길을 8킬로미터 달릴 때는 경치가 계속 변해서 익숙한 풍경이라 할지라도 길게 느껴지지 않는다. 반면 러닝머신 위에서 달리는 8킬로미터는 하프마라톤처럼 느껴진다. 새소리도 들리지 않고, 지나가며 마주치는 사람도, 개도, 말도 없다.

골다공증이 있는 사람은 골절에 취약한데, 달리기를 하면 뼈가 건강해진다. 최근의 연구에서, 평생 운동을 한 65~80세 남성 축구선수의 다리뼈 골밀도가 47세 어린 일반인보다 높다는 놀라운 결과가 나왔다.[9]

운동이 생활의 일부가 되면, 넘어질 위험을 감수하고라도 운동을 즐기게 된다. 그게 바로 삶의 질을 높이는 길이다.

체중 감량제, 절대 복용하지 말라!

체중 감량제가 '당신에게 잘 맞는지 의사와 상의'해서는 안 된다. 그냥 복용하지 말아야 한다. 과체중에는 빠른 해결책이 없다. 대부분의 체중 감량제는 수많은 사람의 목숨을 앗아간 뒤에야 시장에서 퇴출되었다. 죽기 전, 천천히 질식하거나 익사하는 듯한 끔찍한 고통의 기간을 겪는 경우도 있었다.[10] 2년 전쯤, 우리 연구팀은 덴마크 시장에 남아 있던 유일한 체중 감량제를 살펴봤는데, 역시 문제가 있어 보였다.[11] 우리는 다이어트약 오를리스타트(orlistat)의 임상연구보고서를 조사했다. 그 보고서는 유럽의 규제당국인 유럽의약청으로부터 받았다. 유해반응 보고에 있어 프로토콜과 임상연구보고서, 발표된 논문 사이에 중대한 불일치가 있었다. 유해반응이 조직적으로 축소 보고되었다.

《뉴잉글랜드의학저널》은 사설을 통해, 시장에서 퇴출된 체중 감량제 중 하나를 찬양한 적이 있다.[10,12] 사설을 쓴 저자 2명이 그런 약을 파는 제약회사에서 돈을 받는 컨설턴트라는 사실은 전혀 드러나지 않았다. 사설에는 그 약이 폐고혈압 유발 위험이 높지 않고 이점이 더 크다고 되어 있었다. 제약회사의 발표에 따르면, 그 이점이란 것은 고작 3퍼센트의 체중 감량 효과였다. 예를 들면 100킬로그램이던 사람이 97킬로그램이 되는 것이다.[10] 게다가 다수의 환자들이 임상시험을 중도에 그만두었는데, 이럴 때 제약회사들이 흔히 사용한 통계적 조정은 가장 마지막에 기록된 체중을 임상시험 종료 때까지 이용하는 것이다. 초기에 감량된 체중은 나중에 상당 부분 회복되기 때문에 이 방법에는 결함이 있다. 우리 연구팀이 실시한 체중 감량제 조사에서, 마지막 관찰 체중을 기준으로 계산하면 위약에 비해 6.4킬로그램의 감량 효과가 있었지만, 기준 체중(baseline weight)을 잣대로 계산하면 감량 효과가 1.5킬로그램에 그쳤다.[13]

무엇보다 여기서는 공리주의적인 주장을 받아들여서는 안 된다. 한 사람에게 바람직하지 않은 일이 생길 위험을 다수의 체중 3킬로그램 감량 효과와 바꿀 수는 없다. 게다가 체중 감량제를 먹는 사람들은 약 때문에 끔찍한 고통을 겪다가 죽을 수 있다는 것을 예상하지 못한다. 또한 우리는 약을 처방해 약간의 체중 감량으로 구하는 생명이 그 약으로 인한 사망보다 많은지도 알지 못한다. 그런 계산에는 오류가 있는 데이터(체중 감량치)나, 서로 체중 차이가 큰 피험자들의 사망률 데이터도 포함된다. 제대로 된 과학이 아니다.

무엇을 어떻게 먹어야 하는가?

그렇다면 우리는 무엇을 먹어야 하는가? 구글에서 '식이 코크란(diet

cochrane)'을 검색하니 첫 번째 페이지에 흥미로운 검색 결과가 주르륵 나왔다. 그중에 2017년에 나온 비건 식이 관찰연구에 대한 체계적 고찰이 있었다.[14] 설득력은 별로 없었다. 전향적 코호트 연구(cohort study)에서 허혈성(ischaemic) 심장 질환의 발병률 그리고/또는 사망률 위험 감소(위험비 0.75, 95퍼센트 신뢰구간 0.68~0.82), 암 발병률 위험 감소(위험비 0.92, 0.87~0.98)가 나타났으나, 전체 심혈관/뇌혈관 질환, 모든 원인에 의한 사망률과 암 사망률 감소는 없었다. 비건 식이군에 대한 분석에서 암 발병 위험 감소가 보고되었으나(위험비 0.85, 0.75~0.95), 제한된 건수를 연구하여 얻은 결과에 불과했다.

식이에 대한 다수의 코크란 체계적 고찰이 존재한다. 코크란 라이브러리에서 '식이(diet)'를 검색하면 코크란 체계적 고찰 280건의 목록이 나온다. 그러나 대부분 특정 질병을 다루고 있어서, 예방과 관련된 연구는 많지 않다.

「세계 최고의 식생활(The World's Best Diet)」이라는 TV 다큐멘터리는 세계 곳곳의 다양한 식생활을 비교한다. 비교 순위 맨 아래에 '마셜제도'가 있다. 세계에서 당뇨병 관련 사망률이 가장 높은 곳이며, 또한 과체중 인구 비율이 가장 높은 곳 중 하나이다. 이곳 주민들은 주로 미국에서 온 통조림 식품을 먹는다. 채소를 먹을 때조차 그렇다. 생 채소보다 통조림이 싸기 때문이다. 놀랍게도 생선은 많이 먹지 않고 미국산 칠면조 꼬리를 많이 먹는데, 이는 지방 함량이 73퍼센트에 달한다.

멕시코는 미국과의 자유무역협정으로 크게 신음하고 있다. 탄산음료 소비량과 비만율이 매우 높다.

순위가 높은 지역도 흥미롭기는 마찬가지다. 여기에는 예를 들면, 북유럽 국가들, 그리고 프랑스, 이탈리아, 스페인이 있다. 캄포디멜레는 이탈리아의 작은 마을인데, 평균 수명이 95세나 된다! 이곳 사람들은 각자 조그만 텃밭을 가꾸고, 올리브유를 사용하며, 닭고기를 먹는다. 쇠고기는 거의 먹지 않는다. 프랑스는 특히 흥미롭다. 프랑스 사람들은 일반적인 식생활 조언을 무시한다. 지방 함량이 높은 치즈와 가금류 고기, 쇠고기를 먹는다. 그런데도 기대수명이 길다.

결론은, 가장 잘 먹고 있는 사람들은 가공식품 섭취를 최소로 한다는 것이다. 식음료업계가 비만의 주범인 것으로 보인다. 가공식품과 탄산음료 업계를 규제하면 현재의 비만 유행병과 건강, 장수에 극적인 효과가 나타날 수 있을 것이다. 담배 산업과 비슷한 정도로 위해가 큰데도 현재는 실질적인 규제가 전무하다. 변화가 필요하다.

요컨대, 다양한 식단으로 먹되 고기는 적게 먹고 야채는 많이 먹고 탄산음료와 설탕은 피하라는 오래된 조언을 따르는 것이 현명하다.

식생활 조언은 넘쳐나지만 근거는 희박하다

식생활에 대한 조언이 넘쳐나지만, 그중 쓸모 있는 건 드물다. 대부분이 순전히 짐작일 뿐 뒷받침하는 증거가 없다. 그러니 식생활 조언들이 상충하는 게 놀라운 일도 아니다.

미국 캘리포니아주의 내과 전문의 존 맥두걸(John McDougall)은 사람들에게 약을 처방하는 대신 식생활을 바꾸도록 하는 게 낫다는 사실을 일찌감치 깨달았다. 맥두걸은 동료 의료인과 과체중인 사람들을 대상으로 연수 프로그램을 제공하는데, 동물성 식품을 완전히 배제하는 비건(vegan, 엄격한 채식주의자) 식단을 추천한다. 맥두걸은 커뮤니케이션을 매우 효율적으로 하는 사람이다. 2014년의 어느 주말에 나는 맥두걸의 초청으로 강연을 두어 차례 하고, 떠나는 날 아침에는 짧은 인터뷰 영상을 4편 촬영했다. 그중 하나는 유튜브에서 많은 조회수를 기록하기도 했다("닥터 피터 괴체, 거대 제약회사의 조직범죄를 고발하다").

2017년에 나는 또 한 번 미국의 주말 프로그램에서 강연을 했다. 역시 영양학에 관심이 있는 사람이 주최한 프로그램이었다. 내가 생각하기에 참석자 200명 대부분이 비건이었던 것 같다. 음식도 비건 식단으로 나왔다. 맥두걸이 초청했을 때와 마찬가지였다. 어떤 이들은 오로지 식물성 식품만 먹는 게 마치 흙을 먹는 것 같다고 했지만, 조금 지나자 익숙해졌다. 하지만 미국에서 보낸 두 번의 주말을 모두 비건 식단으로 버티는 것은 쉽지 않았다. 한 참석자가 내게 말했다.

"저는 채식을 한 지 40년 됐어요."

이에 나는 이렇게 대꾸하고 말았다.

"저는 골고루 다 먹은 지 67년 됐습니다."

어느 아침, 나는 참석자 전체를 향해 아침으로 먹은 달걀 프라이 2개와 베이컨, 소시지가 얼마나 맛있었는지 말한 다음, 이런 음식이 채식주의자들에게는 모두 금지되어 있다는 사실을 지적했다. 내가 좋아하는 음식을 포기하려는 마음이 생기려면, 수명이 최소 5년, 아니 10년은 연장된다는 결과를 보여주는 무작위 배정 임상시험이 있어야 한다고 덧붙였다.

비건 식단으로 상당한 체중 감량을 했다는 이야기가 여기저기서 나왔다. 나는 타당한 얘기라고 생각했다. 장기간 지속된 염증성 장 질환이 나았다는 사람도 있었다. 그럴 법하다. 식단의 변화가 장내 세균의 변화를 가져오고 그것이 여러 질병에 효과가 있을 가능성이 있다. 나는 참석자들에게 그들이 발견한 사실을 발표하고 각자의 주제에 대한 연구(특히 무작위 배정 임상시험)를 실시할 것을 독려했다.

내 친구 하나는 35년간 염증성 장 질환이 있었지만 시간이 흐르면서 호전되어 지금은 여러 해가 지나도록 병증이 나타나지 않는다. 만약 개선되는 시점에 비건 식단으로 바꿨다고 가정해 보자. 이 친구는 개선된 것이 비건 식단 덕분이라고 확신하고 자연 치유된 것으로는 여기지 않았을 것이다.

채식주의자들은 필요한 미량영양소를 섭취하지 못한다. 가장 흔히 거론되는 것은 비타민 B_{12} 결핍이지만, 그게 다가 아니다. 구글에서 '채식주의 보충제 추천(vegan supplements recommendation)'을 검색하면 알 수 있다. 왜 많은 채식주의자들이 그토록 극단으로 가는지 나는 이해하지 못하겠다. 비타민과 미네랄, 그 밖의 수많은 영양 보충제를 파는 엄청난 규모의 시장이 존재하지만, 내가 할 수 있는 최선의 조언은 이렇다.

"채식만 하는 사람이 아니라면 보충제를 살 필요가 전혀 없다."

다양한 음식을 먹는다면 필요한 영양소를 충분히 섭취하고 있을 가능성이 높고, 영양 보충제는 해가 될 수도 있다. 예를 들면, 항산화제 위약 대조 임상시험에 대한 체계적 고찰에서 베타카로틴과 비타민 E가 사망률을 증가시킨다는 결과가 나왔다.[15]

국가 보건당국에서 나오는 조언들은 어떤가? 당국의 조언에도 의심의 눈초리를 거두지 말아야 한다. 무엇보다, 기관에서는 언제나 공리주의에 입각해 사고하기 때문이다.

"전체 인구가 무엇무엇을 하면, 여차여차해서 많은 생명을 구할 것으로 기대된다."

하지만 우리는 자신을 우선으로 생각해야 한다. 그리고 그런 조언에서 제안하는 식이 변화의 효과를 뒷받침하는 믿을 만한 증거가 거의 없다. 무작위 배정 임상시험이 거의 실시되지 않았기 때문이다. 예를 하나 들어 보자.

2001년 덴마크 국립보건원은 "하루에 6개" 캠페인을 시작했다. 나는 이게 하루에 과일을 6개 먹으라는 의미인 줄 알았다. 불가능한 일이었다. 깜박 잊고 과일을 한 조각도 먹지 않는 날도 있었다. 알고 보니 채소 포함이었다. 그러니까 사과 3개, 큼지막한 토마토와 당근 1개씩, 그리고 바나나 1개, 이렇게 먹어도 되는 거였다. 그래도 역시 꽤나 어려운 일이다.

나는 내가 무얼 먹는지에 집착하는 사람이 아니다. 또 이 권고를 뒷받침할 만한 확고한 증거가 있을 리 없다고 생각했다. 국립보건원은 남성의 하루 알코올 섭취량을 3잔으로 제한하라는 권고도 했다. 여성의 경우엔 고작 2잔이다. 이런 조언을 들었을 때 가장 먼저 가져야 할 의문은 언제나 이것이다.

"무작위 배정 임상시험에 기초한 것인가?"

그럴 리 없다. 사람들을 서로 다른 과일 또는 알코올 섭취 수준으로 수년간 무작위 배정을 하기란 현실적으로 불가능하다.

관찰연구에는 난관이 가득하다. 과일과 채소를 거의 먹지 않는 사람이나 남들보다 술을 많이 마시는 사람을 채식주의자나 금주하는 사람과 비교하기란 불가능하다. 그들은 여러 면에서 서로 다르며, 그런 다양한 차이가 수명에 영향을 줄 수 있다. 우리가 관찰 증거를 신뢰하려면, 연구의 질이 매우 높아야 하고, 상당 수준의 사망률 감소가 있어야 한다. 그렇지 않을 경우 사망률 감소 효과는 편향으로 설명이 가능하다. 어느 정도가 상당 수준인가? 명망 있는 많은 유행병학자들의 발표에 따르면, 너무 속기 쉽기 때문에 '놀라운' 결과가 아니면 거의 믿을 수 없다고 했다.[16] 어떤 연구 결과에서는 심지어 '위험이 3배로 증가'해서는 설득력이 없고 95퍼센트 신뢰구간의 하한치가 '3배 이상 위험 증가'가 되어야(실제 위험이 적어도 3배 증가한다는 것을 95퍼센트 확신한다는 의미) 설득력이 있다고까지 했다.

이를 분명히 보여주는 예를 살펴보자. 나는 퍼브메드에서 제목에 '위험이 2배로 증가(doubles the risk)'가 들어간 초록을 검색했다. 가장 최근의 논문은 이것이다.

"알코올 섭취가 젊은 고혈압 흡연자의 심혈관계 질환 조기 발생 위험을 2배 이상으로 증가시킨다."[17]

꽤 무서운 이야기 같다. 젊지 않고, 고혈압이 없고, 흡연자가 아니더라도, 술을 끊어야겠다고 생각할 수 있다. 이러한 특성을 지닌 사람들에게 알코올이 그토록 해롭다면, 필시 다른 사람들에게도 해로운 것으로 여겨질 법하다. 이런 종류의 연구는 꾸준히 뉴스에 나오는데, 얼마 지나지 않아 이를 반박하는 다른 연구가 또 나와서 큰 혼란이 생긴다. 그래서 어떤 사람들은 모든 식생활 조언을 불신한다.

위험은 실제로 어느 정도인가? 논문 저자들은 혈압과 체중의 후속 변화를 포함한 다변수모델(multivariable model)에서 해저드비(hazard ratio)가 흡연에 대해 1.48이고(95퍼센트 신뢰구간 1.20~1.83), 알코올 섭취에 대해 1.82(1.05~3.15)라고 초록에 썼다.

여기가 내가 회의적이 되어 전체 결과를 무시해 버리는 지점이다. 저자들은 음주로 인한 심혈관계 질환 발생 위험이 흡연의 위험보다 크다고 했다. 믿기 어려운 얘기다. 게다가 95퍼센트 신뢰구간의 하한치가 1.00에 근접한다. 위험 증가가 없다는 의미다.

퍼브메드에 나온 또 다른 연구는 식이에 대한 게 아니지만 소개해 본다. 상당히 전형적인 의학 연구 문헌이기 때문이다. 영아기 과도한 울음(excessive infant crying)이 5~6세의 정서 행동 문제를 야기하는지 여부를 조사한 연구이다.[18] 영아기 과도한 울음은 전체 문제 행동, 품행 문제, 과잉행동, 정서 문제의 발생 위험 2배 증가와 관련 있다고 했다. 오즈비(odds ratio, 발생률이 낮을 경우 위험비와 매우 유사함)는 1.75(95퍼센트 신뢰구간 1.09~2.81)와 2.12(1.30~3.46) 사이로 다양했다.

초록을 읽기 시작할 때 든 생각은, '아기가 과하게 운다면 당연히 나중에 문제가 발생할 위험이 증가하겠지'였다. 영아기에 까다로운 아이가 5년 후에도 까다로울 것으로 예상하는 게 합리적이지 않은가. 유전자 탓일 수 있다. 아니면 까다로운 사람은 부모일지도 모른다. 두 시기에 모두 말이다. 더구나 잘 우는 아기는 부모에게 큰 스트레스를 줄 수 있으므로, 5년 후 부모는 중립적인 관찰자가 아닐 것이라고 예상할 수 있다. 나는 논문 전체를 뒤져서 이 연구가 자녀에 대한 부모의 평가에 의존하고 있다는 것을 알아냈다. 보통은 이 지점에서 논문 읽기를 중단한다. 그리고 이런 편향된 평가에도 불구하고 오즈비는 전혀 심각한 수준이 아니었다.

나는 저자들이 결론에 뭐라고 썼는지 궁금했다. 나라면 이런 연구에 기초해서는 어떠한 결론도 내리지 않을 텐데 말이다. 저자들은 과도하게 우는 영아를 양육하는 부담을 지는 부모에게 특별한 돌봄을 제공하는 것이 향후 자녀의 정서·행동 문제를 예방하는 실현 가능한 전략일 수 있다고 썼다. 정말 터무니없는 결론이지만, 보건의료계에 넘치는 박애주의자들에게는 전형적 결론이다. 어려움을 겪는 사람들을 돕자고 제안하는 건 좋은 일처럼 보인다. 하지만 모든 일에는 대가가 따른다. 효과가 있을지 없을지 모를 중재를 제안해선 안 된다.

다시 식이 문제로 돌아와서, 식이나 생활방식, 환경 요인 등과 질병 사이의 감지하기 어려운 연관관계는 끝없는 공포의 근원이지만, 명확한 근거가 제시되는 경우는 드물다.[16] 나는 무엇을 근거로 "하루에 6개" 캠페인이 시작됐는지 모른다. 그렇지만 (덴마크어로) 구글 검색을 하면서 구글이 자동으로 다양한 검색어 옵션을 제안한 덕분에, 총 95건의 연구를 분석한 2017년의 대규모 메타분석을 찾아냈다.[19] 그에 따르면, 과일과 채소를 합하여 섭취량이 1일 200그램(사과 2개 분량)인 경우 모든 원인에 의한 사망률에 대한 상대위험도가 0.90(95퍼센트 신뢰구간 0.87~0.93)이었다. 또한 1일 섭취량 800그램까지 사망 위험 감소가 관찰됐는데, 사망률이 31퍼센트 감소하는 것으로 추산됐다. 저자들은 다음과 같은 결론을 내렸다.

"관찰된 연관성이 인과관계라면, 2013년 세계적으로 각각 560만 건과 780만 건의 조기사망이 과일 및 채소 1일 섭취량 500그램 미만, 800그램 미만에서 기인한다고 볼 수 있다."

그러나 우리는 관찰된 연관성이 인과관계인지, 아니면 그저 편향인지 알지 못한다. 하루에 사과 8개를 먹으면, 그러려면 꽤나 스트레스를 받을 것 같은데, 사망률이 31퍼센트 감소한다는 것이다. 이걸 뒤집어서 계산하면 1/0.69 = 1.45이다. 이는 하루에 사과 8개를 먹지 않을 경우 위험이 3배 증가한다는 95퍼센트 신뢰구간 하한치에 미치지 못하는 값이다.

나는 만약 무엇무엇이 확실하다면(현실에서는 매우 불확실한 발견임) 수백만 명이 부당하게 목숨을 잃을 것이라고 말하는 연구자들의 얘기를 별로 귀담아듣지 않는다. 그렇게 근거가 불확실한 메시지로 세상을 겁주어선 안 된다. 그런 유행병학자들을 우리에게서 떨어뜨려 놓으려면 하루에 사과 몇 개가 필요한지 궁금하다.

제약회사들은 끊임없이 가짜 질병을 만들어낸다

2014년 캘리포니아에서 열린 회의에 참석했을 때, 한 여성이 테스토스테론 저하에 대한 내 의견을 물었다. 나는 그게 무슨 뜻인지 설명해 달라고 했다. 그런 장애를 들어본 적이 없었기 때문이다. 좌중에서 웃음이 터져 나왔다. 알고 보니 그 여성의 남편이 발기부전이란 얘기였다. 그 여성은 테스토스테론 알약이 그 문제를, 말하자면 '곧게' 펴주길 바랐던 것이다. 미국에서는 이것이 큰 화제였던 모양인데, 덴마크에서는 이런 이야기를 하거나 들은 적이 없다.

수많은 비질환(non-disease)이 있다. 제약회사들은 아픈 사람들과 아플 위험이 있는 사람들, 즉 모든 사람들에게 약을 파는 것으로는 부족해, 수많은 비질환을 만들어냈다. 그런 비질환을 심각하게 보는 사람들이 언제나 있기 마련이다.

정신의학은 온통 비질환으로 가득하다. 주의력결핍과잉행동장애(Attention Deficit Hyperactivity Disorder, ADHD)도 그중 하나다.[20] 문제가 있다는 것을 부정하려는 게 아니다. 질병 꼬리표나 약 복용 없이, 심리치료(psychotherapy)와 여타 심리사회적 중재(psychosocial intervention)로 문제를 해결하는 것이 효과적이라는 얘기다.

우울증약 시탈로프람(citalopram)의 강박적쇼핑장애(compulsive shopping disorder)에 대한 임상시험이 실시되기도 했다. 미국 ABC 방송의 아침 뉴스 프로그램 「굿모닝 아메리카(Good Morning America)」에서는 미국인 2000만 명이 이 새로운 장애에 해당할 수 있으며, 그중 90퍼센트는 여성이라고 말했다.[21,22] 역시 룬드벡(Lundbeck)에서 나온 에스시탈로프람(escitalopram)은 시탈로프람과 동일한 약리활성물질로, 폐경기의 일과성 열감 발생에 대해 임상시험이 실시되었다.[23] 플루옥세틴(fluoxetine)은 미국에서 월경전불쾌장애(premenstrual dysphoric disorder)에 대한 사용이 승인되었다.[20] 우울증약은 다른 많은 비질환에도 사용된다. 예를 들면 부부

갈등, 직장 내 따돌림, 시험 스트레스와 불안감 등.

전당뇨병(pre-diabetes)이란 것도 있다. 당뇨병이 생길 위험이 높다는 의미다. 따라서 사망하거나 여러 가지 건강 문제가 생길 위험이 높아진다는 것이다. 우리는 이제, 위험할 수 있는 문제에 대한 위험 요소가 생길 위험이 있을 수도 있는 사람들이 있는 지경에 이르렀다. 정신 나간 소리는 이게 다가 아니다. 여러 임상시험에서 건강한 사람을 혈당강하제로 치료하면 당뇨병 발생 위험을 낮출 수 있다는 것이 입증됐다.[21,24] 멋진 결과다. 생각이란 걸 하기 전까지는 말이다. 당뇨병 진단은 혈당 수치를 바탕으로 하므로, 임상시험을 실시할 필요조차 없는 일이다. 결과가 일종의 간접 증거이기 때문이다. 약물 치료를 중단하면 바로 당뇨병 발생률에 차이가 없어진다. 약에 아무런 예방 효과가 없는 것이다. 전고혈압(pre-hypertension)도 같은 종류의 헛소리다. 혈압을 내리면 혈압이 내리는 것이다. 그래서 뭐가 어쨌다는 것인가?

그렇다면 출생은 어떤가? 모든 일 가운데 가장 위험한 일이다. 우리가 태어나는 날부터 사망할 위험은 100퍼센트가 된다. 그러니 우리는 모두 '전사망(pre-dying)'이다. 이건 어쩔 텐가?

노화는 질병이 아니며 치매약은 효과가 없다

우리가 '전사망'으로 고통 받는 건 특히 나이가 들었을 때다. 그렇지만 노화는 질병이 아니다. 그러니 부디 노인들을 그냥 좀 내버려 두기 바란다. 운이 좋아서 이 정도로 오래 살았으면, 그리고 두 발로 설

수 있고, 스스로를 건사할 수 있기만 하다면, 이제 의사와 박애주의자들이 우리 삶에 간섭하지 않을 때도 됐다. 우리는 독립성과 자율성을 소중히 여긴다. 젊든 늙든 마찬가지다.

한번은 미국 의사와 대화를 나누다가, 84세인 부친이 여전히 매년 건강검진을 받는다는 이야기를 들었다. 나는 아무런 의미가 없는 일이라고 말하고는, 혹시 그가 건강검진의 위해성을 모르는지 물었다. 그 의사도 잘 알고 있었다. 다만 흔히 그렇듯이, 부친이 자신의 딸보다는 의사의 말을 더 귀담아 들었던 것이다. 딸이 의사인데도 말이다.

덴마크에서는 국립보건원이 자궁경부암 예방을 위해 여성들에게 자궁경부 세포 검사(smear test)를 받으라고 권장하는 캠페인을 시작했는데, 100세까지의 여성 전체를 대상으로 한다.

오늘날 노인이라는 건 어떤 의미인가? 여러 개의 알약을 삼켜야 한다는 의미다. 좁은 시야로 임상진료지침이 작성되었기 때문이다. 한 번에 오직 한 가지 문제만 들여다보며, 전체적인 그림을 생각하지 않는다. 수많은 위험 요소와 잔병을 효과도 없는 여러 가지 약으로 치료 받는다는 것은 무엇을 의미하는가? 사망 위험 증가를 의미한다. 약을 더 많이 복용할수록 위험이 더 커진다. 대부분의 약이 뇌 기능에 영향을 주며, 노인이 넘어져서 골반 골절이 일어나면 5분의 1이 1년 이내에 사망한다. 앞에서 내가 한 이야기를 잊지 말기 바란다.

"약은 주요 사망 원인 중 3위이다."

그러므로 많은 약을 동시에 복용하는 것과 아무 처방도 하지 않는 것을 비교하는 임상시험을 실시할 필요가 있다.

의사들은 노인을 그냥 내버려두지 않는다. 점점 더 심해지는 것 같다. 일례로, 한국에서는 삶의 마지막 한 달을 남겨두고 항암화학요법을 받는 노인 환자의 비율이 2000년 26퍼센트에서 2005년에는 33퍼센트로, 2010년에는 44퍼센트로 증가했다.[25]

노인들은 특히 치매약을 복용해서는 안 된다. 효과가 없다.[20] 제약회사가 후원하는 위약 대조 임상시험에서는 평가 척도 상에 나타난 근소한 효과를 주목했지만, 이는 눈가림 실패로 쉽게 생길 수 있는 정도다. 약에 뚜렷한 부작용이 있기 때문이다. 게다가 측정된 효과가 진짜라고 해도 너무도 근소하여 임상적으로 유의미하지 않다. 반면에 많은 위해를 야기한다. 상식적으로 생각해 봐서 나쁠 건 없다. 약으로 뇌의 퇴행 과정을 늦출 가능성이 얼마나 될까? 0에 가깝다. 임상시험이 편향되어 있을 가능성은? 100퍼센트에 가깝다. 그렇다면 임상시험에서 측정된 작은 효과가 그저 편향일 가능성은? 지극히 높다.

최근 우리 병원의 회의에서 임상약리학자 한 사람이 치매약을 언급하며, 효과가 근소하여 유의미하지 않다는 점을 인정했다. 그럼에도 그는 약물 치료를 계속 시도해 봐야 한다고 말을 이어갔다. 어떤 환자는 다른 이들보다 더 잘 반응하기 때문이라는 것이다.

나는 그 약리학자에게 자연분산도(natural variation)에 대해 이야기했다. 순수하게 통계적인 현상이다. 치료 후에 모든 환자가 평가 척도에서 동일한 점수를 나타내지 않는다. 동일한 환자군을 대상으로 임상시험을 반복 시행하면, 다음 회차에는 남들보다 더 잘 반응하는 것으로 보이는 환자가 동일인이 아니고 바뀔 것이다.

오래된 차에 문제가 생겨서 정비소에 몰고 갔다고 해 보자. 정비사가 새로운 방법으로 정비해 보겠다면서, 다만 성공할 거라 장담할 수는 없다고 덧붙인다. 다른 차를 그 새로운 방법으로 정비한 결과가 어땠는지 물어볼 수 있다. 정비사가 평균적으로는 효과가 없었지만, 때때로 어떤 차에는 다른 경우보다 좀 더 효과가 있어 보였다고 답한다. 우리는 정비사를 불신 가득한 눈으로 바라보다가 문제 있는 차를 몰고 떠나버릴 것이다. 어쨌거나 차가 완전히 망가진 것은 아니어서, 여전히 우리를 가고 싶은 곳으로 데려다 줄 수 있으니까.

유감스럽게도 의사들은 통계에 대해 잘 몰라서 통계적 변이성(statistical variation)을 거의 생각지 못한다. 생각했다면, 시행한 치료가 효과가 있다고 해석하기 어렵다. 대신에 의사들은 자신의 임상 경험을 강조한다. 임상 경험은 진실을 호도하기 쉽다. 일단 환자에게 효과가 없는 약—예를 들면, 치매약이나 정신병약—을 복용하도록 하고 어떻게 되는지 본다. 의사들은 자신이 그런 약에 반응하는 환자와 그렇지 않은 환자를 구별할 수 있다고 생각한다. 불가능하다. 질환 중증도의 자연변이와 비교 대상 부재 때문이다. 어쩌면 치료하지 않을 경우 환자 상태가 더 좋아지지 않을까? 아무도 모르는 일이다. 이것이 우리가 온갖 종류의 편향을 고려한 후에 가장 신뢰할 만한 임상시험에서 나온 치료의 이점과 위해에 기초해서 환자를 치료해야 하는 이유이다. 이는 어느 누구도 치매약으로 치매 치료를 받아서는 안 된다는 의미다. 절대로, 그 누구도 안 된다.[20] 의약품 규제당국 역시 임상의들과 마찬가지로 비합리적이다. 당국에서도 의사들에게 약물 치료를 시도하고 어떻게 되는지 보라고 권고한다.

가장 인기 있는 치매약으로 도네피질(donepezil, 아리셉트Aricept)이 있다. 도네피질의 유해반응 중 가장 흔한 것은 구역, 설사, 수면 장애, 구토, 근육 경련, 피로감, 식욕 감퇴이다.[20] 안 그래도 불면, 피로, 식욕부진으로 힘겨워하고 있을지 모르는 노인이 이런 일을 겪기를 바라는 사람은 없다. 빈번하게 발생하는 위해의 목록—화이자의 제품설명서에는 부작용이라고 되어 있다.—은 매우 길다. 저혈압과 실신의 발생 비율은 1퍼센트 이상이다. 앞에서도 말했듯이 노인이 넘어져 골반 골절이 생기면 다수가 사망한다.

캐나다에서 실시한 대규모 연구에 따르면, 치매약을 복용하는 사람이 실신해서 입원할 위험은 약을 복용하지 않는 사람에 비해 거의 2배나 됐으며, 골반 골절도 더 자주 발생하고, 심박조율기 삽입술을 받는 비율도 높았다.[26] 놀랍기 그지없는 것이, 심한 느린맥(서맥) 때문에 입원했던 환자의 절반 이상이 퇴원 후 동일한 종류의 약으로 다시 치료를 받았다. 의사들에게 과대평가되곤 하는 임상 경험이 이 사례에서는 바람직한 기대 효과를 나타내지 못한 것이 분명하다.

어쩌면 약을 끊어도 살 수 있을지 모른다

의사가 너무 많다는 생각이 자주 든다. 전문 분야와 전문의도 그러하다. 적어도 서구 사회에서는 말이다. 그 모든 의사들이 환자에게 뭔가 의미 있는 일을 하려고 든다.

나는 지금껏 치매약을 처방하지 않는 노인의학 전문의를 만나 본 적이 없다. 치매약의 위해에도 불구하고 말이다. 약을 처방함으로써 위신과 권위를 세울 수 있고, 환자에게 이야기할 거리가 생긴다.

"오늘 약 안 잊고 드셨죠?"

의사는 자신을 약장수가 아니라 심리사회적 치료사로 인식해야 한다. 치매 환자와 여타 환자들을 도울 수 있는 방법은 많다.[20] 약물 복용 이외의 방법들 말이다.

우리가 복용하는 알약의 숫자는 너무도 많다. 각자가 평생 동안 하루도 빠짐없이 매일 복용할 수 있을 정도다. 나이가 들수록 의사를 자주 만나 약을 더 많이 받는다. 의사들은 약 처방을 중단하는 데 익숙지 않다. 전문의가 입원 중에 약을 중단시켜도 가족주치의가 다시 전부 재개하는 경우가 많다. 반대로 가족주치의가 전문의의 처방약을 중단시키면 전문의가 다음 진료 때 다시 처방하는 경우도 흔하다. 물론 환자에 대해 훨씬 더 잘 파악하고 있어서 환자에게 무엇이 최선인지 잘 아는 쪽은 가족주치의다.[27]

나이가 많은 사람이라면 의사를 멀리하라. 의사보다는 사회복지사가 필요할 가능성이 높다. 약을 복용하고 있다면 줄이려고 시도해 보라. 서서히, 한 번에 하나씩. 복용하는 약이 꼭 필요한 예외도 물론 있다. 하지만 아주 많은 경우, 약을 복용하지 않는 편이 나을 것이다. 노부모가 이런 상황이라면, 도와야 한다. 약을 일부 줄이면 몇 년은 젊어진 기분이 들 것이다.

금단증상을 피하려면 약을 천천히 줄일 필요가 있다. 복용하는 약에 몸이 적응해 있기 때문이다. 약을 줄이고 나면 그동안의 피로감, 발기부전, 근육통, 기억력 감퇴 등이 노화의 징후가 아니라 약의 유해반응이라는 걸 깨닫게 될지도 모른다. 젊었을 때 도움이 됐던 약이 나이가 들면 해로울 수 있다는 것 역시 기억해야 한다. 노인이 되면 젊은이보다 내약성이 떨어지기 때문이다. 그런가 하면 몸이 스스로 치유되어 약이 필요하지 않게 되는 경우도 생긴다.

대부분의 환자는 의사의 권위를 존중하여 의사의 허락을 구하지 않고 약을 줄이는 것을 상상조차 하지 않는다. 그러나 의사들이 약을 무한정 계속 복용하라고 권하는 경우가 너무 많다 보니, 일부 환자들은 다른 마음을 먹는다. 물론 환자가 스스로 행동을 취하는 것은 위험할 수 있다. 하지만 지나치게 많은 약물 소비를 지속하는 건 훨씬 더 위험하다. 사망한 사람들 중 다수는 자신을 죽음으로 이끈 약을 충분히 피할 수 있었지만 그러지 못했다.

많은 환자가 내게 이메일을 보내서 자신이 스스로 약을 줄이기로 결심했을 때 무슨 일이 일어났는지 이야기해 준다. 그중 하나를 간추려 소개한다.[27]

"저는 67년 평생 동안 신체적, 정신적 건강 문제를 안고 살았습니다. 살 가치가 있는지 자문할 정도였습니다. 선생님의 책을 읽고 콜레스테롤 약을 중단하고, 항고혈압제를 절반으로 줄이고, 그 밖에 몇 가지 약을 더 끊었습니다. 식단을 조금 변화시키고, 약 부작용에 대해 굳이 알려고 하지 않는 의사 대신 어느 제약회사와도 관계 맺지 않은 의사를 찾아갔습니다. 지금 제 혈압은 치료를 시작하기 전보다도 낮습니다. 가장 놀라운 것은, 여러 가지 신체 문제뿐 아니라 제가 평생 안고 가야 하는 것으로 생각했던 심리 문제까지 콜레스테롤 약을 중단한 지 며칠 만에 완전히 사라졌다는 겁니다. 단기 기억도 되돌아왔습니다. 그 전에는 아무것도 기억할 수 없었습니다. 그리고 지금 제 콜레스테롤 수치는 괜찮습니다. 콜레스테롤에 집착하는 이들의 기준으로 보더라도 그렇습니다. 저는 제 이야기를 널리 알렸습니다. 의사들에게도 전했는데, 그들은 눈썹을 치켜올리고는 재빨리 화제를 바꾸거나, 관심 없다는 티를 노골적으로 내더군요. 반면에 제 경험 중 일부를 확인해 주는 대형병원 의사들도 있었습니다. 저는 제약회사와 그 하수인들에게 분노를 느낍니다."

기침약과 해열제는 유해무익하다

이건 쉬운 주제다. 기침약은 사용하지 말 것. 효과가 없으며, 어떤 기침약은 환자를 죽일 수도 있다. 몇 년 전에 임상 연구를 살펴본 적이 있는데,[21] 관련 없는 평가변수를 적용한 형편없는 오류투성이 임상시험이었다.

'기침 코크란(cough cochrane)'을 구글에서 검색하면 총 4,835명이 참여한 임상시험 29건이 포함된 코크란 체계적 고찰을 찾을 수 있다.[28] 아주 인상적이다. 기침약이 효과가 있다면, 입증하는 데 100명 이상이 필요하지 않을 것이다. 하지만 기침약은 효과가 없다. 여러 기침약 각각에 대한 연구 건수가 적고, 많은 연구가 제대로 보고되지 않아 편향

위험 평가가 어려웠다. 평가변수 평가자의 눈가림 여부와, 평가변수 측정에 대한 검증을 거쳤는지 여부도 보고되지 않았다. 더구나 제약회사나 여타 의약품 공급업체가 후원하는 연구는 제품에 대해 긍정적인 결과가 나올 공산이 크다.

코크란 체계적 고찰 논문 저자들의 결론은 의사가 보기엔 꽤나 전형적이다. "급성 기침에 대한 일반의약품(OTC, 처방전 없이 구입할 수 있는 약품)의 유효성을 입증하거나 반박하는 확실한 증거가 없다. 항히스타민제와 중추신경계 작용 진해제를 아동에게 처방할 것을 고려할 때 이를 감안해야 한다. 이 약들은 심각한 위해를 유발할 가능성이 있는 것으로 알려져 있다."

'확실한 증거… 처방할 것을 고려할 때… 감안해야…'는 연구자들이 쓰는 전형적인 수수께끼 같은 어법이다. 의사들은 '아니오'라고 말하는 것이 왜 이토록 어려운가?

더 이상 볼 것도 없다. 의약품 임상시험에 내재된 그 모든 편향과, 임상시험 대부분이 제약회사가 자금을 지원해서 조작된 것임을 고려할 때, 거의 5,000명이나 되는 기침 환자가 포함된 체계적 고찰에서 나온 부정적인 결과는 기침약 사용에 대해 "아니오!"라고 외칠 이유가 되고도 남는다.

제약회사들에는 이런 게 아무 의미가 없다. 3년 동안 미국 가정의 39퍼센트가 일반의약품으로 분류된 기침 감기약을 사용했다.[29] 다수의 기침약이 시장에 나온 지 50년이 넘은 것들이다. 그 시절엔 약품 규제가 별로 없었다. 7년 동안 독극물 통제 센터는 기침약과 관련된 문의 전화를 75만 건 이상 접수했으며, 미국 식품의약국은 자체 데이터베이스에서 6세 미만 아동의 사망 123건을 확인했다. 이런 약의 유해반응에는 부정맥, 환각, 의식 저하, 뇌 질환 등이 있다.

제약회사들은 약으로 인한 피해를 부모 교육으로 예방할 수 있다고 주장했는데, 말도 안 되는 거짓말이다. 2011년 미국 식품의약국은 500종의 감기약을 시장에서 퇴출하겠다고 발표했다.[30] 일부 약—예를 들면 아편 제제—은 호흡을 느리게 함으로써 기침을 줄여 점액이 폐와 기관지에 정체되게 하여 폐 감염을 유발할 수 있다는 사실이 알려져 있다. 오늘날에도 많은 기침약이 이런 식이다.

미국 식품의약국이 2세 미만 유아에 대한 일반의약품 기침약 사용을 엄격히 단속하자, 기침약 유해반응으로 인한 응급실 외래 진료 건수가 50퍼센트 감소했다. 그럼에도 덴버의 국립유대의료센터(NJH) 알레르기 전문의 해럴드 넬슨(Harold Nelson) 박사는 다음과 같이 말했다.

"이런 약은 잘 알려져 있고 수십 년 동안 사용되어 왔다. 위험성이 있다는 의심을 할 아무런 이유가 없다."

이 어리석은 발언은 많은 의사들의 생각을 잘 보여준다. 내가 의사들에게 그들이 사용하는 많은 약이 얼마나 위험한지 이야기하면, 그들은 진료를 하면서 그 약 때문에 죽은 사람을 하나도 보지 못했다는 말로 일축하기 일쑤다. 나는 교통사고 때문에 죽은 사람을 한 번도 직접 본 적이 없다. 이것이 교통사고 사망자가 하나도 없다는 의미인가? 제약회사들은 2016년까지 5년 동안 수익이 연 1.8퍼센트의 비율로 85억 달러까지 성장할 것으로 기대된다고 말했다(미국 내에서의 수익만 말하는 듯하다.).[31] 효과도 없고, 아이들의 생명을 빼앗기까지 하는 약으로 버는 수익이라기엔 실로 엄청나다.

아주 많은 사람들이 열이 날 때 열을 떨어뜨리는 약인 해열제를 사용한다. 나는 오래전에 감염 질환 분야의 동료 의사로부터 해열제 사용이 별로 좋은 생각이 아니라는 얘기를 들었다. 체온이 2도 정도 상승하면 신체의 면역 방어 효율이 10배 이상 커진다는 것이다. 굉장한 효과이다. 그 동료가 백혈구에 대해 이야기한 것인지 아니면 다른 것에 대해 이야기한 것인지는 기억나지 않는다. 그래서 이 책을 쓰며 찾아보기로 했다.

나는 구글에서 전략을 바꿔가며 검색을 이어간 끝에 관련 깊은 논문을 찾아냈다. 매우 유용한 정보가 많이 담긴 논문을 찾을 수 있었다.[32] 종설 논문인데, 처음 두 쪽에서 가장 중요한 부분을 발췌해 여기에 옮긴다.

> 열 반응은 감염의 전형적인 특징이며, 수억 년에 걸친 자연선택을 통해 형성된 것이다. 발열 시 신체 중심 온도가 1~4도 상승하는 것은 여러 종류의 감염 해결책, 생존율 향상과 관련있다. 예를 들어, 열을 낮추기 위해 해열제를 사용하는 것은 인플루엔자 바이러스에 감염된 모집단에서 사망률이 5퍼센트 증가하는 것과 상관관계가 있으며, 중환자실에서 환자 평가변수에 부정적인 영향을 준다.
>
> 우역 바이러스(rinderpest virus)에 감염된 토끼를 대상으로 한 전임상 연구(preclinical study)에서 아세틸살리실산(아스피린)으로 발열을 억제하

자 사망률이 상승했다. 아스피린 시험군의 70퍼센트가 사망한 반면, 대조군에서는 16퍼센트 사망에 그쳤다. 그러나 열이 보편적으로 이득이 되는 건 아니다. 특히 극심한 염증의 경우, 체온을 올리는 것보다 내리는 것이 방어기전으로 진화했다. 따라서 패혈증이나 신경 손상이 있는 환자의 경우에 통제되지 않은 열은 평가변수 악화로 이어지며, 저체온을 유도하는 치료가 임상적 이점이 있을 수 있다.

6억 년 전 포유류와 조상을 공유했던 냉혈 척추동물은 '자연 속에서의 실험'이 가능하므로 그들을 통해 열(febrile temperature)이 생존에 미치는 직접적인 영향을 살펴볼 수 있다. 파충류, 어류, 곤충류는 감염되면 행동 조절로 중심 온도를 상승시킨다. 보다 따듯한 환경을 찾아가거나(포식의 위험에도 불구하고), 벌의 경우에는 신체 활동을 늘려 벌집의 온도를 올린다. 사막이구아나(*Dipsosaurus dorsalis*)는 그램음성균 아에로모나스 히드로필라(*Aeromonas hydrophila*)에 감염되면 행동 조절로 중심 온도를 약 2도 상승시키는데, 이를 막으면 생존율이 75퍼센트 감소한다.

척추동물이 진화를 거치며 발열이 유지됐다는 사실은 열이 생존에 유리한 점이 있다는 것을 의미한다. 침입한 병원균의 공격을 열이 저지하는 방어기전에는 오랜 미스터리가 있다. 그중 한 가지 기전은 병원균의 감염 능력에 대한 열의 직접적인 효과와 관계있다. 예를 들어, 열성 범위의 체온(40~41도)은 포유류 세포에서 폴리오바이러스(poliovirus)의 복제율을 200분의 1 이하로 감소시키며, 그램음성균의 혈청 유도 용해(serum-induced lysis) 감수성을 증가시킨다.

나의 가족은 열이 날 때 아스피린(NSAID의 일종)이나 아세트아미노펜(acetaminophen, 파라세타몰paracetamol, 상품명 타이레놀Tylenol. NSAID가 아님) 같은 해열제를 쓴 적이 없다. 동물계 전체에서 볼 수 있고 6억 년이 넘는 시간 동안 늘 있었을 열 반응에는 매우 높은 생존가(survival value)가 있음이 분명하다. 실험 연구에서 나타난 결과도 그렇다.

해열제에 대한 체계적 고찰을 찾아보면 뭐가 나올까? 해열제는 체온을 낮추며, 두통 감소 같은 작은 이점도 있다고 나온다. 이런 건 중요한 평가변수가 아니다. 감염이 있을 때, 가장 중요한 건 살아남는 것이다. 그리고 두 번째로 중요한 건 감염을 치료하는 것이다. 그러므로 해열제 복용의 장점과 단점을 따져보지 말고, "해열제가 당신에게 맞는지 의사와 상의하십시오."를 무시하라. 해열제는 누구에게도 적절하지 않다. 심지어 파충류나 곤충에게도.

암 치료는 별 진전이 없고 선전만 요란하다

우리는 암 치료가 발전했다는 이야기를 많이 듣는다. 아직도 여전히 수많은 사람들이 암으로 사망하고 있지만 오늘날 암은 만성질환이라고도 불린다. 설득력 있는 암 치료 생존율 통계도 제시되고 있다. 하지만 사실은 암 치료에 별 진전이 없다. 신문이나 방송에서는 대체로 오도성 높은 정보를 무비판적으로 퍼뜨리고 있을 뿐이다.[33]

선전의 규모가 엄청나므로, 가장 자주 보이는 종류의 데이터에서 무엇이 잘못되었는지를 설명해 보겠다. 드러나지 않은 이면을 들춰내고 과장된 메시지를 해부하려면 주의를 기울일 필요가 있다. 암 치료의 진전을 측정하는 다양한 방식이 존재하기 때문이다. 각각의 방식에는 나름의 취약점이 있다.

최선의 방법은 개별 암의 연간 연령보정사망률(age-adjusted mortality)을 살펴보는 것이다. 사망률은 연령 보정이 필요하다. 나이가 들수록 어떤 노력을 하든 암으로 사망하는 사람이 많아지기 때문이다.

이 방법의 문제는 사인을 알기 어렵다는 것이다. 부검이 흔하지 않으므로 더욱 그렇다. 어떤 사람이 암 진단을 받고 나서 쇠약한 상태로 사망하면 암을 사망 원인으로 여기게 된다. 그러나 사망 원인이 진단과 다른 암이거나, 인식하지 못한 심장 질환이었을 수도 있다.

반대의 상황도 가능하다. 암이 치료가 잘 됐고 재발하지 않았다고 믿으면, 환자가 사망한 것은 다른 이유 때문이라고 생각하게 된다.

우리가 가장 흔히 보는 것은 암 진단이 이뤄진 후의 생존율, 예를 들면 5년 생존율이다. 연령보정사망률에서 편향은 양쪽 방향으로 다 가능하고, 큰 경우가 드물다. 이와 달리, 생존율의 경우 편향이 거의 언제나 암 선별검사와 치료의 결과를 과대평가하는 방향으로 일어난다. 편향의 크기도 커서, 효과가 없는 중재가 상당히 효과적인 것으로 나타나기도 한다.

만약 암 진단이 예전보다 조기에 내려진다면, 5년 생존율은 증가하게 된다. 조기 진단이 생존율을 개선하지 못해서 연령보정사망률에 변화가 없더라도 그렇게 된다. 환자가 실제로 더 오래 사는 게 아니라, 암이라는 사실을 아는 채로 더 오래 사는 것이다. 시간을 재기 시작하는 시점이 앞당겨졌기 때문이다. 따라서 이런 방식의 조기 진단은 사람들에게 위해를 가한다.

우리는 일부 암을 이전보다 조기에 진단한다. 환자와 의사 모두 암의 증상에 대한 인식이 높아졌기 때문이다. 예를 들어 유방암 진단의 경우, 덴마크에서 1978~1979년에는 종양의 평균 크기가 33밀리미터였지만, 10년 후에는 24밀리미터에 불과했다.[34] 이 감소는 유방암 선별검사와는 아무 관련이 없다. 선별검사가 도입되기 전에 일어난 일이다.

진실을 크게 호도하는 선전의 예를 하나 살펴보자. 2008년 덴마크의 한 신문이 유방암 5년 생존율이 30년 사이에 60퍼센트에서 80퍼센트로 상승했다고 공표했다.[35] 실상을 알았을 텐데도, 덴마크유방암협회(DBCG)와 덴마크암협회(DCS)의 대변인들은 모두 이것이 개선된 치료와 선별검사 덕분이라고 홍보했다. '30년에 걸친 5년 생존율의 변화'가 지극히 진실을 호도하는 정보라는 말은 없었다.

2016년 한 기자가 암 생존율의 최근 상황을 볼 때 덴마크의 암 치료는 현재 이웃 나라들과 동일한 수준이라는 기사를 썼다.[36] 논거는 유방암 환자 5년 생존율이 20년 동안 12퍼센트에서 18퍼센트로 상승했다는 것이었다. 그러나 이제는 덴마크에서 유방암 선별검사가 시행되기 때문에 33퍼센트의 과잉진단이 발생한다.[37] 선별검사가 없다면 평생 유방암 진단을 받을 일이 없을 많은 건강한 여성이 암 진단을 받게 된다는 의미다. 그들 중 유방암으로 사망할 사람은 없으므로, 이는 당연히 5년 생존율 수치의 증가로 이어진다.

20년 전 덴마크의 유방암 선별검사 시행률은 20퍼센트에 불과했다. 18퍼센트의 5년 생존율은 선별검사를 받지 않은 모집단에서, 12퍼센트는 선별검사를 받은 모집단에서 나왔다고 가정하여 계산을 간단히 해보자. 선별검사를 실시하지 않으면 유방암 환자 100명 중 18퍼센트, 즉 18명이 5년을 넘겨서 사망한다. 선별검사를 실시하면 133명(100명에다 과잉진단 받은 건강한 여성 33명을 더함)의 12퍼센트, 즉 16명이 5년을 넘겨서 사망한다. 거의 같은 수치다. 유방암 치료에 진전이 없다고 말하려는 건 아니지만, 계산 결과를 보면 유방암 진단 후 5년 생존율이 오도성이 큰 데이터임을 알 수 있다. 실제의 진전은 18퍼센트와 12퍼센트의 차이보다 훨씬 작은 것이 틀림없다.

흔히 암 사망률을 암 발생률과 비교하기도 하는데, 그런 비교 역시 5년 생존율과 비슷한 정도로, 또는 그 이상으로 진실을 호도한다. 이유는 동일하다. 예를 들면, 피부암인 악성흑색종(malignant melanoma)의 사망률은 수년간 상당히 일정하게 유지됐다. 반면, 발생률은 가파르게 증가했다.[38,39]

암에 변화가 없다면, 이건 악성흑색종의 치료에 엄청난 진전이 있다는 것을 의미한다. 하지만 그렇지가 않다. 사람들이 갈색 반점을 검사하는 경향이 커져서 진단이 훨씬 많이 이뤄진 것이다. 이렇게 추가로 발견된 암은 거의 대부분이 무해하다.[38,39]

암 치료가 이점이 있는지 여부를 알기 위해 우리가 할 수 있는 최선은 무작위 배정 임상시험을 실시하는 것이다. 무작위 배정 임상시험에 5년 생존율을 사용하는 것에는 아무 문제가 없다. 참여하는 환자 모두에게 이미 암이 있기 때문이다. 그리고 무작위 배정을 함으로써 2개 군의 예후 인자를 비교할 수도 있다.

그러면 무작위 배정 임상시험으로 우리가 알 수 있는 것은 무엇인가? 성인 암 환자 25만 명이 화학요법을 받은 무작위 배정 임상시험을 대상으로 한 2004년의 메타분석에서, 5년 생존율 증가 효과가 고환암(40퍼센트), 호지킨병(37퍼센트), 자궁경부암(12퍼센트), 난소암(9퍼센트), 림프종(5퍼센트)에서 나타났다.[40] 고무적인 결과이긴 하지만, 이들 암은 전체 암 사례의 10퍼센트 미만이다. 나머지 암 환자들에서 5년 생존율 증가폭은 2.5퍼센트 미만인데, 이는 겨우 3개월에 해당한다. 유럽의약청이 허가한 고형암 신약은 다른 치료법과 비교했을 때 생존을 고작 1개월 연장하는 데 그쳤다.[40]

유방암은 화학요법이 유의미한 효과를 나타내는 암이 아니다. 흔히 하는 생각과 다르다. 사람들은 유방암 선별검사가 효과 있다고 믿지만, 사실은 그렇지 않다. 또 화학요법이 효과적이라고 믿지만, 역시 아니다. 나 또한 프로파간다의 희생자였다. 나는 화학요법이 생존율을 높이는 줄 알았으며, 그것이 상당히 큰 효과라고 생각했다. 심지어 심각한 위해를 걱정하는 환자에게 화학요법을 추천하기까지 했다. 내가 이 책을 쓰기 전의 일이다. 근거를 찾아본 후 나는 충격을 받았다.

'화학요법 유방암(chemotherapy breast cancer)'을 구글에서 검색하면, 처음 나오는 것은 미국암학회 사이트이다. 빨간색 바탕에 흰 글씨로 "기부하십시오(DONATE)"라고 써서 돈을 구걸하고 있다. 기부할 필요 없다. 이 협회는 터무니없을 정도로 부유하며, 내부에서 많은 돈을 쓴다. 덴마크암협회랑 하는 짓이 똑같다. 1989년에 이미 이 협회의 현금 준

비금은 7억 달러가 넘었다. 예산의 74퍼센트는 '운영비'로 사용되는데, 그중 약 60퍼센트는 넉넉한 임금, 연금, 임원 혜택과 간접비에 쓰인다.[33] 게다가 이 협회의 파트너에는 화이자, 브리스톨마이어스스큅브, 애브비(Abbvie), 머크, 퀘스트다이아그노스틱스(Quest Diagnostics), 아스트라제네카, 애보트(Abbott), 일라이릴리, 제넨테크 같은 제약회사가 포함되어 있다. 이들 회사 가운데 일부는 연구개발 비용과는 아무 상관없는 과도하게 비싼 가격에 항암제를 판매해 무지막지하게 많은 돈을 번다.[21] 2008년 글로벌 금융 위기를 일으킨 장본인 가운데 하나인 모건스탠리(Morgan Stanley)도 파트너에 포함되어 있다.[20]

이 협회는 유방암을 조기에 발견하면 "거의 100퍼센트에 가까운" 치료가 가능하다고 공표한 적이 있다.[41] 이것은 '거의 100퍼센트' 틀린 말이다. 유방암 선별검사를 받는다고 치료되는 것은 아니기 때문이다.

이 협회는 화학요법의 효과에 대해서는 아무 언급 없이, 언제 화학요법을 받아야 하는지만 말한다. 그리고 심각한 유해반응의 기나긴 목록이 나오는데, 그런 유해반응이 얼마나 흔한지 알려주는 수치는 제공하지 않는다. 시작 문구는 이렇다.

"화학요법제는 부작용을 유발할 수 있습니다."

유발할 수 있다고? 화학요법 치료를 받고 해를 입지 않은 사람을 본 적 있나? 아니다. 예외 없이 모두 해를 입는다.

구글에서 검색어에 '코크란'을 추가해 검색해 보면, 유방암 화학요법에 대한 17건의 코크란 체계적 고찰이 암 진행 여부에 따라 나뉘어 있는 자료를 볼 수 있다. 미국암학회는 복합화학요법(polychemotherapy)이 사용되는 경우가 많다는 것에 주목했다. 첫 번째 코크란 체계적 고찰에서는 하나 이상의 화학요법제를 추가하면 종양 수축의 증가가 영상으로 확인되지만 독성 역시 증가하는 것으로 나타났다.[7] 전체 생존율이나 질환 진행 속도에 효과가 있는지를 확실히 결정할 수 있는 충분한 증거는 없었다. 생존의 해저드비(hazard ratio, 상대위험도와 유사)는 약 1이었다. 0.96(95퍼센트 신뢰구간 0.87~1.07, P = 0.47). 질병 진행까지의 시간도 변화가 없었다. 0.93(0.81~1.07, P = 0.31).

우리는 언제나 상대위험도(이를테면 위험비 또는 해저드비)보다 절대위험도를 선호한다. 2005년에 나온 대규모 메타분석에 바로 이 정보가 있다.[8] 이 메타분석은 초기 유방암에 대한 것이다. 유방암과 전이된 림프절을 수술로 절제할 수 있는 시기라는 의미다. 화학요법과 호르몬요법이 모두 포함되어 있는 이 메타분석은 의학지 《랜싯(*Lancet*)》에 발표되었는데, 31쪽에 달한다. 다 읽고 소화하려면 몇 시간은 걸릴 것이다. 하지만 그럴 필요가 없다. 복합화학요법을 받은 50~69세 여성의 경우 15년 후 사망률이 47.4퍼센트이고, 여러 약이 함께 투여되지 않은 여성의 경우에는 50.4퍼센트라는 것을 하나의 그래프에서 알 수 있다. 큰 차이가 아니다. 초기 유방암 여성의 절반 정도가 15년 후에도 유방암 때문에 사망하지 않았다는 사실은 안심이 된다.

그렇지만 이것이 절반의 여성이 15년 후에 다 살아 있다는 뜻은 아니다. 일부는 다른 원인으로 사망하는데, 다른 원인에는 그들이 받은 화학요법도 포함된다. 이를 보면 유방암 사망률이 왜 문제가 있는 평가변수인지 알 수 있다. 암의 임상시험에서 가장 중요한 평가변수는 언제나 전체 사망률이다. 우리는 복합화학요법이 전체 사망률을 감소시키는지 아닌지 모른다. 31쪽짜리 논문에 그 얘기가 없기 때문이다. 온라인 부록(webappendix)에 있는 그림 1, 6, 8을 참고하라고 되어 있는데, 이는 논문의 일부가 아니다.

괴상하기 짝이 없는 학술적 숨바꼭질이 시작됐다. 논문 어디에도 부록을 어떻게 찾을 수 있는지 알려주는 힌트조차 없다. 나는 퍼브메드에서 초록을 찾아봤는데, 거기에도 힌트가 없다. 대학 도서관을 통해 《랜싯》에 접속하여 모든 검색 옵션을 시도해 보았다. 그 논문이 실렸던 해당 호에도 들어가 봤지만 부록에 연결되는 링크는 전혀 없었다. PDF 파일이 하나 있었는데, 역시 부록으로 연결되는 링크는 없고, "상세 기록"은 어디로도 연결되지 않았다. "관련 정보" 항목도 활성화되어 있지 않았다. 완전히 막다른 길에 다다른 것 같았다.

내가 절박함 속에서 무슨 시도를 했는지 기억이 다 나질 않는다. 어느 시점에선가 요약과 보충 자료 보기를 포함한 다양한 옵션이 있는 웹페이지에 도달해 있었다. 하지만 내가 "보충 자료"를 클릭하자, 다시 요약으로 넘어갔다! 몇 번 더 시도해 봤으나 결과는 같았다. 화면 맨 아래로 스크롤해 가니 관련 링크가 나타났다. 나는 마침내 논문에서 부록이라고 한 것을 찾아내는 데 성공했다. 복합화학요법이 사망률을 감소시키는지 알아보기 위한 검색은 불가능에 가까웠다. 이건 정말 괴상한 일이다.

생고생은 여기서 끝나지 않았다. PDF 파일이 3개 있었다. 첫 번째 파일은 "부록-그림 1-13"이었다. 내가 찾는 게 여기 있을 터였다. 하지만 열어 보니 그렇지 않았다. 249쪽에 달하는 그래프 모음인데, 한 페이지에 그래프가 1개씩만 있는 것도 아니었다. 원하는 것을 찾는 데 도움이 될 의미 있는 범례도 없었다. 그림 1, 6, 8 중 어느 것도 찾을 수 없었다. 첫 번째 그래프는 연간 발생률(event rate)을 나타냈지만, 이것이 전체 사망률인지, 유방암 사망률인지, 암의 재발인지, 아니면 또 다른 무엇인지, 아무런 정보가 없었다.

두 번째 PDF 파일에는 내가 원하는 정보를, 학술지에서 관리하는 곳이 아닌 다른 웹사이트에서 찾으라는 얘기가 있었다! 세 번째 파일은 142쪽 분량이었으며, 관련 없는 다른 정보가 담겨 있었다.

나는 창밖을 내다보며 욕을 내뱉었다. 하지만 포기하고 싶지는 않았다. 수백 개의 그래프를 다시 훑기 시작했다. 그림 1, 6, 8이라는 이름이 붙은 건 어디에도 없었지만, 드디어 논문에서도 봤던 유방암 사망률 그래프를 찾아냈다. 15년 후 유방암 사망률에 3퍼센트 차이가 있었던 자료 말이다(50.4퍼센트 대 47.4퍼센트). 그 다음 그래프가 바로 "전체 사망"에 대한 것이었다. 사망률은 55.7퍼센트 대 53.6퍼센트, 즉 2.1퍼센트 차이였다.

이럴 줄 알았다! 당연히 전체 사망률이 유방암 단일 원인의 경우보다 높았다. 즉 사망률 이점이 더 낮았다. 일부가 화학요법으로 인해 사망하기 때문이다.

유일하게 편향 없는 평가변수인 전체 사망률 데이터가 31쪽이나 되는 《랜싯》 논문에 들어 있지 않은 이유는 무엇인가? 집요한 사람이 아니면 찾을 수 없을 정도로 꽁꽁 숨겨 놓은 이유는 또 뭐란 말인가?

이 에피소드는 이전에도 여러 번 입증된 바 있는 진실을 보여준다. 학계도 제약업계만큼이나 편향될 수 있으며 중요한 사실을 은폐하는 데 '능숙'하다는 진실 말이다.

임상시험에 참가한 유방암 환자가 지금 내게 묻는다면, 복합화학요법을 추천하지 않는다고 답할 것이다. 또 다양한 암 치료에 대한 메타분석에 따라,[40] 단일화학요법도 권하지 않을 것이다. 다른 화학요법과 비교하면 탁산(taxane)은 효과가 약간 있다. 코크란 체계적 고찰에서 입증되었다.[9] 하지만 문제는 이 약간의 효과가 화학요법을 받을 만큼 가치가 있는가이다.

단일화학요법의 효과를 확인하는 데에는 시간이 좀 걸린다. 종류도 너무 많고, 보조화학요법(adjuvant chemotherapy)과 신보조화학요법(neoadjuvant chemotherapy, 수술에 앞서 실시하는 화학요법)의 차이 같은, 기본적인 문제에 대해서도 알아야 한다. 또 유방암의 형태도 여러 가지다. 그러므로 가장 쉬운 방법은 의사에게 효과가 정확히 무엇인지를 치료하지 않는 경우와 비교해서 묻는 것이다. 의사는 이 물음에 답변할 수 있어야 한다.

대부분의 의사를 포함해서, 사람들은 평균 이점이 작더라도 일부 환자는 남들보다 더 많은 이점을 얻게 되므로 시도해 볼 가치가 있다는 말을 종종 한다.

"어쩌면 내가 운이 좋은 경우일지도 모르지. 수명 연장의 평균 효과는 1~3개월이지만, 나는 6~12개월까지 더 살지도 몰라."

환자들은 복합화학요법을 받은 후 여러 해를 더 산 사람의 이야기를 하기도 한다.

헛된 희망이다. 일부 환자가 특별히 오래 사는 건 암이 매우 가변적이고, 성장 속도가 각기 다르기 때문이다.[33] 일부 여성은 그저 남들보다 훨씬 더 오래 살 운명을 타고난 것이다. 치료 요법과는 아무 관련이 없다. 합리적인 결정을 내리기 위해서는 무작위 배정 임상시험에서 얻은 평균 수명 연장 효과에 기초해서 판단해야만 한다.

암에 걸렸을 때 가장 중요한 것 중 하나는 화학요법을 언제 거부해야 하는지를 아는 것이다. 환자가 죽음을 맞기까지 마지막 몇 주 동안에도 집중적인 화학요법이 실시된다는 것은 여러 차례 확인된 바 있다.[42] 삶의 마지막을 사랑하는 이들과 집에서 조용히 보내는 것이, 화학요법의 독성 효과로 괴로워하면서 수시로 입·퇴원을 반복하다 죽는 것보다 훨씬 나을 것이다. 많은 사람들이 자기 집에서 숨을 거두길 바란다. 내 어머니는 그렇게 하셨다. 어머니는 궤양성 유방암이었다. 내가 암 병동에서 일할 때 의사들은 과도한 중재주의 접근법을 두고, 영안실로 가는 길에 마지막 화학요법을 받는다는 농담을 하곤 했다.[43] 그러는 대신 어머니는 자신의 존엄성과 자기결정권, 독립성을 마지막 순간까지 지켜냈다. 이런 것이 우리에게 중요한 가치다.[21]

덴마크의 저명한 의사들이 치명적인 암에 걸릴 경우 화학요법을 통한 연명치료(life-prolonging treatment)를 받지 않겠다는 공개적인 입장을 표명했다.[21] 근소한 이점을 위해 고통스러운 위해를 감내해야 하는 화학요법을 기꺼이 받으려는 종양학자와 간호사는 거의 없다.[21,44] 나는 보건의료 전문가들이 왜 환자들에게 자신의 입장과 같은 제안을 하지 않는지 모르겠다. 최근에 유방암으로 불과 39세에 사망한 한 여성 환자는 4차 화학요법이 끝난 후 이렇게 말했다.

"이게 제가 보는 마지막 봄이라면, 그 한가운데서 맘껏 즐기고 싶어요. 매일 병원에 다니는 대신에 말이죠."[43]

결국 그녀의 마지막 봄이 되었다.

우리가 불치의 암(거의 모든 암)에 접근하는 방식은 무언가 대단히 잘못되어 있다. 최근 나의 가까운 두 친척에게 있었던 이야기를 들려주려 한다. 이길 수 없는 싸움을 한다는 게 얼마나 부조리한가를 보여주는 이야기다.[43] 사망 기사를 보면 종종 이런 표현이 나온다.

"그는 암과의 싸움에서 패하고 말았다."

이런 전투적 수사 대신에 "그는 멋진 삶을 살았다." 같은 보다 긍정적인 표현을 쓰면 좋겠다.

내 친척 두 사람은 마지막 순간까지 전투를 벌였다. 한 사람은 67세 남성으로, 신장과 간으로 전이된 불치성 위암 진단을 받았다. 내가 아는 한 합리적으로는 할 수 있는 일이 아무것도 없었다. 하지만 환자는 여러 가지 진단검사를 받았다. 그 결과, 검사의 침습적인 특성으로 인해 상태가 악화되었다. 몇 가지 유형의 화학요법을 시도했는데, 어느 시점에 환자와 배우자는 연명치료가 제안될 거라는 말을 들었다. 두 사람 모두 이 말을 굉장히 긍정적으로 받아들였다. 수명이 4년쯤 연장되는 걸로 여겼던 것이다. 실제로는 수명이 조금이라도 연장될 가능성이 극도로 낮다. 오히려 화학요법이 환자를 죽게 할 가능성이 더 크다. 헛된 희망의 결과로 일련의 화학요법이 추가로 실시되어, 환자는 마지막

6개월을 괴롭게 보냈다. 견딜 만한 날은 단 하루도 없이, 화학요법의 유해반응으로 계속 고통받았다. 존엄한 죽음이라 할 수 없었다.

또 한 사람은 64세 남성으로, 전이된 췌장암이었다. 역시 불치병이었다. 환자는 가능한 모든 걸 해보자는 생각이었다. 덴마크에서 방사선 치료를 27회 받았는데, 매번 새로운 의사의 검진을 받았다. 그 후에는 독일에서 수술 받기를 원했다. 독일 병원과 협력 약정이 있어서 환자가 부담할 비용은 없었다. 환자를 수술한 의사는 면역체계를 강화하기 위해 암세포와 백혈구를 혼합해 환자에게 매달 주입하는 치료법을 실험했다. 이 치료는 무료가 아니었다. 환자는 진단 후 1년 반 만에 사망했는데, 이런 중재가 자신의 수명을 연장해 주었다고 확신했다. 알 수 없는 일이지만, 그럴 가능성은 높지 않아 보인다.

이 모든 비극에 더하여, 줏대 없는 우리의 규제당국은 기존의 약보다 나은지 아닌지도 파악하지 못한 채 새로운 항암제를 허가한다.[21,45] 이렇게 망가진 시스템은 확실한 독성과 불확실한 이점을 지닌 항암제에 막대한 비용을 지출하는 결과를 가져온다. 무작위 배정 임상시험에서 작은 이점이 발견된 경우라 해도, 이런 근소한 차이는 환자가 중복이환(co-morbidity)이 되는 현실에서 쉽게 사라질 수 있다.[45]

정신병약과 진통제는 왜 사용하지 말아야 하는가?

4장

결론부터 말하고 설명은 천천히 하겠다. 정신의학은 공중보건에 닥친 재난이다. 약물 과용과 강제 치료 때문이다.[1] 정신의학은 의학 전문 분야 중에서 내가 알기로는 유일하게 이로움보다 해악이 큰 분야이다. 이를 보여주는 근거 가운데 하나는, 조사한 모든 국가에서 정신 질환으로 인한 장애 연금액이 상승하면서 동시에 정신병약의 사용량도 증가했다는 사실이다.[2]

정신의학은 정신병약이 얼마나 위험하고 안 좋은지에 대한 사실을 조직적으로 부정하여 사람들이 이런 약이 이롭다고 믿도록 하는 데 성공했다.[1] 그러나 사상누각이 무너지는 건 시간 문제다. 현 상황에 반대하는 움직임이 점점 커지고 있다. 정신과 의사들 사이에서도 그렇다.

나는 훌륭한 정신과 의사들을 많이 알고 있다. 피터 브레긴(Peter Breggin)은 그중에서도 최고다. 브레긴은 여러 대학에서 강의를 했으며,

뉴욕주 이타카에서 50년간 개인 병원을 운영했다. 학술적인 환경에 있지 않으면서도 무수히 많은 학술 논문을 발표했고, 책도 20권쯤 썼다. 모두 매우 유익하며 참고문헌도 잘 정리되어 있다. 브레긴은 정신병약을 거의 사용하지 않는다. 다른 의사가 처방한 정신병약을 단약(斷藥)하는 과정에서 금단증상이 견딜 수 없는 지경이거나, 약을 단기간 처방할 수 있는 드문 경우에만 예외적으로 사용한다. 언젠가 브레긴은 정신과적 문제가 있을 때 정신과 전문의와 상담하면 안 된다는 말을 공개적으로 했다. 너무 위험하다는 것이다. 브레긴의 책을 읽기 전에 나는 이미 정신병약의 위해가 이점보다 훨씬 크다는 결론에 도달해 있었다. 그럼에도 그의 책은 내게 큰 영감을 주었다. 내가 내린 결론은 다음과 같다.

"정신병약은 복용해서는 안 된다."

내가 떠올릴 수 있는 유일한 예외 상황은 심각한 급성 정신 장애인데, 그렇다 해도 약을 가급적 빨리 끊어야 한다. 이미 하나 이상의 정신병약을 복용하고 있다면, 복용 중단을 진지하게 고려하길 바란다.

경고!

정신병약은 중독성이 있다. 복용을 갑자기 중단하면 안 된다.

금단증상으로 극심한 정신적·신체적 반응이 나타나서 위험할 수 있다.

많은 환자가 자신이 복용하는 정신병약을 끊고 싶어한다. 그러면 상태도 더 나아질 것이다. 유감스럽게도 대부분의 의사는 안전하게 약 복용을 중단하는 최선의 방법을 모른다. 공식 지침에서는 이에 대해 아예 언급하지 않거나, 지나치게 급격한 테이퍼링(tapering, 복용량을 줄여나가는 방법)을 권고한다. 지침에 언급이 없다는 것은, 서구 국가들에서 전체 인구의 약 5퍼센트에 정신병약 의존증이 있다는 것을 생각할 때 심각한 부작위(不作爲)이다.[1] 그러므로 과학 전문 기자 로버트 휘태커(Robert Whitaker)가 정신병약을 다룬 저서에 『유행병 해부(*Anatomy of an Epidemic*)』라는 제목을 붙인 것은 적절하다 하겠다.[2] 정신병약 유행병은 아마 현존하는 유행병 가운데 가장 해로울 것이다. 비만보다도 나쁘다.

코펜하겐의 북유럽코크란센터에서 우리는 뭔가 해야 한다는 결론을 내렸다. 나의 박사 과정 대학원생 중 하나는 사람들이 정신병약 복용을 안전하게 중단하도록 도울 수 있는 방법을 연구한다. 이 대학원생과 우리의 국제적 네트워크에 속한 많은 사람들이 정신병약 단약 기간에 심리치료를 제공함으로써 환자들이 약을 끊을 수 있도록 돕는다. 지금까지 참여한 대부분의 사람들이 이런 방식으로 약을 끊는 데 성공했다. 이들 중에는 혼자서 여러 번 복약 중단을 시도했다가 실패한 후에 성공한 사례도 있다.

2017년 우리가 덴마크에서 최초로 정신병약 단약 강좌를 개설하자 환자, 보호자, 정신과 전문의, 심리학자, 가족주치의, 여타 사회복지 및 보건의료 전문가들이 참가했다. 우리도 많은 걸 배울 수 있었다. 우리가 제작한 유튜브 동영상(영문 자막)과, 단약을 기꺼이 도와줄 각국의 심리치료사 명단을 누구나 볼 수 있게 나의 웹페이지(deadlymedicines.dk)에 올려놓았다.

같은 해에 나는 스웨덴 예테보리에서 국제정신과약물단약협회

(IIPDW, iipdw.com)를 공동 설립했다. 이곳에서 처음으로 개설한 강좌는 보건의료 전문가를 대상으로 한 것이었다. 관심이 급속히 커지고 있어서, 우리는 곧 다른 여러 나라에 협회의 지부가 생길 것으로 예상한다.

단약 과정은 수개월에서 수년까지 걸린다. 일부 환자는 약을 끊고 오랜 시간이 지난 후에도 금단증상을 계속 겪을 수 있다. 무증상 기간이 있은 후에도, 예를 들어 환자가 스트레스를 받거나 하면 갑자기 금단증상이 다시 나타날 수 있다. 최악의 경우 환자가 영구적인 뇌 손상을 입어 약을 끊지 못할 수도 있다. 해를 더 입을지라도 죽을 때까지 약을 계속 먹을 수밖에 없다는 의미다.

나는 이 단락의 소제목에 정신 건강이나 정신 장애, 아니면 정신의학 같은 표현을 사용할 수도 있다. 하지만 '정신적 고통'이 훨씬 더 적절해 보인다. 정신적 고통은 정신 건강 문제의 핵심이며, 각종 정신 장애의 정의에 대부분 포함된다. 물론 예외도 있다. 광인은 정신적 고통을 느끼지 못할 수도 있다. 하지만 광기가 사라지고, 자신이 한 일을 깨닫고 당황하게 되면 역시 정신적 고통을 느낄 가능성이 높다.

어떤 사람이 다리가 부러져서 신체적 고통을 겪는다면, 우리는 아스피린이 통증에 효과가 있는지 위약과 비교해 시험할 수 있다. 실제로 그렇게 한다. 하지만 우리는 이것을 문제 해결로 보진 않는다. 필요한 것은 아스피린이 아니라 수술과 석고 붕대이다. 다른 예를 들면, 뇌종양 같은 통증 발생 원인을 찾으려는 노력 없이 두통 치료를 수년 동안 계속하는 경우는 없다. 그런데 정신 건강 문제는 약물 치료를 수년 동안 계속하면서도 어떤 트라우마 때문에 그런 문제가 생겼는지 알아보려고 하지도 않는다.

정신병약의 효과는 단기 임상시험에서 평정척도(rating scale)로 증상의 감소를 측정하여 평가한다. 이는 마치 단기 진통 효과를 측정하여 아스피린이 다리 골절을 낫게 하는지를 평가하는 것과 같다. 정신적 고통이 약간 감소할지 모르지만, 환자는 눈곱만큼도 치유된 게 아니다. 사실 그 반대이다. 나중에 설명하겠지만, 정신병약을 처방 받는 환자는 도움을 받기보다 해를 입을 가능성이 매우 높다.

정신병약 가운데 가장 많이 사용되는 항우울제가 이를 잘 보여준다. 항우울제의 효과는 다양한 증상을 심한 정도에 따라 점수를 매기는 우울증 척도로 측정한다. 점수를 합산해서 총점을 낸다. 이 점수는 몇 주 후 위약 대조군보다 치료제 시험군에서 약간 더 낮아진다.[1,3] 이걸 보고 정신과 전문의들이 약이 효과가 있다고 단언하는 것이다.

정신병약은 잘해야 급성 상태를 조금 완화할 수 있을 뿐이다. 나는 10년 동안 정신병약을 연구했으며, 현재 정신병약의 효과를 연구하는 박사 과정 학생 5명을 지도하고 있지만, 종류를 막론하고 정신병약이 정신 장애를 치료할 수 있다고 믿을 만한 증거는 단 한 가지도 발견하지 못했다. 정신병약은 순전히 증상에 대한 효과만 있다. 그러므로 이런 약을 항우울제(antidepressant)라거나 항정신병제(antipsychotics)라고 부르는 것은, 감염병에 대한 항생제의 효과처럼 마치 치유력이 있는 것 같은 느낌을 주어 사람들을 크게 오도하는 것이다. 정신병약의 효과를 당뇨병에 대한 인슐린의 효과와 비교하는 것도 마찬가지다. 유감스럽게도 정신과 전문의들은 일상적으로 그렇게 한다.[1]

장기적으로 볼 때 정신병약은 매우 해롭다.[1-6] 모든 정신병약은 고도의 뇌기능을 손상시킨다. 우리를 인간이게 하고, 생각하고, 느끼고, 사랑하고, 공감하고, 자신을 아끼고 남을 배려하며, 활동하고, 기억하는 뇌의 기능 말이다. 또 영구적인 뇌 손상을 야기하고 약물의존성을 유발하여, 약을 끊으려고 할 때 끔찍한 금단증상을 일으킬 수 있다. 거의 모든 정신병약이 사망률을 높이고,[1] 신체적·정신적 장애를 일으킨다. 완화해야 할 정신 장애를 오히려 유발할뿐더러 다른 장애까지 야기할 수 있다. 이렇게 무서운 위해를 가할 수 있는 약이나 물질은 아편과 불법약물 빼고는 거의 없다. 불법 약물과 정신병약의 주된 차이는 후자에만 의사의 처방전이 필요하다는 것이다. 처방전을 받아 약국에서 정신병약을 산 다음 그 약을 다시 거리에서 파는 사람도 있다.

미국인의 약 10퍼센트가 우울증약을 매일 복용한다. 이 정도까지 약을 먹이는 것이 가능했다는 사실은 돈과 부정부패의 위력, 정신과 의사들의 집단 이익을 암울하게 증언한다.[7] 정신병약의 대부분은 가족주치의가 처방하지만, 정신과 치료가 이렇게까지 길을 잃은 건 궁극적으로 정신과 전문의들의 책임이다. 정신과 전문의들은 이런 일을 막을 수도 있었다. 정치인들이 그들이 하는 말을 듣기 때문이다. 하지만 그러지 않았다. 소수만이 의사가 입힐 수 있는 위해에 대한 우려를 표했다. 사실 주요 정신과 전문의들은 현 상황을 열렬히 옹호하며, 다른 생각을 가진 동료들을 협박한다. 현 상황에 대해 우려의 목소리를 크게 내면 경력에 흠집이 날 거라는 식으로 말한다. 정신병약이 벌거벗은 임금님이라는 걸 깨닫고 후회하는 정신과 전문의들로부터 이런 이야기를 들은 게 한두 번이 아니다.[8] 어떤 이들은 정신의학을 종교에 빗대어, 스스로 생각하고 관찰한 바를 기초로 판단하려는 사람을 파문시키는 교파로 비유하기도 한다.

환자의 상태가 복용하는 약 때문에 악화되면, 그중 일부는 복용을 강요당해서 그럴 수도 있는데, 정신과 전문의는 대체로 그것이 약의 위해 때문이라는 것을 알라차리지 못한다. 정신 장애가 악화되거나 새로운 장애가 생겨난 것으로 생각하고 복용량을 늘리거나(도움이 되지 않는 일이다. 복용량 증가는 효과 상승으로 이어지지 않는다. 유해반응만 늘어난다.), 다른 정신병약을 추가로 처방한다. 또 환자가 유해반응에 대한 불평을 크게 하지 않으면, 의사는 대개 몇 주 후에 복용량을 늘린다. 그렇게 해서 효과가 커지는 경우는 전혀 없다고 봐도 무방하다. 유해반응과 사망 위험이 증가할 뿐이다.

이것이 그토록 많은 환자들이 만성적으로 무력해지는 주요 원인이다. 많은 진단명과 많은 약. 그 모든 게 어떻게 시작됐는지, 아프기 전엔 삶이 어떠했는지 더 이상 누구도 기억하지 못 한다. 환자는 뇌와 인격이 더 이상 예전 같지 않은, 화학적으로 유도된 인공적 존재로 바뀌어간다. 약 복용이 정체성의 일부가 되어 버린다. 마약중독자와 마찬가지다. 나는 이걸 '정신과의 파리잡이 끈끈이'라고 부른다. 환자가 자신의 '날개'를 퍼덕여 시끄러운 소리를 낼수록, 더 많은 진단과 약 때문에 더욱더 꼼짝 못하게 된다. 환자들은 현재보다 약을 더 먹지 않으려면 정신과 의사에게 말하지 말아야 할 것이 있다는 걸 알게 된다.

정신병약 임상시험에는 심각한 오류가 있다

발표되는 의약품 임상시험 보고서에는 대체로 오류가 있다. 약의 이점은 과장되고, 위해는 과소평가되거나 아예 누락된다. 이건 널리 알려진 사실이다. 하지만 정신병약 임상시험이 이런 면에서 가장 심하다는 것을 아는 사람은 거의 없다.

이 말이 의미하는 바는, 정신병약에 대해 알아보려 할 때 체계적 고찰이 소용없다는 것이다. 정신병약에 대한 코크란 체계적 고찰은 수백 편이 있지만, 각 고찰에서 살펴보는 임상시험이 신뢰할 수 없는 것이어서 체계적 고찰 역시 대체로 읽는 이를 오도한다. 코크란 연구자들이 아무리 최선을 다한다 해도, 이미 발표된 임상시험 문헌에 있는 모든 오류를 보완할 수는 없다.[1] 우리 연구팀은 규제당국으로부터 구한 64,381쪽의 임상연구보고서에 기초해 우울증약에 대한 체계적 고찰을 실시했다. 그 결과, 발표된 임상시험 문헌에는 나오지 않는 위해를 입증할 수 있었다(아래 참고). 정말이지 너무도 우울한 결과였다. 정신병약 임상시험은 임상 연구에 기여하려는 환자의 이타적 의도를 오용하는 막대한 낭비에 지나지 않는다.

나는 이미 이 문제를 다룬 책을 한 권 썼다.[1] 여기서는 중요한 주제 몇 가지만 이야기하면서 약간만 더 보태려 한다.

위약 대조군의 콜드터키 효과

대다수의 정신병약 임상시험에서 환자는 이미 시험약과 유사한 약을 복용하고 있다. 그래서 보통 일주일 정도의 짧은 단약 기간을 거친 후 환자에게 시험할 신약 또는 위약을 무작위로 배정한다. 콜드터키(cold turkey, 급작스러운 단약으로 나타나는 심한 금단증상)를 유발하는 이런 임상시험은 위약 대조군 환자에게 위해를 가하게 된다. 그러므로 신약이 위약보다 효능이 나아 보이는 것은 조금도 놀라운 일이 아니다. 단약 기간을 길게 잡아도 별로 도움이 되지 않는다. 영구적 뇌 손상을 입은 사람의 경우 단약 기간은 이를 보상할 수 없다. 영구적 뇌 손상을 입지 않은 경우라도 금단증상으로 수개월에서 수년까지 고생할 수 있다.[4,6]

지금까지 실시된 신경이완제(neuroleptic) 임상시험은 수천 건에 달한다. 그런데 우리가 최근, 같은 종류의 약을 처방 받은 경험이 없는 환자만 참여시킨 정신증(psychosis) 위약 대조 임상시험을 찾아봤더니 1건밖에 없었다.[9] 중국에서 실시한 것으로, 결과가 사실일 가능성이 희박하여 사용할 수 없었다. 조현병 스펙트럼 장애(schizophrenia spectrum disorder) 환자에 대한 신경이완제 위약 대조 무작위 배정 임상시험 전체에 편향이 있었다. 이는 현존하는 증거에 기초해 신경이완제 사용을 정당화하는 게 불가능하다는 의미이다.[1]

환자들이 얼마나 오랫동안 약을 복용해야 하는지 알기 위해 이른바 복약(단약) 연구가 실시되기도 했다. 이런 연구 역시 위약 대조군의 콜드터키 효과 때문에 진실이 크게 호도된다. 65건의 위약 대조 임상시험(환자 수 6,493명)을 분석한 대규모 메타분석에서 1년 후 재발 1건을 예방하기 위해 신경이완제 치료를 해야 하는 환자 수가 3명에 불과하다는 결과가 나왔다.[10] 굉장히 놀라운 결과지만 신뢰도가 크게 떨어진다.

지속적인 신경이완제 치료의 실제 효과는 시간이 지남에 따라 줄어들어 3년 후면 0에 가까워진다. 따라서 1년 후에 나타나는 것은, 이점으로 묘사되더라도 주로 의인성(醫因性, iatrogenic) 유해반응이다. 추적 조사 기간을 3년보다 길게 하면, 단기일 때와는 반대로 신경이완제 치료를 계속하지 않는 게 최선이라는 결과가 나오게 된다. 실제로 그렇다. 추적 조사 기간을 7년으로 한 무작위 배정 임상시험에서 신경이완제 복용량을 줄이거나 복용을 중단한 환자들이, 복용을 계속한 환자들보다 훨씬 상태가 좋았다. 전자의 경우 52명 중 21명이, 후자는 51명 중 9명이 초발(初發, first-episode) 조현병에서 회복했다.[11]

정신과 전문의들은 이런 것을 납득하지 못한다. 아니면, 납득하지 못하는 척하는 것일 수도 있다. 거의 대부분이 신경이완제와 우울증약의 복용 유지 연구를 '이런 약이 새로운 정신병과 우울증 예방에 매우 효과적'이라는 의미로 해석한다.[1] 그러므로 환자들에게 약 복용을 수년간, 심지어 평생 계속해야 한다고 말한다.

눈가림의 실패

임상시험이 이중맹검(double-blind, 이중 눈가림. 시험자와 피험자가 모두 무작위 중재를 알지 못하게 함)이라고 해도, 눈에 띄는 약 부작용 때문에 진짜 이중으로 눈가림이 되지 않는다. 상당수의 환자와 의사가 배정된 약이 시험약인지, 위약인지 알게 된다.[1] 눈가림이 약간만 허술해져도, 평가 변수를 주관적인 평정척도로 평가하는 임상시험에서 기록되는 작은 차이는 순전히 편향으로 해석될 수 있다.[1]

그러므로 이중맹검이어야 할 임상시험에서 환자에게 약을 투여할 경우 연구자들이 실제와 다른 결과를 보고할 가능성이 있다. 미국 국립정신건강연구소(NIMH)가 후원한 1964년의 유명한 임상시험이 그러했다. 이 임상시험은 아직까지도 신경이완제가 효과적이라는 근거로 인용된다. 새로 입원한 조현병 환자 344명이 6주 동안 클로르프로마진(chlorpromazine)과 같은 페노티아진(phenotiazine) 계열의 약과 위약에 무작위로 배정되었다.[12] 연구자들은 약이 무감정을 완화하고, 골격근 운동을 개선하며, 환자를 덜 무관심하게 만든다고 보고했다. 이것은 이런 약이 환자에게 미치는 영향과 정확히 반대다. 이는 10년 전에 이미 정신과 전문의들이 인정한 내용이다.[2] 연구자들은 이런 약을 더 이상 진정제(tranquilliser, 신경안정제)라고 불러서는 안 되고—사람을 진정시키므로 실제로는 맞는 용어지만—항조현병제(antischizophrenic drug)라고 해야 한다고 생각했다. 이 연구는 조현병을 약으로 치료할 수 있고 신경이완제는 무기한 복용해야 한다는 그릇된 믿음을 형성하는 데 일조했다.[13]

사실 이런 약은 정신증에 임상적으로 유의미한 효과가 없다. 그 모든 엄청난 편향 요인—단약 불쾌감, 눈가림 실패, 제약회사 후원 임상시험의 심각한 데이터 조작 포함[1]—이 동원됐는데도 불구하고 조현병 약 임상시험의 평가변수는 부실하다.[1] 임상시험에서 흔히 사용되는 양성 및 음성 증후군 척도(Positive and Negative Syndrome Scale, PANSS)에서 임상적으로 관련성이 가장 낮은 효과에 대응하는 점수가 15점이다.[14] 미국 식품의약국에 제출된 최근의 위약 대조 임상시험에서 나온 PANSS 점수는 최소 점수에 한참 못 미치는 6점에 불과했다.[15,16] 진정제를 투여

받고 기절한 환자는 자신의 비정상적인 사고를 표현하는 빈도가 줄어들어 점수가 쉽게 높아질 법도 한데 말이다.[15]

우울증도 거의 같은 상황이다. 약 자체가 효과가 없다. 해밀턴 우울증 척도(Hamilton depression scale)로 감지할 수 있는 가장 작은 효과는 5~6인데,[17] 오류투성이 임상시험에서 나온 결과가 겨우 3 정도이다.[1] 몇몇 메타분석에서 우울증이 심한 환자의 경우 우울증약의 효과가 더 크다는 결과가 나왔다.[3,18,19] 우울증약(정제) 복용은 일반적으로 중증 우울증에, 때로는 중등도 우울증에도 권고된다. 하지만 보고되는 효과는 우울증 정도에 상관없이 미미하다. 예를 들면, 가장 최근의 메타분석에서 기저 해밀턴 점수가 23 이상인, 매우 심한 우울증에 해당하는 환자의 약물 효과는 2.7이었다.[19] 이보다 가벼운 정도의 우울증에서는 1.3이었다.[3] 중증 우울증에 효과가 약간 더 큰 것처럼 보이는 건 단지 숫자의 차이일 뿐이다.[20] 위약 대조 임상시험은 제대로 눈가림되지 않으면 커다란 편향이 생길 수 있다. 동일한 임상시험에 대해 눈가림되지 않은 관찰자를 눈가림된 관찰자와 비교하면 평균 68퍼센트의 편향이 생긴다는 것은 모든 질병 연구에서 나타난 결과이다.[21] 하지만 우울증약의 메타분석에서 나온 결과를 설명하는 데에는 편향이 그렇게 클 필요도 없다.

중증 우울증의 기저 점수가 경증의 경우보다 높으므로, 어떤 편향이든지 경증 환자보다 중증 환자의 측정 결과에 더 큰 영향을 미친다. 예를 들어, 시험군에서 효과를 측정할 때 눈가림 실패 편향이 10퍼센트라고 가정해 보자. 그리고 예를 간단하게 하기 위해, 위약 대조군에는 편향이 없고, 기저 점수와 최종 상담 점수 사이에 개선이 일어나지 않았다고 하자. 그러면 해밀턴 우울증 척도 기저 점수가 25인 경우, 치료 후에도 여전히 25일 것이다. 하지만 편향 때문에 시험군과 대조군 사이에 2.5 차이가 생긴다. 기저 점수가 15인 경우에는, 그 차이가 1.5에 불과할 것이다.

정말 아주 간단한 문제이다. 이런 산수 문제를 우리 연구팀이 처음 지적했다는 사실이 놀랍다.[20] 그러고 보면 정신과 의사들에 대해 이해할 수 없는 게 한두 가지가 아니다. 다른 이들에겐 너무나 분명한 것을 정신과 의사들은 대체로 무시하거나 부정한다.[1-8,15,22]

오류투성이 임상시험에서 측정된 우울증약의 미미한 효과는 위약에 아트로핀(atropine)이 함유되면 사라진다. 아트로핀은 우울증약과 유사한 입안 건조 같은 부작용이 있다.[23] 부작용이 있는 건 거의 뭐든지 우울증에 '효과'가 있는 것처럼 보일 지경이다.[24] 이런 현상은 우울증약 임상시험에서 평정척도로 측정되는 것이 편향임을 시사한다. 신경이완제, 항뇌전증제, 각성제 같은 것을 포함해서 사람들을 마비시키거나 쾌감을 주는 모든 약물 역시 우울증에 '효과'가 있는 것처럼 보인다. 예를 들면, 해밀턴 우울증 척도의 17개 항목 중 3개가 불면증에 대한 것이라서, 불면증만으로도 점수가 6이 나온다.[25] 여기에다 만약 불안 정도가 최고 2에서 0으로 내려가면, 점수가 8이 될 수 있다. 따라서 알코올과 모르핀은 우울증에 '효과'가 있어 보일 것이 분명하다. 그렇다고 우울증 환자에게 알코올과 모르핀을 처방하지는 않는다.

치유와 관련 없는 평가변수

평정척도 점수로는 환자가 얼마나 정상에 가까운지 거의 또는 전혀 알 수 없다. 우울증약에 대해 지금까지 수천 건의 위약 대조 임상시험이 실시되었다. 하지만 환자가 약으로 과연 치유되었는지, 즉 생산적인 정상 생활로 돌아오고 다른 사람들과의 정상적인 관계를 회복했는지 측정한 임상시험은 단 한 건도 없었다. 만약 그런 임상시험이 존재했다면 우리가 알았을 것이다. 물론 임상시험에서 약이 효과가 없어서—또는 필시 증상을 더 악화시켜서—아무도 그 임상시험을 알 수 없게 제약회사의 아카이브(문서고)에 깊이 숨기지 않았다면 말이다.[1]

미국정신의학협회(APA)의 정신 질환 매뉴얼 『DSM-5(정신 장애 진단 및 통계 지침*Diagnostic and Statistical Manual of Mental Disorders* 제5판)』에 따르면, "사회적, 직업적, 또는 여타 중요한 기능적 영역에서 임상적으로 중요한 곤란이나 장애를 초래하는" 9가지 증상 중 5개 이상을 보일 경우 주요우울증(major depression)이다. 이러한 우울증 정의를 볼 때, 우울증약 임상시험에서 이런 평가변수를 이용한 적이 없다는 건 말이 되지 않는다. 다른 향정신성 약물의 임상시험도 마찬가지다.

나는 최근에 이런 평가변수를 다룬 임상시험 1건을 찾았는데, 여타의 위약 대조 임상시험과 같은 설계가 아니었다.[26] 일라이릴리가 후원한 임상시험이었고, 플루옥세틴, 서트랄린(sertraline), 파록세틴(paroxetine)으로 각각 최소 4개월 이상 치료 받은 환자들에게 5일 동안 시험약 치료를 중단하고 위약을 복용하도록 했다. 놀랍지도 않게, 플루옥세틴(일라이릴리의 제품)을 복용한 환자의 상태는 괜찮았다. 이 약의 활성 대사

산물(active metabolite)은 반감기가 1~2주에 달하므로, 위약으로 바꾼 5일 동안 변화가 거의 일어나지 않았다.

역시 놀랍지도 않게, 파록세틴을 복용한 환자는 해를 입었다. 이 약의 반감기는 21시간이기 때문이다. 파록세틴 복용 1회 중단 후에 이미 통계적으로 유의미한 유해반응 증가가 있었다. 그리고 예상대로 다음 5일 동안 증상이 악화되었다.

수많은 임상 관찰로 이런 현상은 사전에 예측이 가능하다. 일라이릴리가 후원한 유사한 임상 연구에서도 이와 비슷한 일이 있었다.[27] 그러므로 나는 이 임상시험이 끔찍하게 비윤리적이라고 본다. 파록세틴 단약 후의 금단증상은 혹독했다.[26,27] 환자들은 "위약 대체 기간 동안, 통계적으로 크게 악화된 정도의 오심, 괴상한 꿈, 피곤함 또는 피로, 성마름, 불안정하거나 급격한 기분 변화, 집중력 저하, 근육통, 긴장감, 오한, 수면 문제, 초조, 설사"를 경험했다.[26] 일라이릴리의 이전 임상시험에서[27] 파록세틴/서트랄린 복용 환자의 대략 3분의 1이 기분저하, 성마름, 초조를 경험했고, 해밀턴 우울증 척도 점수가 최소 8점 이상 상승했다. 경미한 우울증과 심각한 우울증을 가르는 점수 차이다.[19]

"파록세틴 처방을 받은 환자들은 업무, 인간관계, 사회활동과 전반적 기능에 있어 통계적으로 심각한 악화를 보고했다."[26]

우울증약 임상시험에서 이런 평가변수를 다루는 유일한 경우는, 그것이 해당 제약회사에 이득이 될 때라는 사실에서 많은 것을 알 수 있다. 임상 연구자들은 환자에게 최근 4일 동안 다음과 같은 변화가 있었는지 물었다.

"직장에서 업무 수행에 어려움을 겪었거나, 일을 쉬어야 했는가? 가족, 친구와의 관계에 문제가 있다고 느꼈는가? 사회적 환경이 불편하게 느껴지거나, 일상적인 사회활동에 어려움이 있었는가?"

환자들은 자신의 전반적인 상태에 대한 질문을 받았다.

이 임상시험을 지독하게 비윤리적이라고 보는 이유는, 파록세틴 복용 환자가 경험한—일라이릴리의 임상시험에서 경험할 것으로 예상된—금단증상이 자살, 폭력, 살인의 성향을 유도한다는 사실이 수십 년 전부터 알려졌기 때문이다. 환자가 그런 증상을 경험할 때 자살과 살인이 많이 발생했다.[1,5,22] 2001년에는 파록세틴으로 인한 사망에 제약회사가 법적 책임이 있다고 배심원단이 판단한 재판이 있었다. 60세인 도널드 셸(Donald Schell)은 파록세틴 복용을 시작한 지 단 48시간 만에 아내, 딸, 손녀를 총으로 쏴 살해한 후 자살했다.[1] 다른 재판에서는 제약회사의 미발표 연구 결과가 공개되었는데, 환자 80명이 심각한 공격성을 보인 사건이 있었고, 그중 25명의 사건은 파록세틴 복용으로 인한 살인으로 확인됐다.[1]

나는 이 밖에도 파록세틴이나 플루옥세틴, 서트랄린을 포함한 여타 우울증약이 초래했을 가능성이 매우 높은 자살과 살인 사건을 이야기한 바 있다.[1] 또한 주요 정신과 전문의들과 제약회사가 우울증약이 자살과 여타 폭력으로부터 환자를 '보호'해 준다는 정반대의 주장을 하며 우리를 설득하려 할 때 등장하는 추악한 속임수와 과학적 부정행위에 대해서도 이야기했다.[1]

우울증약을 판매하는 제약회사를 보호하기 위해 할 수 있는 거의 모든 일을 해온 미국 식품의약국도[1] 항복하지 않을 수 없었다. 2007년 미국 식품의약국은, 적어도 간접적으로라도, 우울증약이 모든 연령에서 자살을 유발할 수 있다고 인정했다.[28]

"적응증 종류에 관계없이 항우울제 치료를 받는 모든 환자는 병증 악화, 자살 경향, 이상행동의 변화에 대한 적절한 모니터링과 근접 관찰이 필요하다. 약물 치료 과정의 처음 몇 개월 동안과 복용량 변화·증감 시기에 특히 그렇다. 불안, 초조, 공황발작, 불면증, 성마름, 적개심, 공격성, 충동성, 좌불안석증(akathisia, 정신운동성 안절부절증psychomotor restlessness), 경조증(hypomania), 조증(mania) 같은 증상이 항우울제 치료를 받은 성인과 소아청소년에서 보고되었으며… 가족이나 간병인에게 이런 증상의 발생을 일 단위로 관찰하도록 조언해야 한다. 변화가 급격히 나타날 수 있기 때문이다."

미국 식품의약국이 마침내 우울증약이 모든 연령에서 광기를 유발할 수 있는 매우 위험한 약이라는 것을 인정했다. 그렇지 않다면 일 단위의 모니터링이 필요하지 않을 것이다. 그러나 일 단위 모니터링은 엉터리 해법이다. 사람들을 매시간, 매분 모니터링하는 건 불가능하다. SSRI(선택적 세로토닌 재흡수 억제제)로 인한 자살은 대체로 주변에서 다들 완전히 괜찮다고 여긴 지 몇 시간 내 발생했다.

정신병약은 치명적인 해를 끼친다

정신병약은 환자에게 상당히 치명적이다. 내가 확인할 수 있는 가장 신뢰할 만한 연구에 기초하여 판단하건대, 정신병약은 주요 사망 원인에 해당한다.[1] 정신병약은 환자보다는 제약회사와 더불어 의사에게 이득이 되는 것 같다. 정신병원의 환자들은 약을 먹어 진정되면 다루기가 수월해진다. 주치의는 약을 처방하면 뭔가 할 일을 했다는 기분도 들고, 심리치료와는 달리 시간이 오래 걸리지 않으면서 경제적 이득도 있다. 안타깝게도 상담의 초점이 대체로 환자의 문제가 아니라 약에 맞춰지곤 한다.

정신병약은 효과가 아주 형편없는 데 비해 위해는 압도적으로 크다. 그래서 이런 약은 아예 사용하지 않거나, 그게 어렵다면 긴급 상황에 제한하여 며칠 동안만, 가급적 환자가 받아들이고 이해하는 조건에서만 써야 한다는 것이 내가 도달한 결론이다.

신경이완제는 독성이 강하므로 퇴출되어야 한다

미국과 여러 나라의 정신의학계에서 신경이완제(neuroleptic)는 조현병 사망 위험을 낮추는 것으로 널리 알려져 있다.[1] 비만, 대사장애, 당뇨병, 지연성 운동이상증(tardive dyskinesia), 치명적인 심부정맥 등을 일으키는 약이 죽음을 예방한다고 단정하기까지 정신과 의사들이 거쳤을 세뇌 과정을 생각해 보라. 그런데 그들은 조현병 환자의 수명이 남들보다 20년은 짧다는 사실을 너무나 잘 알고 있다.

그 누구도 신경이완제를 복용해서는 안 된다. 신경이완제는 독성이 매우 강하므로 시장에서 퇴출되어야 마땅하다. 건강한 사람들이 신경이완제를 복용한 다음 그 경험을 내게 말해 주었고, 발표하기도 했다.

그들은 며칠 동안이나 무기력에 빠졌다![29] 흔한 유해반응은, 뭔가를 읽거나 집중하기 어렵고 정상적인 업무가 불가능하다는 것이다. 아울러 몸 전체가 영향을 받는다. 신경이완제가 강한 독성물질이라는 데에는 의심의 여지가 없다. 급성 정신 장애 증상을 보이는 환자를 진정시키기 위해 뭔가가 필요하다면, 벤조디아제핀(benzodiazepine)이 훨씬 덜 위험하며, 효과도 더 나은 것으로 보인다.[30]

신경이완제는 환자를 "구하기 위해" 강제로 투여된다. 강제가 아니라면 신경이완제를 복용할 사람은 거의 없을 것이다. 나는 강연을 자주 하는데, 강연 때 환자들에게 정신증이 재발해서 약이 필요하다고 느껴지면 어떤 약을 선호하는지 물어본다. 그때마다 환자들은 벤조디아제핀이라고 답했다. 신경이완제였던 적은 단 한 번도 없다. 언젠가 정신과 전문의와 간호사들이 어떤 환자를 가리켜 망상이 있다고 말하는 걸 들었는데, 그 환자가 인터넷을 보고 나서 신경이완제가 위험하다고 '생각'한다는 게 이유였다! 나는 정신병원의 폐쇄병동에 가느니 차라리 감옥에 가겠다고 하는 환자들이 있는 이유를 충분히 이해한다. 두 장소 모두 힘의 불균형이 극단적이고, 환자의 말이나 행동이 환자에게 불리하게 작용할 수 있다. 정신병원에서 가하는 처벌은 치명적인 약물 투여이다. 이건 용납해서는 안 되는 일이다.

제정신이 아닌 사람들의 강제 치료에 대한 법률은 그 자체가 제정신이 아니다. 제정신이 아닌 듯한 사람을 본인 동의 없이 정신병원에 입원시키는 것이 많은 나라에서 가능하다. 입원하지 않으면 치유 가능성 또는 실질적이고 현저한 개선 가능성이 크게 낮아질 것으로 예상되는 경우에 그러하다. 하지만 나는 그런 성과를 거둘 수 있는 약을 본 적이 없다. 정신병약을 사용하는 치료는, 다른 모든 약과 마찬가지로, 반드시 동의에 기초하여 이루어져야 한다.[1]

누군가에게 약 투여를 강제하는 합법적인 근거는, 당사자나 타인에게 분명하고 실질적인 위험이 되는 경우이다. 하지만 정신병약은 폭력을 예방하기는커녕 유발한다.

리튬은 자살을 예방하지 못한다

리튬(lithium)은 독성이 강한 금속이지만, 양극성장애(bipolar disorder)를 포함한 정신 장애를 다루는 데 사용된다. 정신과 의사들은 이 약이 자살을 예방한다고 자신 있게 말한다. 그러나 이런 결론을 내린《영국의학저널》논문의 어조는 조심스러웠다.[31] 메타분석에 포함된 6건의 자살은 모두 위약 대조군에서 일어났다. 논문 저자들은 중도적이거나 부정적인 결과의 중간 규모 임상시험 한두 건만으로도 자신들의 연구 결과가 사실상 바뀔 수 있음에 주목했다. 기존 임상시험의 선택적 보고 역시 문제가 될 수 있었다. 정신병약 임상시험에서 발생한 자살과 사망 중 발표된 것은 절반 정도였다.[32]

또 다른 문제는 위약 대조군의 콜드터키 효과이다. 나는 스웨덴 정신과 전문의와 함께 독자적인 메타분석을 실시하면서 콜드터키 효과가 나타나게 설계된 임상시험들을 배제했다. 우리 연구팀은 리튬이 전체 사망률이나 자살률을 낮춘다는 신뢰할 만한 근거를 발견할 수 없었다.[33]

우울증약은 효과가 없고 삶의 질을 떨어뜨린다

의약품 규제당국이 보유한 데이터와 복수의 임상연구보고서에 기초한 연구에 따르면, 우울증약은 사람들이 아는 것보다 훨씬 더 위험하다.[1,34] 우리는 우울증약이 건강한 성인 지원자 집단에서 자살과 폭력으로 이어질 수 있는 사건의 발생을 2배로 증가시키고,[35] 아동과 청소년에서 공격성을 2~3배로 증가시킨다는 사실을 알아냈다.[36] 학교에서 발생한 수많은 총기 난사 사건의 가해자가 우울증약을 복용하고 있었던 것을 생각하면 중요한 발견이다. 또 우울증약은 스트레스요실금(stress urinary incontinence, 복압요실금)이 있는 중년 여성에서 자살과 폭력의 발생 위험을 4~5배로 증가시켰다.[37] 주요 또는 잠재적 정신 질환을 경험한 여성의 수도 2배나 되었다.[37]

자살과 폭력의 전조를 살피는 것은 심장 질환의 예후 인자를 살피는 것과 같다. 우리는 흡연과 비활동성이 심장마비의 위험을 증가시킨다고 말하며, 사람들에게 행동 변화를 권고한다. 그러나 정신의학계의 지도자들은 옹호의 여지가 없는 주장을 일상적으로 하며 불리한 상황을 모면하려 한다. 예를 들면, 다수의 정신과 의사들은 우울증약을 아동에게 투여해도 안전하다고 주장한다. 임상시험에서 자살이 나타나지 않았으며, 단지 자살성 사건(suicidal event)이 늘어났을 뿐이라는 것이다. 마치 자살과 자살성 사건 사이에 아무 연관이 없다는 듯이. 그러나 우리 모두는 자살이 자살성 사고(suicidal thought)에서 출발해, 준비와 한 번 이상의 자살 기도로 이어진다는 사실을 알고 있다.

이런 약은 순전히 대증 치료 효과만 있으므로, 환자가 자신이 경험한 이점 대 위해 비율을 평가해 어떤 결론을 내리는지가 중요한 평가변수가 된다. 환자가 이렇게 하는 시점은 임상시험에 끝까지 참여할지 중도 포기할지 결정하는 때이다. 임상연구보고서를 보면 이것을 알 수 있다. 위약 대조군보다 시험군에서 현저하게 더 많은 수의 환자가 중도에 이탈했다.[38] 이는 우울증약과 위약 가운데 하나를 고른다면 위약을 선택해야 한다는 뜻이다! 위약 대조군에서 콜드터키 효과로 해를 입었어도 환자들은 위약을 선호했다. 이는 우울증약이 효과가 없다는 의미로밖에 해석될 수 없다.

나는 임상시험 중 우울증약으로 인한 삶의 질 변화도 연구하고 싶었으나, 임상연구보고서조차 지독하게 신뢰성이 떨어진다는 사실을 알고 나서 충격을 받았다.[39] 이들 보고서에 나타난 선택적 보고의 정도는 믿기 어려운 수준이었다. 규제당국에서는 누락된 데이터를 제약회사에 요청하기 위한 그 어떤 조치도 취하지 않았다. 보고서가 약의 허가를 위한 자료였는데도 말이다.

나는 우울증약이 삶의 질에 부정적인 영향을 미친다는 것을 확신한다. 예를 들어, 환자 중 절반이 약 복용을 시작하고 성생활에 지장이 생기거나 불가능해졌다.[1] 나는 우연히 규제당국의 문서에서 이 부분에 대한 은폐 시도를 발견했다.

ADHD는 질병이 아니므로 약이 필요하지 않다

정신과 의사들이 이른바 주의력결핍과잉행동장애(Attention Deficit Hyperactivity Disorder, ADHD)라고 부르는 질병을 치료한다는 약은 사용해선 안 된다. 나는 ADHD가 질병이 아니라 유해한 사회적 개념이라고 생각한다.[1] 이런 약은 아이들이 학교에서 가만히 앉아 있도록 할 수 있을지 모르지만 그 효과는 상당히 빨리 사라지며, 다른 모든 정신병약과 마찬가지로 장기적으로는 유해하다.[1] 이를 분명히 보여주는 것이 대규모로 이루어진 미국의 MTA(ADHD 다중 치료) 임상시험으로, 3년, 6년, 8년, 16년 후의 결과가 보고되었다.[40-44] 16년 후, 지속적으로 약을 복용했던 이들은 아주 조금만 복용한 이들보다 키가 평균 5센티미터 작았으며,[44] 여러 가지 다른 유해반응도 겪고 있었다. 정신과 의사들이 메틸페니데이트(methylphenidate)가 비행과 약물 남용을 예방한다고 주장하는 것을 들은 적이 있다. 사실이 아니다. 오히려 그런 행동을 유발한다.[42]

각성제(stimulant)의 유해반응에는 틱과 움찔수축(twitch), 그리고 강박증상 관련 행동들이 있는데, 꽤 흔하게 나타난다.[15,45] 각성제는 사회성을 포함한 자발적 정신·신체 활동을 전반적으로 감소시킨다. 이는 무감정 또는 무관심을 초래한다. 그리고 많은—일부 연구에서는 절반 이상—아동들이 우울증이나 강박적이고 의미 없는 행동을 보인다.[6,46] 동물 실험으로 이 부분이 확인되었고,[46] 다른 위해도 입증되었다. 예를 들면, 나는 약물 투여를 중단한 후에도 실험동물의 생식 기능이 약으로 손상되어 있음을 확인했다.[47] 강박적 행동(무감정이나 무관심)은 종종 학교에서 태도가 개선된 것으로 잘못 해석되곤 하지만, 실은 아무것도 배우지 못하면서 그저 칠판에 보이는 모든 걸 강박적으로 받아 적는 것일 수 있다. 일부 아동에서는 조증이나 다른 정신병으로 발전한다.[6,48] 그리고 약의 유해반응은 흔히 '질병' 악화로 오인되어, 우울증, 강박장애

(obsessive compulsive disorder, OCD), 양극성장애 같은 진단명이 추가된다. 그러면 약이 추가되고, 만성으로 이어진다.[46]

뇌 활성 화학물질(brain-active chemical)의 영향을 받고 있는 사람에게 진단명을 추가하는 것은 바람직한 의료 행위가 아니다. 보이는 증상이 약인성(藥因性, drug-induced)일 가능성이 대단히 높기 때문이다.[46]

ADHD 약에 대한 임상시험은 정신의학 기준으로 봐도 예외적일 정도로 편향되어 있다. 성인을 대상으로 실시된 메틸페니데이트 연구에 대한 코크란 체계적 고찰 1건은 너무 엉망이어서, 코크란연합(Cochrane Collaboration) 안팎의 거센 비판을 받아 결국 코크란 라이브러리에서 퇴출당했다.[49]

우리는 아이들의 뇌를 바꿀 게 아니라 환경을 바꿔주어야 한다(그리고 정신과 의사들의 뇌를 바꿔서, 아이들에게 신속히 약을 처방해 먹이고 싶어하지 않도록 해야 한다.). 내가 만난 아일랜드의 소아정신과 전문의는 환자들에게 약물 치료를 하지 않았다는 이유로 정직 처분을 받았다. 정신의학계에서 옳은 일을 하기란 어렵다. 그 아일랜드 의사 같은 사람들은 정신의학계에서 독재에 맞서 싸우는 자유투사다. 정직이나 해고를 당할 게 아니라 표창을 받아야 마땅하다.

항뇌전증제는 사람을 뻗게 할 뿐이다

다른 정신병약도 나을 게 없다. 뇌전증약은 다른 용도로도 사용되는데, 정신과에서 사용되는 다른 많은 약과 마찬가지로, 그 주된 효과는 사람들을 진정시키고 감각을 마비시킴으로써 정서적 반응을 억제하는 것이다.[6] 예를 들어 가바펜틴(gabapentin) 같은 약의 제품설명서를 보면, 이런 약이 자살 위험을 2배로 높인다는 것을 알 수 있다.

의사들이 항뇌전증제(antiepileptics)가 조증에 효과가 있다고 생각하는 것은 놀랍지 않다. 사람을 뻗게 하는 건 뭐든지 조증에 '효과'가 있으니까. 뇌전증약에는 여러 가지 유해한 '효과'가 있다. 예를 들면, 가바펜틴을 복용하는 사람 14명 중 1명은 운동실조(ataxia)가 생긴다. 근육 운동의 자발적 조정 능력이 사라지는 것이다. 정신과 의사들은 이런 끔찍한 약을 기분안정제라고 부른다. 이게 이 약의 효능이 아님에도 그렇다. 사실 정신과 의사들은 이 용어의 정확한 의미를 밝힌 적이 없다.[15] 위스키를 만병통치약이라고 속여 판들 누가 알아볼까?

나는 라모트리진(lamotrigine)을 복용하는 환자들을 종종 만났다. 이 약에 대한 긍정적인 임상시험 2건은 발표되었으나, 부정적인 대규모 임상시험 7건은 발표되지 않았다.[50] 미국 식품의약국으로부터 승인을 받는 데에는 긍정적인 임상시험 2건이면 충분하다. 나머지는 그냥 실패한 임상시험으로 치부한다. 하지만 실패한 건 분명 그 약 자체이다!

흔히 사용되는 다른 약으로 프레가발린(pregabalin)이 있다. 상표명이 리리카(Lyrica)라는 매혹적인 이름이다. 이 약은 확실히 쾌감을 일으킨다. 일부 환자와 약물 중독자들 사이에서 인기가 있다.

이 분야의 임상시험에는 엄청나게 많은 속임수가 숨어 있다.[1] 학술문헌을 읽어서는 안 된다는 뜻이다. 믿을 수 없기 때문이다. 뇌전증을 앓고 있지 않다면 이런 약은 잊어 버리고, 만약 복용 중이라면 단약을 위해 도움을 받기 바란다.

정신 질환에는 약 말고 전기경련요법 말고 심리치료!

거의 모든 정신과 전문의가 정신병약이 필수 처방약이라고 말하지만, 이것은 사실이 아니다. 정신병약을 사용하는 것은 그저 나쁜 관행에 지나지 않는다. 나는 몇몇 나라에서 정신병약이나 전기경련요법(electroconvulsive therapy, 전기충격요법)을 절대로 사용하지 않는 정신과 의사들을 만나 보았다. 전기경련요법도 뇌를 손상시키는 방법이다.[1] 그 의사들은 정신 장애가 극심한 환자도 인내와 공감으로 대하며 심리치료를 실시한다. 이런 유능한 심리치료사는 장기적으로 약보다 훨씬 우수한 결과를 만들어낸다. 이는 놀라운 일이 아니다.

심리치료는 정상적으로 기능하지 않는 뇌를 변화시켜 보다 정상적인 상태로 되돌려 놓는 것을 목적으로 한다. 정신병약 사용은 화학적 심리치료라고 불리는데, 이는 정신병약도 뇌를 변화시키기 때문이다. 하지만 정상 상태로 되돌리는 게 아니다. 정신병약은 인공적인 제3의 상태—미지의 상태—를 만들어낸다. 정상도 아니고 환자가 처했던 병든 상태도 아니게 된다.[51] 이것이 문제가 되는 이유는, 약을 끊지 않는 이상 이렇게 화학적으로 유도된 상태에서 벗어나 원래의 정상 상태로 되돌아가는 것이 불가능하고, 약을 끊는다 해도 반드시 가능한 것은 아니기 때문이다.

전기경련요법을 사용해서는 안 되는 이유도 마찬가지다. 전기경련요법은 비가역적인 뇌 손상을 일으킨다. 많은 환자가 전기경련요법 후 영구적 기억상실로 고통받는다.[1] 일부 정신과 의사들은 전기경련요법에 기적적인 효과가 있다고 믿는다. 그래서 환자에게 전기경련요법이 수차례 반복되는 경우가 빈번하지만, 그 믿음은 '효과'가 치료 기간 이후까지 지속되지 않아 부질없게 된다.

중요한 것은 정신적 고통에 대한 인간적인 접근이다. 치료 결과를 좌우하는 것은 심리치료 또는 약물요법의 사용 여부보다 치료유대(therapeutic alliance)이다.[52] 우울증 치료 과정에서 의사와 환자 사이에 무엇이 중요한지에 대한 합의가 잘 이루어질수록 긍정적 영향, 불안, 사회적 관계 등과 관련된 평가변수가 양호해진다.[53]

정신 질환자가 지닌 문제의 대부분은 부적응적정서조절(maladaptive emotion regulation) 때문이다. 정신병약은 부적응적정서조절을 야기하므로 문제를 더욱 악화시킨다.[54] 이와 대조적으로 심리치료는 환자에게 감정, 사고, 행동을 더 나은 방식으로 조절하는 법을 알려준다. 이는 적응적정서조절(adaptive emotion regulation)로, 환자를 더 나은 방향으로 완전히 변화시켜 인생의 문제에 맞닥뜨렸을 때 더 강인해지게 한다. 메타분석 결과도 이에 부합한다. 심리치료 대 우울증약 효과는 임상시험 기간에 따라 다르다. 심리치료의 효과는 지속적이어서 장기적으로 볼 때 약물요법보다 확실히 우수하다.[55,56]

심리치료와 약의 비교에는 상당히 큰 문제가 있다. 임상시험이 제대로 눈가림되지 않는다. 심리치료나 약이나 마찬가지다. 또 생의학적 모델에 대한 신뢰가 우세하므로 정신과 의사들의 평가에 있어 심리치료보다 약의 효과에 더 큰 편향이 생길 수 있다. 따라서 약물과 심리치료의 병행이 각각의 단독요법보다 효과가 좋다는 결과가 나온 임상시험을 해석할 때에는 주의해야 한다. 또한 반드시 장기, 즉 최소 1년 이상 지난 후의 결과만 비교해야 한다.

나는 병행요법을 지지하지 않는다. 향정신성 물질로 뇌가 마비된 환자에게 효과적인 심리치료를 실시하기는 어렵다. 이런 물질은 환자로 하여금 자신이 명확한 사고를 하지 못하거나 스스로를 평가하지 못한다는 사실을 전혀 인식하지 못하게 할 수 있다. 이렇게 자신의 감정, 사고, 행동에 대한 통찰력을 잃는 것을 약물마법(medication spellbinding)에 걸렸다고 한다.[4,57] 약물마법은 대체로 환자와 의사 양쪽 모두가 알아차리지 못한다. 술을 너무 많이 마신 사람은 자신의 운전 능력을 판단할 수 없듯이, 약물마법의 주된 편향 효과는 정신병약의 위해가 과소평가된다는 것이다.

약물 임상시험에서의 온갖 편향에도 불구하고, 심리치료에 관한 명백한 사실이 몇 가지 있다. 인지행동치료(Cognitive Behavioural Therapy, CBT)는 자살 시도 후 입원한 사람들의 추가 자살 시도 위험을 반으로 줄인다.[20] 우울증약은 자살과 폭력의 위험을 증가시킨다. 우울증약 사용을 완전히 중단하고 대신에 모든 환자에게 심리치료를 제공하는 것이 타당하다. 그렇게 하지 않는 것이야말로 제정신이 아니다. 인지행동치료만 효과가 있는 게 아니다. 정서조절치료(emotion regulation psychotherapy)와 변증법적행동치료(dialectical behaviour psychotherapy)도 자해하는 사람들에게 효과가 있다.[58]

심리치료는 정신증을 포함한 모든 범위의 정신 장애에 효과적인 것으로 보인다.[1,59] 핀란드 라플란드와 스웨덴 스톡홀름에서 각각 실시된 연구를 비교해 보면 공감적 접근법과 약물 사용 간의 차이를 알 수 있다. 라플란드에서 실시된 '가족 및 관계망의 오픈 다이얼로그(Open Dialogue)'는 정신병 환자를 가정에서 치료하는 것을 목표로 한다. 환자의 사회적 관계망이 치료에 활용되며 24시간 내에 즉시 치료를 시작한다.[60] 라플란드의 환자 72명이 보인 5년 후 결과는 밀접한 비교 대상인 스톡홀름의 환자 71명보다 훨씬 좋았다.[60,61] 5년간 신경이완제 사용은 33퍼센트 대 93퍼센트(5년 후 지속 사용은 17퍼센트 대 75퍼센트)였고, 5년 후 장애 연금을 받거나 병가 중인 비율은 19퍼센트 대 62퍼센트였다. 무작위 배정 대조 연구는 아니지만, 이 충격적인 결과를 무시하는 건 비합리적이다. 이 밖에도 비약물 접근법을 뒷받침하는 많은 연구 결과가 있다.[1] '오픈 다이얼로그' 모델은 다른 나라들로 확산되고 있다.

심리치료가 모두에게 효과가 있는 것은 아니다. 유능하지 않은 심리치료사도 있고, 심리치료사와 환자가 서로 잘 맞지 않을 수도 있다. 따라서 두 명 이상의 심리치료사를 만나볼 필요가 있다. 어떤 방법으로도 도울 수 없는 환자도 있을 수 있다. 다른 보건의료 분야와 마찬가지다. 심리치료에도 위해성이 있다는 사실을 인지하는 것 역시 중요하다. 강제 동원된 우간다의 소년병들은 회피성 대응을 통해 심리적 외상을 잘 극복한 경우이다.[62] 만약 심리치료사가 그런 사람들에게 자신의 내재된 트라우마와 직면해야 한다고 고집하면 꽤 심각한 역효과를 낳을 것이다.

오늘날의 정신의학에서는 인도적 방식으로 치료 받기가 쉽지 않다. 공황발작으로 정신과 응급병동에 가게 되면 약이 필요하다는 말을 들을 것이다. 약을 거부하고 자신을 돌볼 휴식이 필요할 뿐이라고 주장하면, 여기는 병원이지 호텔이 아니라는 말이 돌아올지 모른다.[63]

앞에서 소개한 다리 골절의 예로 돌아가 보자. 부러진 다리는 맞춰 주면 저절로 낫는다. 석고 붕대나 나사를 써서 도울 수는 있지만 아무 도움이 없더라도 저절로 낫는다. 정신의학에서도 비슷하다. 위험을 피하는 데에는 신체적 수고가 따르는 것처럼, 삶을 인도하는 데에는 정신적 수고가 따른다.[63] 정신병이나 우울증 같은 특발성 문제는 대개 트라우마와 관련있다. 이는 조금만 인내심을 가지면 저절로 치유되는 경향이 있다. 심리치료의 도움을 받건 받지 않건, 치유의 과정을 통해 우리는 자신에게 중요한 뭔가를 배워서 나중에 다시 어려움에 처했을 때 쓸 수 있다. 그런 경험은 우리의 자신감을 북돋아 주기도 한다. 반면에 약은 우리가 그 뭔가를 배우는 것을 막는다. 감정을 무디게 하고, 때로는 사고까지 마비시키기 때문이다.

약은 또 가짜 안도감을 줄 수 있다. 의사는 자신이 너무 많이 관여할 필요가 없다고 생각하기 쉽다. 환자가 약을 복용하고 있으니 어쨌건 괜찮을 것이기 때문이다(그렇지 않다. 약은 효과가 없다.).[63]

신화를 지키려고 진실을 가로막는 검열

주요 정신과 전문의와 제약회사가 정신병약이 어떤 작용을 하는지에 대한 신화를 매우 효과적으로 만들어 놓았기 때문에, 진실한 관점을 이야기하는 데 어려움이 많다. 내 경험을 보자면, 특히 스웨덴에서 검열과 자기검열, 정치적 올바름(political correctness) 문제와 관련된 상황이 여의치 않다.

정신의학에 대한 내 책[1]이 스웨덴어로 나왔을 때, 스웨덴의 주요 일간지 2곳 《다겐스 뉘헤테르(*Dagens Nyheter*, 오늘의 뉴스)》와 《스벤스카 다그블라데트(*Svenska Dagbladet*, 스웨덴 일보)》에서 나를 인터뷰했다. 내가 스톡홀름에서 공개 강연을 하기 전이었다. 나는 스웨덴어를 유창하게 하는 편이어서 인터뷰에 오해의 여지는 없었다. 그런데 놀랍게도 인터뷰가 신문에 전혀 실리지 않았다. 한 일간지 기자는 내 이메일을 무시했고, 다른 일간지 기자는, 우울증약이 위험하다는 내 말이 환자들에게 너무 위험하다는 게 편집장의 의견이라고 설명했다. 반면에 또 다른 신문 《아프톤블라데트(*Aftonbladet*, 석간)》는 한 페이지 전체를 내가 직접 쓴 글로 채우도록 허락했다.

훌륭한 스웨덴 정신과 전문의 한 사람이 최근에 약물 치료를 하지 않겠다는 자신의 결정—대신에 심리치료 교육을 받았다.—에 대한 책을 썼을 때,[63] 원고를 본 동료 의사는 그 책이 사람들을 죽음으로 몰아넣을 수 있다고 우려했다. 또 다른 동료는 사람들이 자신의 정신과 진단에 의문을 제기한다면 감당하기 어려울 거라고 했다. 내가 볼 때는 정말 훌륭한 책이다!

내가 공개 강연을 하면, 나를 초청한 주최 측은 정신과 전문의들의 압력 때문에 곤란해한다. 정신과 전문의들은 그들 쪽에서도 한 사람이 강연을 하도록 해서, 나의 '극단적인' 견해에 대항하여 균형을 맞춰야 한다고 주장한다. 이럴 때면 나는 이미 균형이 깨져 있다는 점을 지적해서 그 주장을 막아낸다. 세상은 정신병약이 얼마나 도움이 되는지 이야기하는 통상적인 거짓말로 가득하기 때문이다. 그런 거짓말 중에는 정신병약이 사람들의 생명을 구한다는 것도 있다. 실제로는 그 반대다.

편집자들이 제약회사와 원청·하청 관계인 경우가 많은 전문 학술지에서는 검열이 매우 흔하다. 일부 연구자들은 전문 학술지의 편집자가 별다른 이유도 없이 거절한 논문을 다른 곳에 발표하기도 한다. 특히 앞에서 소개한 로버트 휘태커가 운영하는 웹사이트(madinamerica.com)를 많이 이용한다. 이 사이트의 연간 방문자 수는 200만 명에 달한다. 나는 최근 이 사이트에, 조현병 환자가 아주 이른 나이에 사망하는 이유를 세상에 공개하는 것을 주요 논문 저자도, 학술지 편집자도 바라지 않는다는 내용의 기고문을 게재했다.[64] 그들은 환자의 사망 원인이 무엇인지, 의사가 약 처방이나 그 밖의 뭔가를 했기 때문인지에 대한 언급을 회피했다.

나는 또 《핀란드의학저널(*Finnish Medical Journal*)》의 편집 부정행위도 이 웹사이트에 폭로했다. 학구적인 편집자는 우울증약으로 인한 자살 위험 증가를 다룬 내 기고문을 받아들였으나, 나중에 상업적인 편집자가 별다른 이유도 없이 거부했다.[65]

휘태커는 최근 성경 구절을 본뜬 "약을 비판하지 말지어다(Thou shall not criticize our drugs)"라는 제목으로, 신경이완제의 장기 효과를 논하는 오류투성이 논문을 비판하는 매우 중요한 논고 2건에 관한 기고문을 발표했다.[66] 그 논고들은 제약회사의 돈으로 확실하게 부패한 단체인 미국정신의학협회가 소유한 《미국정신의학저널(*American Journal of*

Psychiatry)》의 편집자에게 거부당했으나,[1] 이제 휘태커의 웹사이트에서 볼 수 있다.

2017년 세계적인 규모를 자랑하는 코펜하겐국제다큐멘터리영화제(CPH:DOX)에서 「사망 원인: 불명(Cause of Death: Unknown)」이라는 감동적인 노르웨이 영화가 상영됐다. 이 영화는 정신과 의사에게 신경이완제 올란자핀(olanzapine, 자이프렉사Zyprexa)을 과잉투여 당한 후, 좀비 같은 상태가 되었다가 어린 나이에 사망한 감독의 여동생 이야기를 들려준다. 영화 속 의사는 너무도 무지했다. 올란자핀이 돌연사를 일으킬 수 있다는 사실조차 몰랐다. 그 영화에는 나도 등장한다. 감독은 영화 상영 후 토론회에 나를 패널로 등록해 달라고 영화제 운영위원회에 요청했다. 패널 공지에는 내 이름만 실렸다.

"약인가 사기인가? 피터 괴체와 함께하는 정신병약 산업에 대한 영화와 토론."

이 공지는 영화 상영 7일 전까지 유지됐다. 그러다 갑자기 운영위 측에서 나를 상대로 토론할 정신과 전문의를 찾을 수 없다는 핑계를 대며 나를 빼 버렸다. 알고 보니 룬드벡재단(Lundbeck Foundation)에서 영화제에 큰 금액을 후원했던 것이다. 룬드벡재단은 독립적인 기금처럼 보이지만 그렇지 않다. 재단의 목적이 덴마크 제약회사 룬드벡의 사업을 지원하는 것이기 때문이다. 룬드벡은 신경이완제를 포함한 정신병약을 제조한다. 영화제 측은 나한테는 물어보지도 않았다. 나는 나와 기꺼이 토론할 정신과 전문의를 많이 알고 있는데 말이다.

영화감독과 제작자, 정신과 치료 경험을 책으로 펴낸 작가를 제외한 나머지 패널 구성은 당혹스러웠다. 제약회사에서 오랫동안 근무한 후 넉 달 전 덴마크의약청 국장으로 고용된 니콜라이 브룬(Nikolai Brun)과 정신과 전문의 마이 빈베르(Maj Vinberg)가 그들이었다. 빈베르는 룬드벡, 아스트라제네카와 경제적 이익상충 관계가 있다. 이 정신과 의사는 정신병약에 대해 굉장히 긍정적인데, 제대로 아는 것 같진 않다. 우울증은 유전이고 뇌 영상을 보면 우울증 여부를 알 수 있다는, 완전히 말도 안 되는 주장을 발표한 바 있다. 나는 그해 초에 덴마크 제약회사가 후원하는 잡지에 발표된 빈베르의 또 다른 말도 안 되는 주장에 대응하기도 했다. 거기서 빈베르는 지금껏 나온 것 중 가장 철저한 우울증약 메타분석[3]을 두고 "정신의학 전반과 우울장애에 전문적 지식이 없는 일단의 의사, 통계학자, 의대생이 실시한… 항우울제에 대한 중상모략… 미심쩍은 포퓰리즘 토론… 탁상공론"이라고 규정했다. 그 메타분석은 우울증약이 효과가 없고 위해가 크다는 것을 알려주기에[3] 빈베르가 화가 났던 것이다.

"정신의학의 신화를 무너뜨리려는 자, 하느님의 진노를 살지니!"

내가 기고한 잡지[67]는 전에 내가 「학회를 후원한 건 죽음 장사꾼들이었다(The meeting was sponsored by merchants of death)」라는 종설 논문[68]을 발표한 곳이기도 하다. 죽음 장사꾼들 중에는 빈베르를 후원하는 기업도 있었다.

패널 토론은 한 편의 촌극이었다. 영화 제작진 측의 발언 부분을 빼고는 매우 지루한 25분이 흘렀다. 남은 토론 시간은 단 5분이었다. 그때 정신과 치료 경험이 있는 작가가, 쉬지 않고 떠들어대던 브룬의 말을 끊고 "질문하실 분!" 하고 외쳤다. 객석에 있는 사람들은—그중 다수가 정신병약 때문에 사랑하는 사람을 잃은 이들이었다.—패널들이 자기들끼리만 토론하고 관객과의 대화를 대놓고 회피하는 것에 점점 화가 치밀던 참이었다. 남은 시간에 허용된 질문은 3개뿐이었다.

한 여성이 신경이완제가 사람들을 죽게 만드는데 어째서 시장에서 퇴출되지 않는지 물었다. 브룬은 자신이 정신병약 전문가가 아니라면서도 다시 쉬지 않고 말했다. 이번에는 완전히 상관없는 항암제를 거론하기도 했다. 하지만 정신병약이 누군가의 생명을 구한다고 해도, 그것은 그 약 때문에 목숨을 잃는 훨씬 더 많은 사람들에 비하면 바다에 물 한 방울을 떨어뜨리는 격이다. 그러니 시장에서 퇴출되어야 마땅하다.

나는 더 이상 듣고 있을 수가 없어서 "관객 질문 받읍시다!" 하고 외쳤다. 그러자 한 젊은 남성이 나서서, 자신은 우울증약을 끊으려고 여러 번 시도했으나 실패하고 의사들로부터도 아무런 도움을 받지 못했는데, 지금은 북유럽코크란센터의 도움을 받고 있다고 말했다(그리고 그 후 단약에 실제로 성공했다.).

마지막 질문자는 덴마크 영화감독 아나히 테스타 페데르센(Anahi Testa Pedersen)이었다. 페데르센 감독은 정신 질환자로서 자신이 경험한 것과 나의 이야기를 담은 「정신의학을 진단한다」라는 영화를 만들었다. 7개월 후 같은 극장에서 이 영화의 시사회가 있었다. 페데르센 감독은 내가 많은 기여를 할 수 있었는데 왜 패널에서 빠졌는지 물었다. 영화제 대변인은 '많은 사람들'에게 요청했지만 아무도 '나'와 토론하려고 하지 않았다고 대답했다. 페데르센 감독이 대변인의 말을 끊고 토론에 참석할 법한 정신과 전문의의 이름을 댔다. 대변인은 그 말에 답하지 않았고, 영화가 이미 비판적인 내용이어서 '내'가 있을 필요가 없었으며 반대 입장에서 토론할 사람이 필요했다고 말했다.

대변인이 계속해서 변명을 늘어놓는 도중에 객석에서 누군가가 "토론도 안 하잖아요!" 하고 외쳤다. 대변인은 "내일의 토론"에 나를 초대하겠다고 답했다. 이미 영화 시사회에서 쫓겨난 나는 물론 수락하지 않았다. 정해진 시간이 다 되기 몇 초 전에 나는 일어서서 외쳤다(나한테 마이크를 줄 것 같지 않았다.).

"사실 제가 여기에 왔습니다. 세계 곳곳을 다니며 정신과 전문의들과 토론을 했는데, 제 고향에서는 그럴 수가 없네요."

객석에서 웃음과 박수가 터져 나왔다.

영화제가 끝난 뒤, 페데르센 감독은 이 일에 대해 언론에 기고했다.[69] 감독이 지적한 부분은, 패널에서 나를 빼기 전에는 정신병약 과잉 사용에 분명한 초점을 두고 약물 치료가 최선의 정신 장애 치료인지 의문을 제기하는 공지가 있었다는 사실이다. 나를 제외한 후에는 주제가 의사, 환자, 제약회사 사이의 관계가 되었다. 이는 사실 내가 이미 『위험한 제약회사』에서 다룬 내용이다.[70]

네덜란드의 파록세틴 이중 살인 사건

2016년 나는 네덜란드 고등법원의 살인 사건 재판에 변호인 측 전문가 증인으로 참석했다. 두 아이의 엄마 아우렐리 페르슬라위스(Aurélie

Versluis)는 2013년 10월 2일 자신의 아이들을 살해했다. 파록세틴의 영향 하에서 저지른 일이었다. 나는 내 진술서에 업무상 배임이 살인의 결정적 원인이었다는 점을 분명히 했다.

"우울증일 수 있는 증상"이 악화된 후 이 여성은 2008년에 파록세틴 처방을 받았다. 9개월 후 유해반응 때문에 약 복용을 서서히 줄였다. 단약 후에는 우울증을 포함한 금단증상이 계속됐다.

3년 후에는 이전보다 낮은 용량으로 파록세틴을 다시 복용하기 시작했다. 3개월 후에는 자살 충동이 나타나 종합병원 정신과 전문의의 진료를 받았다. 의사는 파록세틴을 계속 복용하라고 권고했다. 여기서 업무상 배임이 일어났다. 우울증약을 3개월간 복용한 후 자살 경향을 보이게 된 사람은 가급적 빨리 약을 줄여야 한다.

다른 전문가 증인은 안톤 J. M. 로넨(Anton J. M. Loonen) 교수였다. 로넨 교수는 심각한 정신 장애 환자의 장기 집중 치료를 책임지는 임상약리학자이자 내과 의사였음에도, 자신의 전문가 보고서에 이 여성이 전문적 기준에 따라 제대로 치료 받았는지 여부에 대해 아무런 논평을 하지 않았다. 그의 보고서에 따르면, 피고인은 살인에 이르기까지 몇 달 동안 지속적으로 파록세틴 부작용—어지러움, 불안, 우울, 감정 기복—을 겪었고, 자주 울고, 가만히 있는 것이 불가능하여 심란한 상태로 계속 이런저런 일을 했으며, 끊임없이 안절부절못하고 움찔거렸다. 로넨은 보고서에 설명하지 않았지만, 이것이 무엇을 의미하는지는 명백하다. 이런 증상은 약인성 자살 또는 살인의 명확한 경고 신호이다.[1,5,6]

이 시기 페르슬라위스는 기절해 계단에서 넘어지기도 하고, 주변인두 사람에게 자기 아이들의 목을 칼로 긋는 악몽에 대해 이야기했다. 사건 이틀 전에는 자신의 '상관'에게 아프다고 했으며, 몇몇 사람에게 상태가 좋지 않다고 말하기도 했다. 가족주치의(파록세틴을 처방한 의사)를 찾아가 불편을 호소했고, 직장의 의사를 만나려 했지만 퇴짜를 맞았다. 마지막으로 심리치료사에게 연락했지만, 시간이 없다며 만나 주지 않았다.

내가 보기에 이 여성은 자신이 할 수 있는 모든 걸 했다. 하지만 그녀를 돌볼 책임이 있는 사람들은 불길한 증상에 주의를 기울이지 않았다. 나는 재판부에 "심각한 업무상 배임이 2건의 살인에 부분적 또는 전적인 책임이 있는 원인이다."라는 결론을 제출했다. 나는 로넨의 긴 보고서에 동료 의사들의 지독한 부실 의료 행위에 대한 언급이 전혀 없는 점이 매우 우려스러웠다.

페르슬라위스는 유서를 쓰고 두 아이를 살해한 후 자살을 시도했다. 체포 당시 반응이 없었고, 질문이나 지시에 응하지 않았다. 체포된 지 3일 후 그녀를 진찰한 법의학 정신과 전문의는 페르슬라위스가 지적·이성적으로 정상이 아니며 감정, 정서, 애정 면에서 무감각하고, 그 자리에 더 이상 있지 않기를 바라는 지연소망(postponed wish = suspended wish)을 지닌 일종의 몽롱상태(twilight state)에 있다고 했다. 페르슬라위스는 자신의 기억이 단편적이며 감옥에 갇히고 나서야 의식이 완전히 돌아왔다는 뜻을 내비쳤다.

로넨은 페르슬라위스가 살인을 저지르고 3일이 지난 후에도 제정신이 아니었다는 점에 주목하여, 우울증약이 다양한 방식으로 의식 저하를 초래할 수 있음을 인정했다. 페르슬라위스는 명백한 좌불안석증(akathisia)이었다. 이는 자살과 살인의 경향을 야기하는 극단적 형태의 약인성 안절부절증(restlessness)을 의미한다.[1,5,6] 범죄를 저지르는 사람이 자신의 본래 성격과 완전히 다른 방식으로 행동하는 것이 이 증상의 전형이다. 즉 그런 행동을 할 때 자기 자신이 아닌 것이다. 살인 악몽은 약을 복용하지 않는 사람에게는 매우 드문 현상이며, 우울증약의 유해 반응으로 잘 알려져 있다.

로넨은 살인이 일어난 날, 페르슬라위스가 파록세틴과 미다졸람(midazolam, 벤조디아제핀 계열의 약으로, 폭력을 유발할 수 있음)을 모두 과량 복용했음에 주목했다. 로넨은 그녀가 사건 전에 파록세틴을 불규칙적으로 사용했을 것으로 보이며 혈중 파록세틴 농도가 지나치게 높았다고 진술했다. 이는 페르슬라위스가 중간대사자(intermediate metaboliser, 파록세틴을 분해하여 배설하는 능력이 감소된 경우)라는 사실과 관련있었다.

로넨은 불규칙한 약 복용이 금단증상, 자살 경향, 환각(정신증), 공격성으로 이어질 수 있다는 점 역시 인정했다. 하지만 그는 파록세틴이 단일 원인이 아닐 가능성이 매우 높고, 페르슬라위스의 증상이 심리 상태와도 관련있을 것이라는 의견을 피력했다. 로넨은 아무런 근거 없이 그런 확신에 찬—그리고 페르슬라위스에게 매우 불리한—진술을 내놓았다.

의사들은 계속 페르슬라위스에게 위해를 가했다. 사건 발생 6개월 후 교도소 내 정신병동에서 파록세틴 투여가 급작스럽게 중단되자, 여러 가지 문제(어지러움, 기절 유사증상, 구역, 불안, 감정 불안정, 울음)가 5개월

간 지속되었다. 의사가 환자를 이렇게까지 학대할 수 있다는 것이 내게는 비현실적으로 느껴졌다.

감옥에서의 심각한 직권 남용에 대한 다른 증거도 있다. 7개월 동안 매일 디아제팜(diazepam) 10~20밀리그램을 투여한 것이다. 지침에 따르면 벤조디아제핀은 4주 이상 사용해서는 안 된다. 금단증상이 폭력을 초래할 수 있고, 중독 가능성이 극도로 높기 때문이다. 페르슬라위스는 벤조디아제핀 계열 약 2종을 동시에 투여 받았다. 이 역시 잘못된 의료 행위다.

페르슬라위스는 고의로, 계획적으로 자녀들의 목숨을 빼앗은 혐의로 기소되었다. 어불성설이다. LSD(Lysergsäurediethylamid, 리세르그산 디에틸아미드) 복용에 의한 환각 상태에서 자녀들을 살해했다면 법정에서 그런 혐의가 제기되지 않았을 것이다. 당시 우리 연구팀은 건강한 성인 지원자들을 대상으로 실시된 우울증약 이중맹검 위약 대조 임상시험들에 대한 체계적 고찰을 막 완료했고, 그 결과 우울증약이 자살 경향과 폭력을 유발하는 유해반응을 2배로 증가시키는 것으로 밝혀졌다. 나는 이 사실을 나의 법정 보고서에서 강조했다.[35]

로넨은 자신의 보고서에서 우울증약으로 심각한 폭력(자살, 살인)이 야기될 위험이 극도로 작다고 봐야 한다고 진술했다. 그러나 인과관계 판단에서 어떤 사건이 얼마나 드물게 발생하는지는 관련이 없다. 비행기 충돌 위험 역시 극도로 작다. 하지만 일단 충돌이 일어나면 발생 원인을 알려내려 노력하지 않는가.

네덜란드 형법에 따르면 피의자가 행위 당시 그 범위와 잠재적 결과에 대한 이해가 전혀 없는 경우에는 범죄의 책임을 물을 수 없다. 나는 페르슬라위스의 사례가 정확히 여기에 해당한다고 본다. 나는 보고서를 마무리하며, 파록세틴 복용이 아니었다면 살인이 발생하지 않았을 가능성이 매우 높고, 페르슬라위스를 돌볼 책임이 있는 의사들의 심각한 업무상 배임 행위를 확인했다는 결론을 내렸다. 위험성이 알려진 약의 영향을 받은 페르슬라위스가 저지른 일에 대해 의사들이 일부 책임을 져야 했다.

재판 도중 로넨이 갑자기 재판부에 자신이 쓴 4쪽짜리 메모를 제출할 수 있게 해 달라고 요청했다. 재판부는 이를 받아들였다. 네덜란드어라서 읽을 수가 없었는데, 점심시간에 누군가가 나를 위해 번역해 주었다. 메모의 내용은 로넨의 보고서에 대한 나의 비판을 반박하는 것이었다. 로넨은 다음과 같은 말로 메모를 마무리했다.

"제 의견은 이 신사 분의 보고서가 정도(正道)를 한참 벗어나 있어서 법의 정의 실현을 심각하게 방해하고 있다는 것입니다. 페르슬라위스 씨 재판의 공정성이 더 이상 훼손되는 일이 없기를 바랍니다."

언어도단이다. 나는 이 여성이 공정한 재판을 받도록 최선을 다했다. 반대로 로넨이 한 일이 바로 그것이다!

메모 첫 페이지에서 로넨은 내가 논란이 많은 인물이고, 나의 전문 분야를 크게 벗어난 진술과 정신의학의 과학성에 의문을 제기하는 각종 주장을 했다고 썼다. 로넨은 이것이 참담하고 기만적이라면서, 코크란연합의 입장은 정신의학을 다룬 내 책[1]의 내용과 거리가 있다는 허위 진술을 했다. 로넨은 나에게 심각한 탈억제를 일으키는 정신 장애가 있을 가능성을 제기하고, 나를 나 자신으로부터 보호하기 위해 의사의 진찰을 받을 것을 권고했다.

나는 내가 사전에 열람·논평하지 못한 서류를 로넨이 재판부에 제출한 것이 피고인과 나 자신 모두에게 매우 불공정하다는 점을 지적하고, 이를 무시할 것을 요청했다. 재판부는 이 역시 받아들였다.

2주 후에 검찰 측은 징역 14년을 구형하고 강제 치료 명령을 요청했다. 나는 페르슬라위스의 변호사에게 정신병약을 멀리하는 것 외에 그녀에게 "효과" 있는 것은 아무것도 없다고 말했다.

로넨은 재판이 끝나고 나서 한 달 후에 내게 수상한 편지 한 통을 보내서, 페르슬라위스가 유죄 판결을 받았으며 징역 9년과 보호감호 처분이 선고되었다는 소식을 전했다. 그리고 법정에서 오해가 있었다고 했다. 그가 써서 법정에 공개적으로 제출한, 나를 중상하는 메모가 기밀 서류였다고 주장했다. 그는 좌불안석증에 대해 나와 의견을 달리하며, 그 문제에 있어서 자신이 전문가라고 했다. 그는 편지 말미에 내가 정신의학을 사이비과학이라고 부르는 이유를 꼭 알고 싶다면서, 나를 저녁식사에 초대해 내 "생각과 감정"의 배경에 대해 논하고 싶다고 썼다. 편지는 "친애하는 피터"로 시작해 "따듯한 안부를 전하며"로 끝났다. 로넨과 나 사이의 공기는 따듯하지 않다. 그때나 지금이나 얼음장처럼 차갑다.

재판이 끝나고 나서 4개월 후, 나는 라이덴에서 열리는 국제 학회에서 정신의학에 대한 강연을 해달라는 요청을 받아 다시 네덜란드를 찾았다.[71] 로넨은 내가 강연하는 것을 막으려고 했다. 그는 학회 주최

측에 서한을 보내 재판을 언급하며, 내가 개인적인 이유로 로넨의 법정 보고서를 일반에 공개하여 전문가 증인으로서의 기밀 유지 의무를 위반했다고 주장했다.

그 주장은 사실이 아니었다. 나는 그가 법정에 갑자기 제출한 중상모략 메모를 기자에게 보여주었다. 내게는 그럴 권리가 있었으며, 거기엔 기밀 사항 같은 건 없었다. 흥미롭게도, 한때 미국에서 가장 힘 있는 정신과 전문의로 평가 받았던 앨런 프랜시스(Allen Frances) 역시 학회에 왔는데, 강연 중에 그는 내가 정신의학에 커다란 도움을 주었다고 언급했다.

페르슬라위스 사건은 대법원에 상고되었다. 페르슬라위스의 변호사는 내가 출석하길 원했으나, 법원에서는 내가 이미 견해를 밝혔기 때문에 이 사건에 편향되지 않은 연구를 제공할 수 없다는 이유로 이를 거부했다. 재미있는 일이다. 편향되지 않기 위해 최선을 다했는데, 그냥 뭔가를 했다는 이유만으로도 자격이 상실되다니.

페르슬라위스는 풀려나야 한다. 그녀를 감옥에 가두는 건 아무 의미가 없다. 나는 이 재판 결과가 오심이라고 생각한다.

유해하고 기만적인 진통제의 대유행

(건강한 사람의 일상에서) 몸 어딘가에 통증이 생긴다면 어떻게 해야 할까? 중요한 점은 그런 통증이 우리 모두가 겪는 현상이며 대개는 곧 사라진다는 사실이다. 그러므로 통증에 대한 태도가 매우 중요하다.

통증에 대해 뭔가를 해야 하는 경우는 흔치 않지만, 세상은 그렇지가 않다. 어린아이들에게 두통이나 열, 또는 그 밖의 이유로 진통제를 종종 먹인다. 나는 집에서 그런 적이 없다. 진통제를 아예 집에 두지도 않는다.

아세트아미노펜(파라세타몰)의 효과를 찾아보니, 복용하고 싶을 만큼 유효해 보이지 않았다. 과거에 복용해 봤지만 별다른 효과를 느낀 적도 없었다.

항염증 효과가 없는 비스테로이드항염증제

나는 통증에 아스피린을 복용할 생각을 전혀 하지 않는다. 이 약은 비스테로이드항염증제(Non-Steroidal Anti-Inflammatory Drug, NSAID)라는 오도적인 이름으로 불리는 계열이기 때문이다. 이 계열의 약은 위해가 크다. 예를 들면, 아스피린은 출혈을 유발할 수 있다.

많은 사람들이 NSAID를 복용한다. 처방전 없이 약국에서 살 수도 있다. 이부프로펜이 그런 예이다. 그래서 사람들은 이 약이 해가 없다고 믿는데, 이는 위험한 오해이다. NSAID는 사람을 죽일 수 있는 약이다. 출혈성 위궤양과 심장마비를 포함한 다양한 방식으로 사람의 목숨을 빼앗는다.[70] 이 계열의 약은 독성이 너무 강해서 피해야 한다. 최근에 한 류머티즘학자가 내게 류머티즘관절염 환자가 NSAID로 치료 받는 것은 질병조절제(disease-modifying drug) 치료를 충분히 받지 못했기 때문이라고 말했다(질병조절제도 해가 없진 않지만, 관절이 파괴되는 질병을 고치므로 위해는 이점을 얻기 위해 지불해야 하는 대가일 수 있다. NSAID는 그렇지 않다.).

NSAID의 연구와 마케팅에서 벌어지는 사기 행위는 가공할 수준이다.[70] 그중에서도 이 약에 항염증제라는 이름을 붙인 게 아마도 가장 큰 거짓말일 것이다. 여기에 얽힌 뒷이야기는 이렇다.

1948년 합성 코르티손(cortisone)을 처음으로 류머티즘관절염 환자에게 투여했을 때 효과가 너무도 놀라워서, 일부에서는 류머티즘관절염의 치료법이 발견됐다고 믿었다.[72] 하지만 그러한 초기의 흥분은 급속히 사그라지고 말았다. 심각한 위해가 드러났기 때문이다.

이 약의 이름—비스테로이드항염증제—은 마치 코르티손 같은 스테로이드처럼 항염증 작용을 발휘하여 탁월한 효과를 나타낼 것 같은 인상을 준다. 약의 이름을 그 약이 아닌 것(비스테로이드)으로 짓는 경우는 드물다. 이는 치밀하게 계획된 마케팅 속임수이다. 그리고 아주 잘 먹혀들었다. 덴마크인 8명 중 1명이 NSAID를 복용하고 있다.[70]

나는 연구를 통해 이 계열 약에 항염증 작용이 없다는 것을 입증했다.[70] 이 약은 통증과 열을 낮추는 작용을 할 뿐이다. 아세트아미노펜과 마찬가지지만 훨씬 더 위험하고 비싸다. 이 약은 상처 치료를 더디게 하므로, 특히 스포츠 부상에 사용하는 것은 바람직하지 않다. 또한 통증은 진화 과정에서 우리가 살아남도록 도와준 중요한 신호이다. 부상 후에 어딘가 아프다면, 그것은 다 나을 때까지 해당 신체 부위를 쉬게 하라는 경고이다. 그 신호가 진통제로 둔화되면 상태가 더 안 좋아지거나, 급성인 문제를 만성으로 만들 수도 있다.

모든 통증이 빨리 사라지지는 않는다. 무엇이 통증을 일으켰는지 모른다면 알아내려 노력해야 한다. 우리가 희망하는 것은 원인을 찾아서, 효과가 있는 치료법을 적용하는 것이다. 진통제가 아니라 통증의 원인을 제거할 수 있는 치료법이 필요하다.

만성 통증은 이야기가 다르다. 많은 사람들이 아편 제제에 의존하게 되며, 그 때문에 사망하는 사람도 많다. 남용하는 경우도 있고, 아닌 경우도 있다. 만성 통증 환자는 의사가 치료하기에 매우 까다롭다. 어떤 치료를 해도 만성적으로 불만족할 가능성이 있다. 어떤 것도 효과가 없는 것처럼 보일 때는 대체로 심리적 요인이 있다는 것을 아는 게 중요하다. 그러므로 하릴없이 계속 약을 바꾸는 다중약물요법에 매달리지 말고, 통증의 정도에 따라 어떤 식으로 대응해야 하는지 환자에게 납득시키는 데 초점을 두어야 한다.

진통제로도 쓰이는 만능 정신병약

통증 시장은 수익성이 좋아서, 온갖 종류의 약이 진통제로 판매된다. 정신의학에서와 마찬가지로 부작용이 있는 온갖 약이 통증에 '효과'가 있는 것처럼 보인다. 앞에서 정신병약으로 다룬 항뇌전증제와 우울증약 또한 심각한 독성에도 불구하고 많이 사용된다. 측정된 효과 중 얼마만큼이 편향이고 얼마만큼이 진짜 효과인지, 진짜 효과라는 게 있기나 한지 의심스럽다. 그렇지만 약에 대한 모든 의문을 파고들어 조사할 시간은 없다. 게다가 임상시험은 사기 행위로 얼룩져 있다.[70] 이 말은 발표된 임상시험 보고서와, 임상시험에 대한 체계적 고찰을 신뢰할 수 없다는 의미이다.

이런 맥락에서 「성인의 급성 및 만성 통증에 대한 프레가발린 투여」의 스페인어 번역본이 2016년 코크란연합 웹사이트(cochrane.org)에서 가장 많이 열람된 체계적 고찰이었다는 사실은 놀랍다. 이 논문에 따르면, 프레가발린은 수술 후 통증에는 효과가 없고, 신경병성통증질환(neuropathic pain condition)과 섬유근육통(fibromyalgia)에 입증된 효능이 있다.[73] 또 많은 환자에게 이점이 없거나 근소하며, 졸림(15~25퍼센트)과 어지러움(27~46퍼센트)을 포함한 유해반응으로 복용 중단이 발생한다. 실제로 18~28퍼센트가 유해반응 때문에 복용을 중단했다.

그다지 좋아 보이지 않는다. 그리고 화이자의 미국 의사를 위한 처방 정보는 무서울 정도다.[74] 총 70쪽이나 되는데, 맨 앞에 짧은 요약문이 있다. "유해반응"을 보면, 최소 5퍼센트 이상의 환자에서 발생하고, 위약과 비교해 2배 더 흔하게 어지러움, 졸림, 입안 건조, 부종, 시야 흐림, 체중 증가, 비정상적 사고(주로 주의력, 집중력 저하)가 나타난다. 요약문에는 프레가발린이 임신 중 "태아에게 위해"를 야기할 수 있으며(보통 기형을 의미한다.), 모유 수유를 권장하지 않는다는 경고가 있다. "주의와 경고"에는 생명을 위협하는 혈관부종, 과민반응, 리리카(프레가발린의 상표명) 급속 중단 시 발작 장애가 있는 환자의 발작 빈도 증가, 자살성 사고 또는 행동 위험 증가, 말초부종이 나열되어 있다. 리리카는 어지러움과 졸림을 유발할 수 있고, 이는 환자의 운전 또는 기계 조작 능력을 감퇴시킨다.

과연 누가 신경병성통증이나 섬유근육통에 이 약을 복용하고 싶겠는가? 나라면 통증이 아무리 심해도 그러지 않겠다. 어지러움과 졸림은 흔한 뇌전증약 부작용인데, 사망 위험을 무시할 수 없다. 교통사고로 사망할 수도 있고, 넘어져 골반이 골절될 수도 있다. 약으로 사람이 죽는 데에는 다양한 유형이 있는데, 대부분의 경우 약인성 사망이라는 것을 인식하지 못한다. 이 말은 우리가 그 많은 죽음으로부터 아무것도 깨닫지 못한다는 뜻이다. 그리하여 그런 사례가 계속 누적되기만 한다.

화이자가 통증 치료제로 판매하는 또 다른 항뇌전증제 가바펜틴(gabapentin, 상표명 뉴론틴Neurontin)에 대해 입증된 사기 행위도 살펴보자.[70] 선택적 통계 분석, 우연히 긍정적 효과를 보인 평가변수의 선택적 보고, 분석 대상의 부당한 제외 또는 포함, 원하는 결과가 나온 연구의 중복 발표, 자사 연구 결과의 우선적 인용, 부정적 결과를 긍정적으로 보이게 만드는 임상시험 조작이 이루어졌다. 편향은 설계 단계에서부터 이미 시작됐다.

예를 들면 고용량을 써서 눈가림(이중맹검)이 되지 않게 하여 주관적 평가변수 보고가 편향되게 만들었다. 화이자는 유해반응 때문에 눈가림이 실패하면 연구 가치가 훼손되는 결과가 나온다는 것을 인지하고 있었다.

증거 조작의 최종 단계는 유령 저자로 완성된다.

"'편집권'을 확보해야 한다."

"연구자가 직접 논문을 작성하도록 하지는 않을 것이다."

미국코크란센터 원장 케이 디커신(Kay Dickersin)은 이 모든 걸 밝혀낸 뒤, 이렇게 요약했다.

"생의학계에 대한 완전한 기만이며, 부도덕의 극치이다. 과학 발전 저해, 공공 자원 낭비, 공중보건 위협이다.… 내가 체계적 고찰을 실시한 모든 임상연구보고서에서… 모든 긍정적인 결과는 선택적 분석에서 나온 것이었다."[70]

항뇌전증제는 중독성이 있으며 사망률을 증가시킨다.[75]

의존성 없는 아편 제제는 없다

아편 제제에 관한 이야기 역시 한 편의 공포물이다. 1980년 《뉴잉글랜드의학저널》에 매우 유해한 논고가 하나 실렸다. 보스턴공동약물감시프로그램(BCDSP) 소속 인사 2명이 쓴 것인데, 제목에 많은 정보가 담겨 있다.

"마약 제제로 치료 받는 환자 가운데 중독 사례는 드물다."[76]

논고는 단 다섯 문장이다.

"최근에 우리는 마약 중독 발생률을 알아보기 위해 현재의 파일을 조사했다.… 한 가지 이상의 마약 제제를 투여 받은 환자가 11,882명이었으나, 중독 전력이 없는 환자 가운데 제대로 입증된 중독 사례는 4건에 불과했다.… 우리는 병원에서의 광범위한 마약 제제 사용에도 불구하고, 중독 전력이 없는 환자가 중독으로 진행되는 경우는 드물다는 결론을 내렸다."

《뉴잉글랜드의학저널》의 편집자가 자신의 실수를 인정하는 경우는 극히 드물다.[70] 당시에도 역시 인정하지 않았다. 그런데 37년이나 지난 뒤에 《뉴잉글랜드의학저널》 웹사이트에 편집자의 공지가 게시되었다.

"독자 제위는 이 논고가 오피오이드(opioid, 아편과 유사한 합성 진통 마취제) 치료에 의한 중독 사례가 드물다는 근거로 '과도하게 그리고 무비판적으로 인용'되었다는 사실에 유의하시기 바랍니다."

다음 날 논문 감시 사이트인 '리트랙션 워치(retractionwatch.com)'가 이 사건을 보도했다.[77]

《뉴잉글랜드의학저널》은 이 논고의 가치에 대한 논평 없이 비난을 다른 곳으로 돌렸다. 다른 이들이 그 논고를 어떻게 이용했는지가 문제라는 것이다. 캐나다의 연구자들은 이 논고가 과도하게 그리고 무비판적으로 인용되었다고 하면서(608회 인용), 이것이 오피오이드 장기 투여에서 비롯되는 중독 위험에 대한 처방자의 우려를 잠재우는 분위기를 형성하는 데 일조함으로써 북미의 '오피오이드 위기'를 야기했다고 지적했다.[78]

1995년 옥시콘틴(OxyContin, 옥시코돈oxycodone의 지속성 제제)이 시장에 나왔다. 중독을 유발하지 않는다는 거짓 주장과 함께 매우 공격적인 마케팅이 이뤄졌다. 그 결과는 치명적이었다. 1999년부터 2015년까지, 미국에서 오피오이드 처방으로 인한 사망자 수는 183,000명으로 집계되었다. 현재 수백만 명의 미국인이 오피오이드에 중독되어 있다. 2007년 옥시콘틴 제조사와 그 회사의 임원 3명이 중독 위험과 관련하여 규제당국, 의사, 환자를 오도한 혐의를 인정했다. 옥시콘틴은 '힐빌리 헤로인(hillbilly heroin)'이라는 별명으로 남용 약물의 선두주자가 됐다. 덴마크에서도 옥시콘틴에 대한 공격적인 마케팅이 있었다. 내가 다니는 병원에서도 의약품선정심의위원회가 나서서 이 약의 사용을 금지하고 임상의들이 더 이상 주문하지 못하도록 해야 할 정도였다.[70]

《마취와 무통(*Anesthesia & Analgesia*)》의 전직 편집자가 1980년의 논고

작성자들과 《뉴잉글랜드의학저널》 편집진에 사과를 촉구했다.[77]

"그런 데이터를 방법론, 결과, 연구의 한계를 뒷받침하는 적절한 과학적 증거 자료 없이 발표한 것을 양쪽 모두 심히 부끄러워해야 한다. 사람들의 삶과 공동체를 파괴하고, 수천 명을 사망에 이르게 한 이 무책임한 '투고 논문'으로 촉발된 어마어마한 피해에 대해 양쪽 모두 사과해야 한다.… 용인되는 보고 기준에 크게 미치지 못해 부정행위에 가깝다고 볼 수 있다."

유사한 사기 행위가 트라마돌(tramadol)의 경우에도 있었다. 그 결과로 이 약 역시 널리 사용되었다. 이 약은 《덴마크의학저널(*Danish Medical Journal*)》에 실린 첫 광고에서 다음과 같이 소개되었다.

"마침내 의존성 위험은 낮고 효과는 뛰어난 통증 완화제가 나왔습니다."[79]

이 약은 중독성이 최소라고 이야기되었다. 덴마크 TV 방송에서, 어떤 연구를 근거로 중독 위험이 낮다는 그뤼넨탈(Grünenthal)의 주장을 받아들인 것인지 규제당국에 물었다. 규제당국에서 8건의 연구를 제시하자, 3인의 전문가가 이를 면밀하게 검토했다. 그리고 만장일치로 중독이 드물다는 증거가 나온 연구는 단 1건도 없다는 결론을 내렸다. 일부 연구는 중독 문제를 아예 조사하지도 않았다. 약물 중독자를 포함시키거나 약을 2주 동안만 복용하도록 한 경우도 있었다. 원숭이 4마리를 대상으로 한 임상시험도 있었는데, 그중 한 마리는 사망했다.

이 결과를 접한 규제당국은 판단의 근거로 삼은 다른 데이터가 있다고 말했다. 그러자 판단의 근거가 된 정확한 데이터를 제시하라는 요청이 이어졌다. 규제당국의 희망 사항을 뒷받침하는 데이터는 아직도 나오지 않고 있다.

아편 제제 문제를 해결하는 빠른 해결책은 없다. 아편 제제는 모두 해롭다. 처방전이 있건 없건 마찬가지다. 그렇다면 규제당국은 트라마돌을 복용하는 덴마크인 30만 명(덴마크 인구의 5퍼센트)을 돕기 위해, 또는 자신들의 잘못을 바로잡기 위해 무엇을 했는가? 아무것도 안 했다. 의존성 위험이 낮다는 근거 없는 믿음[80]을 수정하지 않고 프로파간다를 믿은 사람들에게 책임을 돌려, 의존성 사례에 대한 의사의 보고 의무를 강화했다. 이는 엉터리 해결책이며, 심히 전문가 집단답지 못한 판단이다. 규제당국은 사실상 입증 책임의 주체를 뒤바꾸었다. 그뤼넨탈이 일말의 증거도 없이 자사 아편제가 다른 모든 아편제와 달리 중독을 유발하지 않는다는 믿기 어려운 주장을 하고도 빠져나가게 내버려두었다.

2017년 12월 덴마크의 TV 다큐멘터리 「고통을 팝니다(Smerter til salg)」가 통증 분야의 부패 정도를 적나라하게 보여주었다. 그뤼넨탈이 부패의 주범이다. 그들은 어디에나 있다. 수없이 많은 학회와 의사, 환자 권익 단체를 후원하고, 심지어 통증 진료지침에까지 손을 뻗었다. 덴마크 규제당국의 수장이 그뤼넨탈에서 일한 경력이 있을 정도다. 이 회사는 탈리도마이드(thalidomide)의 제조사이다. 1960년대 그뤼넨탈은 탈리도마이드가 선천적 기형을 유발한다는 사실을 강력히 부인한 바 있다. 변한 게 아무것도 없다. 현재 그뤼넨탈은 트라마돌의 뒤를 잇는 타펜타돌(tapentadol)을 팔고 있다. 이 약은 트라마돌보다 20배 비싸다. 그뤼넨탈은 이번에도 중독은 걱정할 필요가 없다고 주장한다. 이번에도 이 터무니없는 주장을 뒷받침할 과학적 증거는 하나도 없다. 시간이 가면서 효과가 감소하기 때문에, 투여량은 점점 증가한다.

글루코사민은 관절통에 효과가 있을 이유가 전혀 없다

주요 일간지에 레바돌(Revadol, 갱신revalidated, 즉 치유될 수 있음을 암시하는 이름)의 효과를 장담하는 전면 광고가 실린 적이 있다. 골관절염 환자를 대상으로 한 임상시험에서 4주 후 관절 통증 감소와 관절 운동성 개선이 입증되었다는 것이다. 사실이라기엔 너무 그럴싸하게 들리지 않는가? 확실히 그렇다.

글루코사민(glucosamine)은 뼈에 자연적으로 존재한다. 연골의 구성요소 중 하나다. 몸 안에서 저절로 생성되는 물질이다. 그러므로 글루코사민을 함유한 보충제가 골관절염에 효과가 있다는 건 이치에 맞지 않다. 골관절염이 생기는 원인이 글루코사민 생성 부족 때문이라는 증거가 있는가? 없다. 있었다면 그 광고에 이미 나왔을 것이다. 위키피디아(wikipedia.org)에 따르면, 글루코사민은 미국에서 성인들이 가장 많이 복용하는 비(非)비타민, 비(非)미네랄 식이보충제다.

'글루코사민 코크란(glucosamine cochrane)'을 구글에서 검색하니 코크란 체계적 고찰이 나오는데,[81] 유감스럽게도 신뢰할 만한 게 아니다. 환자용 요약본에는 글루코사민이 관절 통증을 감소시키고 신체 기능을 개선할 수 있는데, 로타(Rotta, 결정황산글루코사민을 최초로 개발한 이탈리아의 제약회사)의 제제를 썼을 때만 그렇다고 나와 있다.

이 체계적 고찰은 2005년에 나왔는데, 상식적으로 생각할 때 진실일 리가 없다. 그러니 이번에는 코크란 체계적 고찰 외에 다른 것도 살펴봐야 한다. '글루코사민 체계적 고찰(glucosamine systematic review)'을 구글에서 검색하니 2010년 《영국의학저널》에 실린 체계적 고찰이 맨 먼저 나왔다.[82] 그 논문 저자 중 한 사람은 과거에 내 연구실에서 박사 과정을 이수했다.

저자 중 일부는 이전에 소규모의 글루코사민 임상시험이 지나치게 긍정적이라는 것을 입증한 적이 있다.[83] 그래서 저자들은 체계적 고찰에 환자 수가 200명 이상인 무작위 배정 임상시험만 포함시켰다. 글루코사민 사용에는 유의미한 효과가 없었다. 제약회사와 무관한 독립적인 임상시험에서는 상업적 후원을 받은 임상시험에서보다 더 작은 효과가 나타났다. 저자들은 글루코사민을 사용해서는 안 된다는 결론을 내렸다. 글루코사민이 당신에게 적합한지 의사와 상의하라는 허튼소리도 없었다. 물론 글루코사민은 처방전 없이 살 수 있으므로 의사와 상의할 필요가 없다.

질병 예방을 위해 무엇을 취사선택해야 하는가?

감염은 매우 흔하다. 특히 사람들이 붐비고 위생 상태가 불량할 때 더 그렇다. 어린이집과 유치원이 이런 상황에 해당하는 경우가 많다. 따라서 어린아이들과 그 부모들이 세균이나 바이러스 감염으로 크게 고생한다. 덴마크에서는 이를 '어린이집 전염병(nursery plague)'이라고 부른다. 나는 유독 여기에 취약해서 때때로 몇 달 동안 기침이 계속됐고, 잠도 잘 못 자곤 했다. 또 2차 세균성 폐렴으로 진행해 항생제 치료를 받은 적도 있다. 이렇게 많은 사람이 이 모든 고통을 겪게 만드는 게 과연 최선의 보육 방식인지 종종 의문이 들었다. 어느 땐가 우리 집으로 보육 교사를 오도록 해서 우리 아이와 다른 집 아이 한 명을 함께 맡겼더니, 상태가 훨씬 나아졌다.

우리는 더 이상 참을 수가 없어서 어린이집 원장을 만났다. 우리는 최대한 외교적인 태도로 이야기했다. 하지만 소득이 없었다. 원장은 매우 방어적으로 우리의 주장에 강하게 맞섰다. 그런데 몇 년 후 우리는 알코올 소독제가 어린이집에 비치되어 있을뿐더러 보육 교사들이 그것을 실제로 사용하기도 한다는 걸 알게 되었다. 그런데 희한하게도 소독제가 알레르기를 일으킬 가능성이나, 아이들이 소독제로 해를 입을 가능성에 대한 논의만 활발했다.

위생은 우리가 보유한 최선의 공중보건 개선책이다. 그런데 너무 쉬운 의료 기술이어서 오히려 그 중요성을, 심지어 보건의료 전문가들에게도 확신시키기 어렵다. 남성이 여성보다 위생에 덜 신경 쓰는 것으로 보인다. 예를 들면, 국제 외과 회의에서 남성의 20퍼센트는 화장실 사용 후 손을 씻지 않았다.[1] 감기에 걸리면 나는 이유를 말하고 사람들과 악수를 피한다. 음식을 먹기 전 손을 씻는 것도 좋은 방법이다. 공기 중 감염원이 손에 닿을 수 있으며, 바이러스 감염은 손이 닿았던 고형 물체를 통해서도 확산된다. 흔히 기침이나 재채기를 하는 사람 옆에 가지 않으면 되는 걸로 생각하는데, 손의 위생 상태가 가장 중요하다고 할 수 있다.

의사들은 항생제를 지나치게 많이 사용한다. 십중팔구 바이러스성 감염인데도 항생제를 쓴다. 많은 국가에서 항생제를 의사의 처방 없이 구매할 수 있는데, 이는 항생제 내성(耐性) 문제를 더욱 키우는 일이다. 북유럽에서는 내성균 발생이 상대적으로 드물다. 예를 들어, 장내세균 클레브시엘라(Klebsiella)의 경우 1퍼센트 미만이다. 반면 그리스에서는 50퍼센트 이상이 내성균이다.[2] 라틴아메리카와 아프리카, 아시아에서는 여러 종의 세균이 이보다 심각할 것이다. 악명 높은 메티실린 내성

황색포도상구균(MRSA)이 대표적이다.

우려되는 지역을 여행할 때는 내성균에 감염되지 않게 조심해야 한다. 잘못하면 귀국 시 격리될 수 있다. 최악의 경우엔 치료가 아예 불가능해 끔찍한 결과를 불러올 수 있다. 내가 근무하는 병원에서도 불행한 사례를 꽤 목격했다. 최근의 사례를 보면, 39세 여성 육상선수가 태국에서 경기 중 넘어져 다리가 부러졌는데, 다제내성세균(multi-resistant bacteria)에 감염되고 말았다. 덴마크로 돌아왔을 때는 다리를 절단할 수밖에 없었다. 위생 상태가 불량한 지역을 여행할 때의 주의사항을 간단히 표현한 오랜 격언이 있다.

"씻거나, 껍질을 벗기거나, 끓이거나, 조리하라. 그럴 수 없으면 단념하라."

손 씻기는 매우 중요하다. 예방접종도 중요하다. 방문 국가의 주민들을 위해 특히 필요하다. 관광객보다 주민의 감염 위험이 훨씬 크다.

비타민 C는 감기에 효과가 없으며 고용량은 위험하다

잡지에서 고용량의 비타민 C가 감기(common cold)를 낫게 한다는 기사를 봤다고 가정해 보자. 약간의 상식은 해로울 게 없으므로, 첫 번째 질문은 이런 것일 수 있다.

"그럴 가능성이 얼마나 될까?"

감기는 아주 흔하므로, 이게 정말이라면 우리는 TV나 라디오, 신문에서 이 혁신적인 발견에 대해 보도하는 것을 들어봤어야 할 것이다.

하지만 그렇지 않으므로, 고용량의 비타민 C가 감기를 낫게 한다는 것을 입증하는 신뢰할 만한 데이터가 없을 공산이 매우 크다.

사람들이 뭐가 어디에 기적적인 효과가 있다는 식의 말을 할 때, 나는 이런 식으로 추론하곤 한다. 내가 모든 것을 다 알 수는 없지만, 뭔가가 사실이라면 내가 가장 좋아하는 의학지인 《영국의학저널》에서 읽어 봤으리라는 것만은 확실하게 안다.

여기에서 멈춰도 된다. 잡지 기사는 잊어버리고, 남들과 마찬가지로 감기가 나을 때까지 견디면서 아무것도 기적적인 효과가 없다는 사실을 받아들이는 것이다. 누군가가 기적을 말할 때마다 매번 근거를 찾느라 고된 노력을 할 수는 없는 노릇이다. 의사결정을 위한 지름길이 필요하다. 감기는 죽을병이 아니다.

좀 더 알아보고 싶다면, '감기 코크란(common cold cochrane)'을 구글에서 검색해 비타민 C에 관한 코크란 체계적 고찰을 찾아보라. 환자용 요약본이 눈에 띌 것이다.[3] 거기에는 감기 증상을 일으키는 바이러스가 200종이 넘고, 항생제는 무용지물이라고 되어 있다.

비타민 C는 1970년대에 특히 인기가 있었다. 노벨상 수상자 라이너스 폴링(Linus Pauling)이 위약 대조 임상시험을 통해 비타민 C가 감기를 예방하고 완화한다는 결론을 내렸기 때문이다. 그러나 이 문제를 다룬 폴링의 저서는 노벨상 수상자가 한 일이라고는 도저히 믿을 수 없는 지독한 선택적 인용의 본보기이다.[4]

비타민 C는 널리 팔려나갔고, 예방 겸 치료 제제로 사용되었다.[3] 당연한 일이다. 효과 없는 약을 기를 쓰며 팔려는 사람들과 사실보다 믿음을 선호하는 사람들은 언제나 있기 마련이다.

코크란 체계적 고찰은 11,306명이 참가한 임상시험 29건을 비교하여 이를 기초로 정기적인 비타민 C 섭취가 감기 예방에 아무 효과가 없다는 것을 알아냈다. 즉 비타민 C는 폴링의 주장과 달리 감기를 예방하지 못한다. 또한 감기 증상이 시작된 후의 치료 효과도 없다. 감기 증상의 지속 기간이나 중증도에 대한 일관된 효과가 나타나지 않았다.

이로써 감기와 비타민 C에 대한 이야기가 완전히 끝났어야 한다. 그런데 정기적인 비타민 C 보충이 감기 증상의 지속 기간을 줄이는 데 약간의 효과가 있다는 말이 들린다. 요컨대 비타민 C는 바이러스 감염을 예방하지 못하고 치료하지도 못하지만, 우리가 믿어야 하는 건 비타민 C를 매일 계속해서 섭취하면 감기가 그리 오래가지 않게 된다는 이야기다. 사실이라 해도, 이게 무슨 의미인가? 성인에서 감기 지속 기간이 겨우 8퍼센트 감소했다는데, 이 정보가 신뢰할 만한 것이기는 한가? 감기가 끝나는 때는 언제인가? 답하기가 불가능하다. 감기는 서서히 사라지기 때문이다. 완벽하게 눈가림되지 않은 임상시험에서 이 평가변수는 편향될 것이 뻔하다.

국립보건원 직원들을 대상으로 한 무작위 배정 임상시험에서, 8퍼센트의 차이는 편향으로 쉽게 설명할 수 있다는 것이 입증되었다. 그 직원들은 9개월 동안 매일 3그램의 비타민 C 또는 위약을 복용했으며, 감기에 걸린 경우엔 추가로 3그램을 각각 더 복용했다.[5] 감기 지속 기간은 위약 대조군의 경우 7.1일, 비타민 C 6그램 시험군의 경우 5.9일이었다. 7.1일과 5.9일의 차이는 17퍼센트이다. 하지만 비타민의 신맛으로 자신이 복용한 약이 무엇인지 추측했던 사람들을 제외하고 나자, 지속 기간이 6.3일 대 6.5일이 되었다.

이 임상시험은 비판받았지만,[3] 매우 주관적인 평가변수에서 작은 차이는 편향으로 쉽게 설명할 수 있다는 사실만큼은 무시하면 안 된다. 게다가 8퍼센트의 지속 기간 차이가 사실이라고 해도, 임상적으로 유의미하지 않다. 치료하지 않았을 때 감기가 12일 동안 지속된다고 하면, 치료를 할 경우 11일 동안 지속된다는 얘기다.

거기에다 위해는 아직 들여다보지도 않았다. 코크란 체계적 고찰에 따르면, 발표된 임상시험에서는 비타민 C의 유해반응이 보고되지 않았다. 하지만 이것은 유해반응이 없다는 의미가 아니다. '비타민 C 부작용(vitamin C side effects)'을 구글에서 검색해 보면 알게 된다. 메이요클리닉(Mayo Clinic)에 따르면, "고용량 비타민 C는 다양한 유해반응과 관련 있다. 여기엔 혈액 응고, 사망(심장 관련), 신장 결석, 산화 촉진, 소화계통 문제, 적혈구 파괴가 포함된다."

비타민은 약과 동일한 방식으로 규제되지 않는다. 이를 노다지로 여기는 사기꾼이 널려 있다. 많은 이들이 비타민이 몸에 좋을 것이라고 순진하게 생각하기 때문이다. 따라서 '비타민 C 식품의약국(vitamin C FDA)'으로 검색해서는 별로 찾아낼 것이 없다. 그렇지만 첫 번째 검색 결과로 나오는 2017년의 경고문은 꽤나 흥미롭다.[6] 미국 식품의약국은 비타민 C 재단(Vitamin C Foundation)에 비타민 C를 약처럼 광고하여 법을 위반했다는 공문을 보냈다. 미국 식품의약국이 예로 든 회사의 웹사이트 inteligentvitaminc.com(원래 'intelligent'인데 여기서는 l이 하나뿐이다.)에 적시된 내용은 정말 놀랍다. 여러 가지 가운데 미국 식품의약국이 지적한 것은 다음과 같다.

- 무독성 '화학요법'—암과의 싸움에서 비타민 C의 놀라운 가능성.
- 비타민 C, 비타민 E, 셀레늄 경구 투여는 대부분의 암을 예방하고, 췌장암, 위암, 전립샘암, 여타 암의 사망률을 낮춘다.
- 거의 모든 비타민 C 전문가가 고용량 아스코르브산염(비타민 C)에 의해 발생하는 과산화수소가 암세포를 죽인다는 데 동의한다.
- 대다수의 전문가들이 고용량 비타민 C를 정맥 투여해 대부분의 종양 세포를 죽이는 데 필요한 혈중 농도가 되도록 할 것을 추천한다.
- 최대의 항종양 효과를 위해 주당 2~3회, 1회당 200,000밀리그램(=200그램)까지의 용량으로 비타민 C를 정맥 투여할 것을 추천한다.
- 사례: "비타민 C, 국소적으로 기저세포암(피부암)을 치료함"

게다가 비타민 C에는 항바이러스성과 항균성도 있다고 한다.

- "여기에 나온 감기/독감 치료를 해 봤더니 효과가 100퍼센트였어요. 마법 같습니다!"
- 비타민 C는 바이러스성 호흡기 감염 증상의 예방과 완화에 유효하다.
- 비타민 C는 약제 내성 폐결핵균을 죽인다.
- 비타민 C는 에볼라 바이러스 예방 효과가 있다.

또 비타민 C가 모든 심혈관계 질환에도 효과가 있다고 한다.

- 1994년 룬스 페일링(Lunes Payling)과 마티아스 라스(Matthias Rath)는 무증상 비타민 C 결핍증에 의한 일반 심혈관계 질환의 예방과 회복을 위한 지질단백질a 결합 억제제(LPa Binding Inhibitor) 특허를 받았고…
- 고용량 비타민 C 투여는… 출혈성 심부전, 심장병, 뇌졸중을 포함하는 모든 형태의 심혈관계 질환에 효과가 있다.

비타민 C 말고 다른 약은 필요없어 보인다. 이런 주장은 모두 완전히 헛소리다. 심지어 철자도 틀렸다. 라스는 독일 의사로, 남아프리카공화국에서 HIV(human immunodeficiency virus, 사람면역결핍바이러스) 보균자에게 영양 보충제를 홍보하면서 항레트로바이러스제가 해롭다고 주장한 사람이다.[7] 라스는 자신이 ("룬스 페일링Lunes Payling"이 아니라) 라이너스 폴링(Linus Pauling)과 미량영양소의 잠재적 치료 효과에 대한 연구를 같이 했으며 폴링의 후계자로 지명되었다고 주장했다. 닥터 라스 재단(Dr Rath Foundation)은 웹사이트에서 미량영양소 보충제를 판매한다. 2002년 영국 광고표준위원회(ASA)는 라스가 "건강: 스스로 지키자"라는 제목의 뉴스레터에서 영양제가 암과 심장병을 예방할 수 있다고 주장한 것에 문제가 있다는 결정을 내렸다. 2005년 라스는 자신의 제품 중 하나인 비타셀(VitaCell)을 남아공의 카이엘리차에서 HIV 양성인 사람들을 대상으로 판매하기 시작하면서 제약회사들을 이윤에 굶주린 비양심적인 집단이라고 공격했다. 카이엘리차에 최초의 항레트로바이러스 클리닉을 연 의사들이 속한 국경없는의사회(MSF)에서 후원한 단체인 치료행동캠페인(Treatment Action Campaign)은 치료제를 복용하던 환자 중 일부가 비타민 보충제를 선호하여 치료제 복용을 중단했다고 밝혔다. 캠페인 활동가와 의료진은 그중 일부가 사망했다는 증거를 내놓았다.

코크란 체계적 고찰을 실시한 논문 저자들은 자신들의 고찰에서 나온 게 무엇인지 말할 배짱이 없었다. 그들의 결론은 이렇다.

"비타민 C 보충제가 일반인의 감기 발생률을 낮추지 못했다는 것은 정기적인 비타민 C 보충이 타당하지 않다는 의미이다. 그러나 비타민 C는 강도 높은 신체 운동에 단기간 노출된 사람들에게 유용할 수 있다. 정기적 비타민 C 보충 임상시험에서 비타민 C의 감기 지속 기간 단축 효과가 나타났으나, 수회 실시한 치료 임상시험에서 이 결과가 재현되지 않았다. 그럼에도, 정기적 비타민 C 보충 연구에서 나타난 감기의 지속 기간과 강도에 대한 비타민 C의 일관된 효과와 낮은 비용, 안정성을 고려할 때, 감기 환자는 개인적으로 비타민 C 투여가 이점이 있는지 시도해 볼 만한 가치가 있다. 후속 무작위 배정 임상시험이 필요하다."

이건 아니다! 대체 어떻게 사람들이 "비타민 C 투여가 이점이 있는지" 알 수 있단 말인가? 불가능하다. 불필요하게 비타민 C를 복용해선 안 된다.

집먼지진드기 청소를 한다고 천식이 줄지는 않는다

1990년대 중반, 북유럽코크란센터 연구팀은 집먼지진드기에 대처하는 화학적·물리적 중재를 다룬 대규모 코크란 체계적 고찰을 완료했다. 이 체계적 고찰에서 우리 연구팀은 이런 중재가 천식 환자에게 효과가 없다는 것을 알게 됐다. 우리 연구팀은 임상시험들을 매우 철저히 검토했다. 그런데 코크란 기도(氣道) 분과의 편집자 폴 존스(Paul Jones)는 개별 임상시험에서 우리가 추출한 데이터의 정확도에 완벽한 확신이 필요하다고 말했다. 존스는 우리에게 모든 임상시험을 다시 검토하라고 했다. 우리는 심지어 런던으로 가서 편집자들과 상의해가며 작업을 해야 했다. 이런 가외의 작업은 그저 시간 낭비일 뿐이었다. 재검토해서 결과가 바뀐 것은 전혀 없었다.

이러한 매우 이례적인 조치로 우리의 체계적 고찰은 발표가 상당히 연기되었다. 그러던 와중에 나는, 영국에서 우리가 검토한 임상시험 다수와 유사하지만 규모가 훨씬 큰, 새로운 임상시험을 위해 728,678파운드에 달하는 공공 자금의 사용이 승인되었다는 사실을 뒤늦게 알게 되었다.[8] 우리 연구가 발표되었다면 불가능했을 일이다.

우리의 발견은 전혀 환영받지 못했다. 1998년에 발표가 승인된 후, 코크란 편집자가 우리에게 알리지 않고 초록을 수정했다. 그래서 우리가 집먼지진드기에 대한 화학적·물리적 중재를 지지하는 것처럼 보이도록 했다. 우리는 이를 우연히 발견해 항의했다. 몇 년 후, 우리가 새로운 임상시험을 포함시켜 체계적 고찰을 업데이트했을 때, 편집자가 초록을 또 수정했다. 역시나 우리에게 허락을 구하지 않았다. 코크란 편집자는, 아니 모든 편집자는 이런 식으로 일해선 안 된다. 이 사람이 지금은 코크란의 편집자가 아니라는 소식을 전하게 되어 다행이다.

1999년 코크란 라이브러리 1호에서 우리가 초록에 기술한 결론은 다음과 같다.

"결론: 집먼지진드기 알레르기 항원에 노출되는 것을 줄이기 위한 현재의 화학적·물리적 방법은 효과가 없는 것으로 보이며, 진드기 과민성 천식 환자 예방책으로 권고할 수 없다."

그런데 2호에서는 다음과 같이 바뀌었다.

"연구팀의 결론: 집먼지진드기 알레르기 항원에 노출되는 것을 줄이기 위한 현재의 화학적, 물리적 방법이 천식의 중증도를 낮추는 데 효과가 있다는 것을 입증하는 증거가 충분하지 않다. [이 초록은 중앙 시스템에서 작성했음.]"

연구팀은 동일한 우리였으므로, 굳이 "연구팀의 결론"이라고 할 필요가 없었다! "입증하는 증거가 충분하지 않다"는 표현은 증거가 더 있다면(예를 들면, 계획 중이었던 그 대규모 영국 임상시험을 포함시킨다든지 하면) 효과를 증명할 수 있다는 가능성을 내포한다. 심각한 오도이다. 우리 연구팀은 가치 있는 효과를 놓쳤을 가능성이 없음을 좁은 신뢰구간으로 증명하고, 이를 체계적 고찰 논문의 '논의'에서 상세하게 설명했다.

우리 연구팀은 이 체계적 고찰의 최신판을 2011년에 발표했다(공식 일자는 2008년이고, 2011년 업데이트에는 단 1건의 임상시험만 추가되었다).[9] 역시나 중재의 효과는 흔적조차 발견되지 않았다. 영국의 대규모 임상시험도 결론에 영향을 미치지 못했다.

2007년 의학지 《알레르기(*Allergy*)》의 편집장은 전문가들이 코크란 체계적 고찰을 못 본 척하고 쓸데없는 진드기 방지책을 권고하는 지침을 써대는 것에 진저리가 나서, 자기네 의학지에 코크란 체계적 고찰을 발표할 것을 요청했다. 우리는 요청을 받아들였다.[10] 《알레르기》 편집장은 특히 미국 국립보건원(NIH)에서 새로 발행한 천식 진료지침의 권고에 대해 우려했다.[11] 《랜싯》은 사설에서 이 권고가 정확하고 근거중심인 것처럼 묘사했다. 나는 《랜싯》 기고문[12]과 《알레르기》 기고문[13]을 통해, 집먼지진드기에 대한 미국 국립보건원의 권고가 올바르지 않은 이유를 설명했다.

미국 국립보건원의 지침은 440쪽이나 되는 어마어마한 분량이다. 내가 처음 한 생각은, "이걸 다 읽어 볼 시간이 있는 사람이 과연 있을까?"였다. 지침에서 전문가들은 다양한 중재를 권고하는데, 예를 들면 침대 매트리스에 알레르기 항원이 투과하지 않는(allergen-impermeable) 커버를 씌우라는 것이다. 그러면서 이를 뒷받침하는 논문을 10편이나 인용했다. 하지만 그중에는 비체계적 고찰(non-systematic review)도 있고, 대조군 없는 전후 연구(before-after study), 비염에 관한 연구도 있다. 또한 환자 중 일부만 진드기 알레르기가 있는데 이 집단에 대한 평가변수 데이터를 제공하지 않아 우리가 체계적 고찰에서 제외시킨 것도 있고, 복수의 중재와 알레르기 항원을 다루어 관련없어 보이는 연구도 있다. 남은 건 고작 5건의 임상시험인데, 개중에 매트리스 커버의 효과를 보여주는 것은 하나도 없다!

그렇다면 전문가들은, 이미 9년이나 먼저 《영국의학저널》에 발표되어 널리 알려진 우리 연구팀의 체계적 고찰[14]에 대해서는 뭐라고 말했을까? 아무 말도 하지 않았다. 물리칠 수 없으면 무시하라! 그들이 집먼지진드기를 다룬 부분 뒤에는 수백 개의 참고문헌이 달려 있다. 매우 훌륭하고 근거중심인 것처럼 보이지만, 실은 전혀 그렇지 않다.

《알레르기》에 발표한 논문에서 우리는 유럽알레르기임상면역학회(EAACI)와 미국 알레르기천식면역학회(AAAAI)가 공동으로 선정한 전문가 팀이 작성한 2008년 보고서(consensus report)를 언급했다.[15] 이 보고서에는 진드기 차단 매트리스, 베개, 이불 커버를 포함하여 진드기 노출을 줄일 수 있는 다양한 방법이 열거되어 있었다. 그 자체로는 틀린 게 아니지만 오도의 여지가 있었다. 그러한 방법이 임상적 효과가 없다는 점을 전혀 언급하지 않았기 때문이다. 이 지침은 《미국의학협회저널(*Journal of the American Medical Association*)》에 실려 근거중심주의에 기초한 것으로 묘사되었다. 거기에는 지침을 작성한 저자 중 한 명의 말이 인용되어 있다.

"우리는 근거중심주의에 입각하여 지침을 작성하기 위해 매우 노력했다. 전문가의 의견에 불과한 것을 지침의 근거로 하지 않으려 매우 노력했다."[16]

나는 《미국의학협회저널》에 논고를 보내 지침의 저자들이 충분히 노력하지 않았다고 지적했다. 집먼지진드기에 대한 자신들의 권고를 뒷받침하기 위해 그들이 제시한 참고문헌 3편은 모두 관련이 없는 것이었다. 나는 또 우리 연구팀이 최고날숨유속(peak expiratory flow rate, 천식 임상시험에서 가장 많이 사용하는 평가변수)에 대한 중재의 평균 효과가 정확히 0이라는 사실을 확인했으며 그 신뢰구간이 매우 좁았다고 덧붙였다. 《미국의학협회저널》은 내 논고의 게재를 거부했다.

고가의 진공청소기와 매트리스 커버, 강박적인 청소, 공기청정기, 카펫 내다버리기 같은 쓸모없는 중재에 돈과 에너지를 낭비하도록 환자를 꾀어서는 안 된다. 가장 기운 빠지는 것은, 알레르기 전문가들이라면 진드기 방지책(중재)의 효과가 없다는 것을 알고 있으리란 점이다. 그런 방법으로 기대할 수 있는 알레르기 항원의 감소량은 미미하여 효과가 있을 리 없기 때문이다.[10]

그렇거나 말거나, 집먼지진드기 방지책을 권고하는 지침과 종설은 계속 쏟아졌다. 국립보건원과 환자 권익 단체도 여기에 동참했다. 우리는 이런 상황을 참을 수 없어서, 천식 전문가들이 집먼지진드기에 대해 작성한 비체계적 고찰의 오도성을 밝히는 논문을 발표했다. 논문 제목은 존 스타인벡(John Steinbeck)의 소설 『생쥐와 인간(*Of Mice and Men*)』에서 영감을 받아 「진드기와 인간(Of Mites and Men)」으로 했다.[17]

종설들은 보통 몇 가지 방법을 효과적이라고 권고하면서, 그러한 주장을 뒷받침하기 위해 매우 선택적이고 편향된 참고문헌을 제시했다. 70편의 종설에서 가장 많이 인용된 임상시험은 환자군당 피험자가 고작 7명이었다. 이 임상시험에서 중요한 결과라고 주장하는 바는 오류일 가능성이 높으며, 임상시험 평가변수도 보고되어 있지 않다. 권고는 비무작위 연구에 기초한 경우가 많으며, 그중 가장 많이 인용된 연구에서는 환자군당 피험자가 10명에 불과한데도 매우 긍정적인 결과를 주장했다. 반면 우리의 코크란 체계적 고찰은 55건의 무작위 배정 임상시험에 참여한 3,121명의 환자를 대상으로 했다.

누군가는 집먼지진드기에 털끝만큼도 관심이 없을지 모른다. 그래도 이야기가 흥미로웠기를 바란다. 어떻게 모든 사람이 잘못 생각할 수 있는지, 그리고 어떻게 잘못된 생각을 고의로, 과학적 데이터에 반하여, 계속 이어가는지를 보여주는 좋은 예다.

2013년의 한 설문 조사에 따르면, 이탈리아의 소아과 의사 대부분은 진드기 방지 매트리스 커버를 사용하고 매주 고온으로 세탁할 것, 특수한 진공청소기를 사용하고 카펫을 없앨 것을 권고했다.[18] 조사자들은 알레르기 전문가 2인이었는데, 우리의 체계적 고찰에 대해 부당한 비판을 제시하고는, "주류 지침과 대다수 전문가들의 일반적 진료에 따라," 최선의 전략은 모든 예방 조치를 다하는 것이라는 결론을 내렸다. 그 조사자들도 진드기가 외부 환경에서 집 안으로 침투할 수 있으므로 진드기를 근절하기는 불가능하다고 인정했다.[19] 그런데도 그 사실이 그들의 권고에 아무런 영향을 미치지 못했다.

다른 지역도 상황이 마찬가지로 좋지 않은지 알아보자. 나는 집먼지진드기 지침을 구글에서 검색했다. '도구'를 이용해 검색 기간은 '1년'으로 한정했다. 검색 결과의 두 번째 항목은 세계적으로 유명한 미국 메이요클리닉의 홈페이지였다. 2017년 5월에 작성된 문건이 있었다. 완전히 절망적이었다. 이탈리아 설문 조사보다 더 쓸모없고 비용이 많이 드는 권고가 있었다. 그리고 참고문헌은 없었다. 참고문헌이 없으면, 책임 소재도 없다.

비영리단체인 영국천식협회(Asthma UK, asthma.org.uk)는 상황이 훨씬 나았다. 협회 이사의 말은 다음과 같다.

"천식이 집먼지진드기로 촉발되는 경우, 증세를 잘 살펴 세심하게 관리하는 것이 천식 증세를 감소시키는 최선의 방법이다. 그럼으로써 진드기 분비물에 접촉했을 때 반응이 일어날 가능성을 줄일 수 있다.—접촉은 불가피하다."

여기까진 맞다. 하지만 이 단체도 거짓 희망을 퍼뜨리고 싶은 유혹을 이기지 못했다.

"최근의 연구에서 매트리스, 이불, 베개에 진드기 방지 커버를 사용하는 어린이들이 천식 발작으로 입원하는 비율이 낮은 것으로 확인되었다.—다만 3세와 10세 사이, 가족 중 흡연자가 없고 집먼지진드기 외 다른 항원(예를 들면 반려동물이나 꽃가루)에는 알레르기 반응이 없는 어린이의 경우로 한정된다. 정말 도움이 되는지(그리고 어떻게 도움이 되는지) 확인하기 위해서는 연구가 더 필요하다."

아니다, 연구가 더 필요하지 않다! 이 '최근의 연구'에 대한 참고문헌이 없어서 우리는 이것이 무작위 배정 임상시험인지 아닌지도 알 수 없다. 역시나 무책임하다. 게다가 제시된 것은 부집단(subgroup, 아집단)의 결과이며, 전체의 결과가 아니다. 이 점을 특히 경계해야 한다. 이런 무책임한 메시지는 부디 무시하길 바란다. 우리가 코크란 체계적 고찰에서 살펴본 임상시험 중 적어도 26건에서 매트리스 커버를 사용했지만 효과가 없었다.

심혈관 건강을 위해 모두가 스타틴을 복용해야 하는가?

유전적으로 가까운 친척인 침팬지처럼, 인간도 꽤나 공격적일 수 있다. 보건의료계에서 벌어지는 가장 치열한 전쟁 중 하나는 콜레스테롤과 관련 있다. 잘 들어보면 숲속에서 침팬지가 원숭이를 공격할 때와 같은 아우성과 비명이 행간에서 새 나올 것이다.

한쪽에는, 스타틴이 부작용이 없고 심혈관계 질환 발생 위험을 낮춰 주므로 모든 사람이 복용해야 한다고 주장하는 의사들이 있다. 다른 쪽에는, 스타틴이 엄청나게 과용되고 있어서 사람들이 인식하는 것 이상으로 위해가 크다고 말하는 의사들이 있다.

누가 옳은가? 스타틴을 구글에서 검색하면, 즉시 지뢰밭이 나타난다. 첫 페이지의 검색 결과 9건 중 5건이 부작용에 대한 것이다. 어떤 약이든 이렇게 나오는 경우는 매우 드물다. 이는 스타틴의 위해가 심각하게 취급되지 않았다는 것을 시사한다. 아니면, 그저 전쟁이 한창 진행 중임을 나타내는 징후일까? 양측 모두에 맹신자들이 버티면서, 이성적 사고는 설 자리를 잃은 게 아닐까?

검색창에 '스타틴 코크란(statins cochrane)'을 입력하면, 거기서부터 '논란'이 있다는 걸 알 수 있다. 입력할 때 자동 완성 검색어 중에 '코크란 스타틴 논란(cochrane statins controversy)'이 있다. 그 검색 결과의 상단에 보이는 논문은 「콜레스테롤 혼란과 스타틴 논란(Cholesterol confusion and statin controversy)」이다.[20] 논문 저자들은 다음과 같이 주장한다.

"관상동맥성심장질환에서 혈중 콜레스테롤 수치의 의미와, 콜레스테롤 강하를 위한 스타틴 계열 약물의 실제 효과는 논쟁의 여지가 있다. 특히 스타틴이 실제로 심장병 사망률을 줄이고, 기대수명을 연장하는지 여부는 논란의 여지가 있다. 게다가, 지중해 식단 모델이 생명을 연장하고 당뇨병, 암, 관상동맥성심장질환의 위험을 감소시키는 것으로 나타났다."

글쎄. 이 메시지 자체가 논란의 여지가 있다. 스타틴의 이점이 콜레스테롤에 대한 효과와는 관련이 없을지 모른다는 이야기가 수십 년 동안 있었지만, 스타틴이 사망률을 감소시킨다는 데 의문을 제기하는 사람은 거의 없다. 나도 예외가 아니다. 새로운 임상시험 결과가 예전 것만큼 확실하지 않다는 건 알고 있지만 말이다.

논란은 주로 심혈관계 질환이 없는 사람들이 스타틴 치료를 받아야 하는가에 대한 것이다. 이 문제를 다룬 코크란 체계적 고찰이 있는데,[21] 이런 연구를 볼 때 떠올려야 할 첫 번째 의문은 언제나 이것이다.

"임상시험에 참가한 사람들이 나처럼 건강한 이들인가, 아니면 질병의 1차 예방을 이야기하기에 적합할 만큼 건강하지는 않은 사람들인가?"

해당 코크란 체계적 고찰은 2013년에 나온 것이다. 내가 2013년에 펴낸 책[22]을 쓸 때는 2011년에 나온 코크란 체계적 고찰을 살펴봤다.[23] 임상시험에 참여한 사람의 평균 연령은 57세였고, 애초에 그리 건강한 사람들이 아니었다. 일부 임상시험에서는 당뇨병이나 고혈압 또는 고지혈증이 있는 환자만 모집했고, 다른 일부에서는 이에 더하여 이전에 심혈관계 질환이 있었던 환자까지 포함시켰다. 게다가 구체적 데이터를 볼 수 있는 임상시험들에서 흡연자의 비율이 10~44퍼센트였다.

그리고 나는 임상시험에 제약회사가 후원했는지 항상 확인한다. 제약회사에서 후원한 임상시험은 결과가 실망스러울 경우 절대로 발표되지 않는다. 혹은 중재군(시험군)에서 발생한 사망과 심장마비가 임의로 삭제되기도 한다.[22] 실제로, 제약회사에서 후원한 심혈관계 질환 임상시험에서 사기 행위가 있었음이 여러 번 입증되었다.[22]

모든 원인에 의한 사망률 데이터를 공개한 임상시험 중에서 공공자금으로 후원이 이루어진 것은 단 1건이다. 코크란 체계적 고찰 논문 저자들이 '논의' 부분에서 확인한 바와 같이, 모든 원인에 의한 사망률이 16퍼센트 감소했다는 결과는 지나치게 과장된 것으로 보인다. 예를 들어, '공공 자금에 의한' 대규모 임상시험인 ALLHAT-LLT(심근경색 예방을 위한 항고혈압제 및 지질강하제 임상시험)는 10퍼센트 이상의 환자가 이미 심혈관계 질환을 앓고 있어 코크란 체계적 고찰에는 포함되지 않았는데, 사망률 감소가 없었다. 위험비가 0.99였다(95퍼센트 신뢰구간 0.89~1.11, 실제 효과가 전체 사망률 11퍼센트 감소와 11퍼센트 증가 사이에 위치한다는 것을 95퍼센트 확신한다는 의미).

이런 결과는 매우 우려스럽다. 코크란 체계적 고찰 논문 저자들이 배제한 '공공 자금에 의한' 임상시험에서는 사망률이 1퍼센트 감소에 그쳤으나, 포함시킨 '제약회사에서 후원한' 임상시험에서는 16퍼센트나 감소했다. 더구나 배제한 임상시험과 포함시킨 임상시험은 서로 별다른 차이가 없어 보였다. 포함시킨 임상시험에서도 다수의 환자가 심혈관계 질환이나 유사한 위험인자를 갖고 있었다. 배제한 ALLHAT-LLT에서도 다른 임상시험들의 평균, 즉 16퍼센트에 가까운 사망률 감소가 나타날 것이 기대되었으나, 신뢰구간에 그런 가능성이 포함되지 않았다. 최대치가 11퍼센트에 그쳤다.

2011년의 체계적 고찰과 2013년의 체계적 고찰 사이에 중요한 차이는 없다. 2011년에는 임상시험 14건, 환자 34,272명, 2013년에는 임상시험 18건, 환자 56,934명을 대상으로 했다. 모든 원인에 의한 사망률 감소는 2011년에 16퍼센트였고, 2013년에도 거의 같았다(오즈비 0.86, 14~15퍼센트 감소를 의미). 하지만 체계적 고찰 논문 저자들의 결론은 달라졌다. 2011년 논문 저자들은 일부 임상시험에 심혈관계 질환이 있는 사람들이 포함되었다면서, "스타틴을 이용한 1차적 예방이 비용대비 효과가 있으며, 환자의 삶의 질을 개선한다는 증거는 제한적이다. 심혈관계 질환 발생 위험이 낮은 사람들에 대한 1차적 예방책으로 스타틴을 처방하는 것은 주의해야 한다."라고 썼다. 이런 경고가 2년 후에는 사라져 버렸다. 논문 저자들은 그저, 스타틴으로 심혈관계 질환을 치료한 이력이 없는 사람들에서 스타틴이 모든 원인에 의한 사망률, 주요 혈관 질환, 혈관재형성(revascularisation)을 감소시키며, 과도한 유해반응이 없다고만 썼다.

존 에이브럼슨(John Abramson) 박사는 스타틴에 위해성이 없지 않다고 지적한 연구자 중 한 사람으로, 2015년 이 논란에 대한 논문을 발표했다.[24] 핵심 쟁점은 스타틴 처방을 정당화하는 데 필요한 향후 5년 또는 10년 동안의 심혈관계 질환 발생 위험 수준이다. 2014년 국립보건임상평가연구소의 임상진료지침에서는, 건강한 사람에게 실시하는 스타틴 요법으로 인한 심혈관계 질환 발생 위험의 최대치를 10년간 20퍼센트에서 10퍼센트로 낮췄다. 2012년 발표된 콜레스테롤치료임상연구자연합(CTT Collaboration)의 메타분석 때문이다.[25] 이 메타분석은 기저

위험에 상관없이, 주요 혈관 질환의 일관된 감소를 보여주었다. 또한 남녀노소, 심혈관계 질환이 있는 사람과 없는 사람 모두에게 이점이 있으며, 2011년 코크란 체계적 고찰에서 강조된 무작위 배정 임상시험에서의 편향 잠재성과 심각한 유해반응 가능성에 대한 우려를 해소하는 증거가 나왔다고 주장했다.

영국의학협회(BMA)의 일반진료위원회는 새로운 국립보건임상평가연구소 지침에 불만을 표하며, 콜레스테롤강하제 처방을 위한 질병 발생 위험 최대치를 낮추라는 권고에 확신이 없다는 입장을 발표했다.[24] 에이브럼슨 박사와 동료들은 《영국의학저널》에 논문을 발표하여, 심혈관계 질환 5년 발생 위험이 10퍼센트 미만인 사람들에서 전체 사망률이 눈에 띄게 감소하지 않는다는 점을 지적했다.[26] 또한 근육 관련 증상, 당뇨병, 간 기능 장애, 급성신부전, 백내장, 성 기능 장애, 정신 질환 증상에 대해서도 언급했다.

콜레스테롤치료임상연구자연합의 로리 콜린스(Rory Collins) 경은 10만 명이 넘는 사람들로부터 나온 양질의 데이터를 통해 스타틴이 내약성이 매우 뛰어나고 "제대로 입증된 문제성 부작용은 하나 또는 두 가지뿐"이라는 것을 알 수 있다고 주장했다. 그러나 1년 후 콜린스 경은, 자신의 연구팀이 심장병과 암에 대한 스타틴의 효과를 평가했지만 근육통 같은 다른 부작용은 평가하지 않았다는 사실을 인정했다.[24]

콜레스테롤치료임상연구자연합의 메타분석에는 2가지 주요한 문제가 있다.[24] 첫째, 콜레스테롤치료임상연구자연합은 분석의 기초가 될 환자 수준 데이터(patient-level data)가 "극비로 다뤄질 것"에 동의했다. 그에 따라, 제약회사의 돈에 크게 의지하는 옥스퍼드 대학교 임상시험 서비스부에 속한 콜레스테롤치료임상연구자연합은 환자 수준 데이터에 대한 독점권을 가졌으며, 독립적인 전문가의 검토는 허용하지 않았다.

둘째, 의약품의 유효성 평가는 항상 위해성 근거로 균형이 잡혀야 함에도, 콜레스테롤치료임상연구자연합이 유효성 데이터를 수집한 방식에는 그런 균형이 없었다. 콜레스테롤치료임상연구자연합은 암에 대한 유해반응 데이터와 연구용 치료를 중단해야 하는 이유만 수집했다. 2012년 메타분석에 인용한 유해반응 빈도는 환자 수준 데이터가 아니라 발표된 보고서에 기초한 것이다. 제약회사에서 후원한 임상시험의 보고서가 발표된 경우, 위해가 축소 보고되어 데이터가 사실상 쓸모없는 지경이라는 것을 우리는 이미 잘 알고 있다.[22]

에이브럼슨은 다음과 같은 말로 결론을 맺었다.

"기본적으로, 사실상 우리가 스타틴의 유효성과 안전성에 대해 안다고 생각하는 모든 것은, 실제 데이터를 영업 기밀로 독점하는 기업의 상업적 이해에 따라 우리에게 제공된 것이다. 우리가 유효성과 안전성에 대한 상업적 주장을 재확인할 수 없으므로, 건강한 사람은 스타틴 사용에 주의해야 한다."[24]

동의한다. 스타틴에는 많은 유해반응이 있으며, 그중 일부는 심각하다.[22] 그리고 제약회사 후원 임상시험에서 약으로 인한 사망이 곧잘 삭제된다는 것을 생각하면, 사망률 이점이 얼마나 되는지 누가 알겠는가? 우리가 제약회사 후원 임상시험을 신뢰한다고 해도 이점은 크지 않다. 고위험군에서도 마찬가지다. 코크란 체계적 고찰 논문 저자들은 임상시험 참가자의 2.8퍼센트가 사망했다는 사실에 주목했다.[23] 2.8퍼센트의 비율에서 16퍼센트가 감소하면 2.35퍼센트가 되고, 치료증례수는 1/(2.8% − 2.35%) = 222이다. 저자들은 이점이 큰 초기에 일부 임상시험이 조기 종료되고 평가변수의 선택적 보고가 빈번했다는 사실에도 주목했다. 나는 이것이 놀랍지 않다. 부정행위로 벌어들일 수 있는 수십억 달러를 생각해 보라. 16퍼센트는 의심할 바 없이 과대평가된 것이다.

이 모든 혼돈 속에서 우리는 어떻게 해야 하는가? 내가 보기에는 불확실성이 너무 커서 스타틴이 일부 사망률을 낮추는 효과가 있다는 사실 외에는 확고한 결론을 이끌어내기 어렵다.

그런데 나는 이것이 기본적으로 효과의 규모나, 이점과 위해가 발생할 가능성에 대한 토론이 되어서는 안 된다고 생각한다. 보다 철학적인 논의가 되어야 한다.

우리는 인생을 어떻게 살고 싶은가? 매우 다양한 삶의 방식이 있으며, 일반적으로 우리는 다른 삶의 방식에 간섭해서는 안 된다. 어떤 이들은 미래에 심혈관계 질환으로 사망할지 모르는 작은 위험 같은 것은 전혀 걱정하지 않는다. 그 위험을 약간 낮출 가능성이 있는 약을 여생 동안 내내 먹는 것에는 더더욱 관심이 없을 것이다. 어떤 이들은 도전자의 10퍼센트가 목숨을 잃는 걸 알면서도 에베레스트에 오르려 한다. 어떤 이들은 우리 몸에서 일어나는 정상적인 과정에 큰 변화를 가져올 알약을 먹지 않는 것을 인생의 복이라고 여긴다. 마지막으로, 심혈관계 질환 발생 위험을 줄이는 데에는 약을 먹는 것보다 훨씬 좋은 방법이 있다. 예를 들면, 운동과 체중 조절이다. 이를 알약으로 대체하는 건 결코 좋은 생각이 아니다.

아울러 고혈압약과 관련된 쟁점 또한 여러 면에서 스타틴과 유사하다.[22] 고혈압약은 많은 유해반응을 일으킨다. 환자들은 이를 모른 채, 나이가 들어서 그러려니 한다. 고혈압약의 이점은 저위험군에서 크지 않다. 운동과 체중 조절이 훌륭한 치료법이다. 게다가 고혈압 진단을 받은 많은 사람이 실제로는 고혈압이 아니다. 의사를 만나러 병원에 갔을 때 잠시 혈압이 상승한 것일 뿐이다. 그러므로 복용 중인 항고혈압제를 하나씩 규칙적인 간격으로 줄여 나가면서 경과를 주시하는 것이 현명하다.

예방접종을 수용하되 위해와 득실은 따져야 한다

어떤 사람들은 이념적으로 백신 접종에 반대한다. 이런 원리주의의 바탕 이념이 뭔지 나는 전혀 이해하지 못하겠다. 특히 부모들이 유아 공통 예방접종을 거부해서, 피할 수 있는 위험에 자신의 자녀뿐 아니라 다른 아이들까지 노출시키는 것은 정말 이해가 안 된다. 집단면역은 중요하다. 홍역과 같은 유행병 예방을 위해서는 모집단의 높은 비율을 대상으로 백신 접종이 이루어져야 한다.

설득력 없는 주장이 자꾸 들린다. 예를 들면, 어떤 이유에선지 아이가 홍역에 걸리게 두는 게 백신으로 홍역을 막는 것보다 낫다는 것이다. 이런 '자연으로 돌아가라' 식의 낭만주의는 옹호할 가치가 없다. 자연 그대로 두는 게 낫다는 일반 전제를 받아들인다면, 우리는 우리가 발전시킨 이 사회를 떠나야 할 것이다. '자연스러움'과는 아주 거리가 머니까 말이다. 하지만 우리는 더 이상 아프리카에 살던 대형 유인원이 아니다. 우리는 그들보다 훨씬 더 유능하고, 그 어느 때보다 오래 살고 있다. 우리가 아이들에게 예방접종을 하지 않으면 접종하는 경우보다 훨씬 더 많은 사망과 심각한 뇌 손상이 발생할 것이다. 이는 많은 자료를 통해 명확하게 입증된 사실로, 새삼 근거를 찾아볼 필요도 없다.

이 문제에 강경한 입장을 보이는 집단들은 그들의 믿음에 반하는 이성적인 논거나 명확한 과학적 발견에 격렬히 맞선다. 이들은 일종의 종교 집단으로 봐야 맞을 것이다. 의사들이 쓰는 말로는 '치료 불가 부류'라고 한다. 이들은 사회에 많은 해악을 끼친다. 자신들의 거짓된 믿음을 계속 선전하기 때문이다.

최악의 예 중 하나는 앤드루 웨이크필드(Andrew Wakefield)와 동료들이 실시한 연구로, 이들은 홍역·볼거리·풍진(Measles·Mumps·Rubella, MMR) 백신이 자폐증을 유발할 수 있다고 주장했다. 이들의 연구는 반박할 수 없는 증거를 통해 사기로 판명났다.[27,28] 영국 종합의료위원회(GMC)는 웨이크필드와 이 사기 논문의 공동 저자 2명의 의사 면허를 취소했다. 웨이크필드는 고용주 측에서 요청한 재현 연구(replication research)를 거부해 해고되었다. 소위 백신 거부 운동 집단은 이 일을 모르는 체하며, 웨이크필드가 모종의 사회적 음모의 희생양이 되어 영국을 떠나 미국으로 간 것으로 묘사한다. 미국에는 웨이크필드 지지자가 많은 것 같다. '대안적 사실(alternative fact)'은 미국에서 더 쉽게 만들어지고 인정 받는 경향이 있다.

백신 접종을 거부하는 이들의 주장 중 의미 있는 건, 백신이 사람들이 생각하는 만큼 안전하지 않다는 것이다. 제약회사의 연구에 속임수가 있기 때문이다. 제약회사에 관한 내 책[22]을 읽은 독자 몇몇이 내게 왜 백신에 대해서는 언급하지 않았는지 물었다. 현실적인 이유 때문이다. 내가 모든 문제를 다 다룰 수는 없다. 그리고 당시에는 백신에 특별한 관심이 가지 않았다. 나는 백신이 보건의료 분야의 가장 큰 진보 가운데 하나라고 배웠다. 그러나 백신도 약과 같은 정도로 철저하고 면밀한 조사가 필요한 건 사실이다. 사람유두종바이러스(human papillomavirus, HPV) 백신 논쟁에 관심을 갖게 되면서, 나는 데이터 조작, 속임수, 은폐가 백신에 대한 우리의 인식에 심각한 영향을 끼쳤음을 깨달았다.

백신을 역사적인 관점에서 살펴보는 것이 도움이 된다. 천연두 백신의 발명은 예방의학 역사에서 중요한 자리를 차지한다. 천연두 백신은 우유 짜는 아낙들을 비롯해 우두를 앓았던 이들이 천연두 유행 시기에 무사했던 경험에서 시작되었다.[29] 1798년 의사이자 과학자였던 에드워드 제너(Edward Jenner)는 몇 년간 백신 접종을 실시한 후 런던의 왕립학회에 결과 발표를 위한 허가를 요청했다. 요청은 거부당했는데, 이유는 "확립된 지식과 심하게 불일치하는 동시에, 지나치게 믿기 어려운 것으로 보이는 무언가를 식자(識者)들 앞에서 발표하여 자신의 평판을 위험에 빠뜨려서는 안 된다."는 것이었다. 그러나 의학의 역사에서 자주 그러하듯 확립된 지식이 틀렸음이 입증됐고, 이 새로운 예방법은 곧 널리 받아들여졌다.

천연두 백신 접종은 많은 감염 질환에 대한 면역 조치에 있어 선구적 역할을 했다. 제너는 자신의 업적으로 그 누구보다 많은 목숨을 구했다는 평가를 받는다.[30] 소를 의미하는 라틴어는 '*vacca*'이다. 그래서 제너는 우두(cowpox)를 '*Variolae vaccinae*'라고 불렀다. 이것이 백신 접종(vaccination)이란 용어의 어원이다.

영국에서는 1700년대 초반에 이미 인두(live smallpox) 접종이 표준 신료로 자리잡았다. 인두 접종은 천연두 농포에서 나온 물질을 피부에 주입하는 방식이다. 이렇게 하면 천연두에 자연적으로 감염되는 경우보다 감염 정도가 덜하면서 면역이 생기게 된다. 하지만 인두 접종은 접종 받은 사람은 물론이고 다른 사람들에게도 심각한 위험을 초래할 가능성이 있었다. 접종 받은 사람이 보균자가 되어 병을 옮길 수 있었기 때문이다.

감염이 치명적인가 아닌가 하는 문제는 미생물에 대한 최초 노출과 큰 관련이 있다. 덴마크 인류학자 피터 아비(Peter Aaby)는 이 분야에서 획기적인 연구를 실시했다. 아비는 아프리카와 여타 지역에서 실시한 연구로 영양실조가 홍역 사망률에 커다란 영향을 미친다는 정설이 틀렸음을 입증했다.[31] 1915~1925년에 코펜하겐 의과대학 감염 질환 분과의 환자 기록을 이용해 아프리카 연구에서 발견한 결과를 확인했는데, 자녀가 많은 가족일수록 홍역 유행 중에 사망률이 높았다.[32] 아비는 이것이 가족 수가 많으면 그 안에서 노출 정도가 심해서 바이러스가 더 많이 옮겨지기 때문이라는 결론을 내렸다. 효과적인 면역 반응에 도달하기 전에 사망한 것이다. 아비의 발견은 제너의 경우처럼 '식자들' 사이에서 불신을 야기했다.

1977년—가장 무서운 감염 질환 중 하나였던—천연두가 완전히 퇴치되었다. 백신 접종이 핵심 역할을 한, 잘 조직화된 공중보건 활동의 결과다.

아비는 또 하나의 중요한 연구 결과를 발표했다. 백신은 비표적질환(non-targeted diseases)에 긍정적 영향과 부정적 영향을 모두 줄 수 있다는 것이다. 면역계는 엄청나게 복잡해서 표적 백신이 어떤 부수적인 효과를 나타낼지 예견할 수 없으며, 실증적 연구를 통해서만 알 수 있다. 결핵 백신 BCG(Bacillus Calmette-Guéin)와 홍역 백신은 폐렴과 패혈증 사망률을 감소시킬 가능성이 있다. 반대로, 디프테리아·파상풍·백일해(Diphtheria·Tetanus·Pertussis, DTP) 혼합 백신은 저소득 국가에서 백신과 무관한 감염으로 인한 전체 사망률을 두 배로 증가시킨다는 의혹을 받고 있다. 이것이 우려되는 이유는 이런 국가들에는 표적 질환보다 폐렴과 패혈증으로 사망하는 사람이 더 많기 때문이다.[33,34] 아비의 이런 발견은 세계보건기구 본부에서 환영받지 못했다. 이렇게 전혀 예상치 못한 결과가 나오면 공중보건 위험 경고가 어려워지기 때문이다.

서구 사회에서는 디프테리아·파상풍·백일해 혼합 백신으로 얻는 이득이 매우 크다. 모두가 예방접종을 받아야 한다는 데 이견의 여지가 없다. 이런 백신이 나오기 전에는 많은 사람들이 디프테리아·파상풍·백일해로 사망했다. 나는 백일기침(whooping cough)이 어떤 것인지 똑똑히 기억한다. 너무나 고통스러운 경험이기 때문이다. 끊임없이 기침을 하고, 마치 바다사자가 짖는 것 같은 소리를 낸다. 볼거리(mumps)의 기억도 생생하다. 침샘이 부어서 통증이 너무 심해 많이 울었다. 먹거나 웃을 때마다 참을 수 없는 통증이 느껴졌다.

백신으로 쉽게 피할 수 있는 감염의 고통에 아이들을 노출시키는 것은 잔인한 일이다. 하지만 유아동 예방접종의 다른 백신은 어떠한가? 내가 생각하기엔, 어떤 백신이 일부 국가에서는 공식적인 예방접종 프로그램에 포함되고 비슷한 수준의 다른 국가에서는 그렇지 않다면, 반드시 접종받아야 하는 것은 아니다.

이런 예로 로타바이러스 백신이 있다. 덴마크에서는 로타바이러스 백신이 유아동 예방접종 프로그램에 들어 있지 않다. 포함되게 하려는 강력한 로비가 있었음에도 그렇다. '로타바이러스 프로그램(rotavirus programme)'을 구글에서 검색하니, 몇 가지 흥미로운 결과가 나왔다. 그 중 하나는 2013년 세계보건기구 보고서인데, 모든 국가의 면역 프로그램에 로타바이러스 백신을 포함시키고 우선순위를 둘 것을, 특히 남아시아, 동남아시아, 사하라 이남 아프리카처럼 로타바이러스성 위장염 관련 치명률(fatality rate)이 높은 지역을 대상으로 권고하고 있다.[35]

백신에 관한 핵심 쟁점은 다음과 같다.

- 감염될 가능성이 어느 정도인가?
- 감염으로 사망하거나 심각한 해를 입을 위험이 어느 정도인가?
- 세계보건기구에서 치명률이 높은 국가들을 밝히고 있는데, 자신이 사는 나라는 어떠한가?"

전 지구적 백신 접종에 대해 근거중심의 권고를 하기는 어렵다. 질병의 유병률이 의사결정에 중요하기 때문이다. 이는 여행자에게 권장되는 온갖 백신을 생각해 보면 분명히 알 수 있다. 그럼에도 나는 우리가 권고를 수동적으로 수용하지 말고 최선을 다해 답을 찾아야 한다고 생각한다. 다른 의학적 중재와 마찬가지로 모든 백신에는 위해성이 있으며, 개중에는 심각한 위해도 있다. 그러므로 예상되는 이해득실 사이에서 균형점을 찾을 필요가 있다.

유럽인에게 일본뇌염 백신 접종이 필요한가?

일본뇌염의 실상을 살펴보자. 일본뇌염 백신 접종이 종종 권고되곤 하는데, 일본뇌염 감염은 과연 얼마나 흔한 걸까? 일본뇌염을 구글에서 검색하려고 입력하다 보면 다양한 검색어가 함께 제시되는데, 그중 하나인 발생률(incidence)은 한 해 동안의 발생 사례 수를 의미한다. 첫 번째 검색 결과는 세계보건기구로 연결된다.

"임상 질환의 연간 발생률은 유행이 일어난 국가들 전체 또는 개별 국가 내에서 인구 10만 명당 1명 미만 또는 10명 초과로 범위가 다양하다."

높은 추정치를 사용하더라도, 연간 10만 명당 10명, 즉 1만 명당 1명이다. 이 비율을 26으로 나눠서 2주 동안 체류할 경우의 확률로 환산하면 고작 26만 분의 1이 된다.

세계보건기구 웹사이트에는 확진자 치명률(case-fatality rate)이 30퍼센트까지 된다는 설명이 있다. 영구적인 신경학적 또는 정신의학적 후유증이 발생하는 비율이 30~50퍼센트이며, 치료가 불가능하다고도 한다. 그러면서 "안전하고 효과적인 백신이 있다."고 덧붙인다. 이런 말은 절대로 믿어선 안 된다. 어떤 것도 안전하지 않다. 백신 접종을 할 때와 하지 않을 때 심각한 해를 입는 비율이 어떻게 되는지, 그리고 어떤 위해가 있는지 확인해 봐야 한다.

의학에서는 위해(harm)라는 용어를 잘 쓰지 않는다. 부작용(side effect)이라고 말한다. 불가피한 사실—모든 치료는 해를 입힌다는 사실—을 말하면서 어조를 누그러뜨리는 완곡어법이다. 이런 경향이 우세한 이상, 부작용을 검색해 보는 것이 최선이다. 유해반응(adverse reaction)이란 용어도 많이 쓴다.

그럼에도 나는 '일본뇌염 백신 위해(japanese encephalitis vaccine harms)'를 구글에서 검색해 보았다. 그리고 흥미로운 것을 발견했다. 1996년에 나온 보고서에서 백신 접종을 받은 사람의 54퍼센트가 한 가지 이상의 유해반응을 보고했으며, 유해반응을 보고한 백신 접종자의 2.2퍼센트가 의학적 조언을 구했고, 1.8퍼센트는 평균 2.2일 동안 정상적인 업무가 불가능했다.[36] 보고서 저자들은 전신 반응 정도가 심각한 과민반응의 잠재적 위험과, 일본뇌염이 여행자에게 극도로 드문 질환이라는 사실에 주목했다.

심각한 위해는 대체로 과소평가되거나 누락되기 때문에(내가 본 검색 결과는 대부분 흔한 부작용에 대한 것이다.) 검색어에 미국 식품의약국을 포함했다.

"일본뇌염 백신 부작용 식품의약국(japanese encephalitis vaccine side effects FDA)."

첫 번째 결과는 사노피파스퇴르(Sanofi Pasteur)가 판매하는 백신의 제품 정보였다.

백신 접종 후 10일 이내에는 해외 여행을 떠나면 안 된다. 지연된 알레르기 반응이 나타날 가능성이 있으므로 의료 접근성을 확보해야 한다. 유해반응에는 사지, 안면, 입인두(oropharynx), 특히 입술의 급성 또는 지연성 광범위 두드러기나 혈관부종(angioedema, 붓는 증상)이 있다(대부분의 환자는 입인두가 무엇인지 몰라서 부작용이 얼마나 위험한지 알 수 없다.). 백신 접종에 대한 결정은 바이러스 노출 위험과 그로 인한 질병 발생 가능성, 기피제(방충제) 및 여타 대체 보호 조치의 가용성과 수용성, 백신 부작용 등을 고려해 이루어져야 한다. 발열, 두통, 불쾌감, 발진 같은 주 증상과, 오한, 어지럼증, 근육통, 구역, 구토, 복통 같은 부 증상을 비롯한 전신성 부작용이 백신 접종을 받은 사람의 약 10퍼센트에서 나타나는 것으로 보고됐다. 매우 드물게, 백신 관련 뇌염으로 사망이 발생하기도 했다.

즉 많은 사람들이 백신으로 해를 입는다. 백신 때문에 사망할 수 있으므로, 실제로 백신 접종을 받지 않은 경우보다 접종을 받은 경우에 더 많은 사망이 발생할 수도 있다. 순전히 감염 위험에 달린 문제다. 게다가 일본뇌염은 모기에 의해 전염되므로, 모기장과 방충제가 탁월한 보호 조치가 된다. 내가 보기에 이는 일본뇌염 백신이 (유럽에서는) 일반적으로 권장되지 않아야 한다는 의미다.

나는 일본뇌염 백신을 접종 받지 않았다. 감염 위험이 극도로 낮다는 것을 알았기 때문이다. 그러나 세계보건기구는 풍토병 지역(질병이 정기적으로 발생하는 지역)에서 긴 시간을 보내는 여행자들에게 백신 접종을 권고한다. 『덴마크 의사를 위한 핸드북』에는 일본뇌염이 높은 빈도로 발생하는 동남아시아와 여타 아시아 지역에 특정 빈도로 여행하는 성인과 2개월 이상 된 유아는 백신 접종을 받아야 한다고 되어 있다. 미국 질병통제예방센터에서는 권고 사항에 해당하는 경우에 백신 접종을 받으라고 한다.

"여행 계획에 대해 의사와 상의하십시오. 여행 기간, 방문 지역, 활동 계획에 기초하여 일본뇌염 백신의 필요 여부를 결정하는 데 의사가 도움을 줄 수 있습니다."

이런 권고가 의미하는 바는, 태국으로 1주일 동안 휴가를 간다면 백신 접종을 받는 편이 낫다는 것이다. 하지만 나는 확신이 들지 않는다. 미국의 권고는 전형적인 미국 스타일이다. 공식적인 권고로 책임을 회피하고 다른 곳에 떠넘기는 듯하다. 기관들은 지나치게 조심함으로써 스스로를 보호한다. 누군가 사망했을 때, 그들이 경고했다는 사실을 내세울 수 있기 때문이다.

내 결론은 공식적인 권고를 맹목적으로 좇기보다 직접 사실관계를 확인해 봐야 한다는 것이다.

내가 어렸을 때는 근거중심의학이 생기기 전이었다. 나는 천연두, 황열, 콜레라, 장티푸스, A형 간염 등에 대한 백신을 포함하여, 권장되는 대부분의 백신을 접종 받았다. 1980년에는 케냐 오지 여행을 앞두고 면역력 향상을 위해 감마 글로불린(gamma globulin) 주사도 맞았다. 나는 복수의 공여자로부터 제공된 항체를 주입 받는 것에 반감이 있었다. 감염 질환의 이환 여부를 알 수 없기 때문이다. 지금이라면 절대로 그런 주사를 맞지 않을 것이다. 지금은 권장되고 있지도 않은 듯하다. 감마가드(Gammagard)의 미국 식품의약국 제품 정보에는 제품 사용 대상이 면역 결핍인 사람으로 한정되어 있다. 일반 여행자는 대상이 아니다. 또 상당히 무서운 위해 목록도 있다. 예를 들면, 혈전증, 신부전, 사망이 열거되어 있다. 가볍게 여길 제품이 아니다.

기꺼이 감수할 수 있는 위험에 대한 인식은 사람마다 굉장히 다르다. 그래서 같은 조언에도 서로 다른 결정을 내린다. 예를 들면, 광견병은 극히 드물다. 그렇지만 열대 지방에서 개나 박쥐에게, 또는 북미에서 다람쥐에게 물린다면 나는 광견병 백신을 맞을 것이다. 광견병으로 사망에 이를 때까지는 시간이 꽤 걸리기 때문에, 노출 후의 백신 접종도 효과가 있다.

나는 홍역·볼거리·풍진, 디프테리아·파상풍·백일해, 소아마비, 폐렴구균(다른 무엇보다 폐렴구균수막염을 예방하기 위함)에 대한 보편적인 백신을 권장하는 데 있어 일말의 망설임도 없다. 그런데 사람유두종바이러스 백신의 경우는 그렇게 간단하지가 않다.

사람유두종바이러스 백신의 위해성 논란

사람유두종바이러스(HPV) 백신은 사람유두종바이러스 감염 위험을 낮춰 자궁경부암으로 인한 사망을 예방한다. 논란이 많은 이유는 중대한 불확실성 때문이다. 이 백신은 사회적으로 많은 논쟁을 불러일으켰다. 특히 덴마크에서는 실신센터(Syncope Centre)의 연구에서 백신 접종을 받은 여자아이들 중 일부가 백신으로 심각한 위해를 입었을 가능성이 제기되면서 논쟁이 더욱 격렬해졌다. 심각한 위해에는 체위기립빈맥증후군(postural orthostatic tachycardia syndrome, POTS), 복합부위통증증후군(complex regional pain syndrome, CRPS), 만성피로증후군(chronic fatigue syndrome, CFS)이 있다.

이 백신에 얽힌 이야기는 매우 흥미롭다. 공중보건과 개인 건강 사이의 간극에 대한 이야기이며, 의약품 규제당국을 신뢰할 수 없다는 것을 보여주는 또 하나의 예이기도 하다.

나는 이 백신에 관심이 없었다. 그래서 2015년 8월 이 백신과 관련한 덴마크 국립보건원의 회의 초청에 불참 의사를 밝혔다. 나보다 자격이 있는 동료를 회의에 보내기로 했지만, 전 보건부 사무차관이 내가 오기를 바랐다. 그 사람은 내가 그 회의에 참석하면 이 백신의 안전성에 대해 걱정할 이유가 없다는 확신을 갖게 되리라 기대했다. 나는 오히려 추가 연구가 필요한 사안이라는 확신을 갖게 되었다. 가장 인상 깊었던 건 로이세 브린트(Louise Brinth) 박사의 강연이었다. 브린트 박사는 이 백신으로 위해를 입은 소녀들을 진찰했다. 소녀들은 대부분 엘리트 운동선수였다. 운동선수들은 면역 방어 체계가 약화되어 있다. 그러므로 백신 접종 후 뭔가 잘못될 경우 여성 운동선수들이 먼저 영향을 받게 된다는 것은 타당한 얘기였다.

2015년 11월 유럽의약청은 이 백신의 이점이 위해보다 크므로 걱정할 것이 없다는 메시지를 골자로 하는 보고서를 내놨다. 6개월 후, 우리 연구팀은 이 백신의 심각한 신경학적 위해에 대한 평가와 관련해 행정 실책이 있었다고 보고, 유럽의약청에 항의했다.

유럽의약청의 답변은 실망스러웠다. 우리 연구팀이 제기한 문제 중 일부는 아예 언급하지 않았고, 사실관계가 틀렸거나 진실을 호도하는 설명과, 우리의 비판과 관련없는 내용이 들어 있었다. 그래서 우리 연구팀은 2016년 10월 유럽연합 산하 유럽옴부즈맨(European Ombudsman)에 유럽의약청에 대한 불만을 제기했다.

유럽옴부즈맨은 1년 후 판정을 내렸고, 그로부터 2주 후 우리 연구팀은 판정에 대한 우리의 의견을 담은 최종 보고서를 공개했다. 우리가 고찰한 것 중 가장 중요한 사항은 다음과 같다.

"유럽의약청은 백신 제조사들에게 의약청 데이터베이스에서 위해 보고 사례를 검색하라고 요청했다. 업체들은 매우 부실한 검색 전략을 사용했다. 많은 사례를 놓쳤을 게 분명했지만, 유럽의약청은 감독하지 않았다."

유럽의약청은 면역 반응을 촉진하기 위해 백신에 사용된 보조제가 안전하다고 판단했다. 그러나 유럽의약청이 이를 뒷받침하기 위해 제시한 참고문헌 5건은 접근이 불가능하거나 관련없거나 둘 중 하나였다. 우리 연구팀은 자체적으로 이 문제를 조사했는데, 보조제 안전성 연구가 실시됐다는 증거가 없었다.

유럽의약청은 제조사들이 임상시험에서 '위약' 대조군을 한 덩어리로 묶는 걸 허용했는데, 임상시험 중 진짜로 위약 대조가 이루어진 것은 1건도 없었다. 거의 모든 임상시험에서 위약은 보조제 또는 간염 백신이었다. 이들 활성 '위약'이 사람유두종바이러스 백신과 유사한 위해를 야기한다면, 의심되는 드문 유해반응을 사람유두종바이러스 백신이 야기하는지 여부를 임상시험으로 가리는 것은 어렵거나 불가능하다.

유럽의약청은 자체적으로 문헌 연구를 실시했으나 그 결과를 자체 학술자문위원회에 알리지 않았다. 그 비공개 보고서에는 사람유두종바이러스 백신과 다른 여러 백신, 그리고 백신 보조제도 일부 사람들에게 체위기립빈맥증후군 또는 복합부위통증증후군을 야기할 잠재적 가능성이 있다는 내용이 실려 있었다.

유럽의약청이 자체 자문위원회에 이 정보를 알리지 않았다는 것은 은폐 공작처럼 보인다. 더구나 위원회는 평생 비밀 유지 조항을 지키며 일하므로, 따로 은폐할 필요도 없다.

위해의 징후를 발견한 세계보건기구 산하 웁살라의약품모니터링센터(UMC)와 덴마크 보건당국은 그들의 고찰과 보고서를 유럽의약청이 무시한 것에 불만이 있었다. 유럽의약청은 사람유두종바이러스 백신과 관련하여 과학적 부정행위를 저지른 것으로 보인다.

사람유두종바이러스 백신에 대해 아무것도 모른다고 가정할 때, 열두 살짜리 딸에게 백신을 맞도록 할지 말지를 결정하는 데 도움을 받으려면, 신뢰할 만한 정보를 어떻게 찾을 것인가?

2019년 2월 '사람유두종바이러스 백신 코크란(hpv vaccine cochrane)'을 구글에서 검색했을 때 맨 먼저 나온 것은, 사람유두종바이러스 백신

의 코크란 체계적 고찰에 대해 우리 연구팀이 2018년 7월에 발표한 비평이었다.[37]

우리 연구팀은 2개월 후 이 코크란 체계적 고찰에 대해 더욱 강도 높은 비평을 발표했다.[38] 우리는 백신의 중요한 위해가 누락되었음을 입증했다. 체계적 고찰 논문 저자들이 검토한 문건에는 그러한 위해의 목록이 들어 있었다. 우리는 적어도 35퍼센트 이상의 임상시험 참가자가 누락됐다는 사실도 알아냈다.

그 코크란 체계적 고찰에는 심각한 신경학적 위해의 증가가 나타나지 않았다. 우리 연구팀의 연구 결과는 달랐다. 우리가 유럽의약청으로부터 받아낸 임상연구보고서를 이용했기 때문이다. 이들 보고서가 제약회사들이 발표한 것보다 훨씬 더 신뢰할 만하다. 또한 우리는 눈가림된 관찰자를 이용해, 간염 백신이나 보조제를 사용한 대조군보다 사람유두종바이러스 백신 시험군에서 체위기립빈맥증후군 및 복합부위통증증후군과 관련된 증상이 더 많이 나타났다는 것을 알아냈다. 우리 연구팀은 2018년 10월 12일에 있었던 북유럽코크란센터 개원 25주년 기념 심포지엄에서 우리의 연구 결과를 공유했다. 또 팀원의 박사 학위 논문에도 이러한 연구 결과를 포함시켰으며,[39] 《체계적 고찰》 저널에도 발표했다.

유감스럽게도 코크란연합의 지도부는 코크란 체계적 고찰에 대한 과학적 비평을 더 이상 환영하지 않는다. 나는 1993년에 코크란연합을 공동 설립했다. 그러나 코크란연합은 여론 조작용 심판을 거쳐 2018년 9월 나를 제명하고 북유럽코크란센터 이사직을 박탈했다.[40] 도저히 납득할 수 없는 일이다. 나는 언제나 과학의 자유, 공정성, 개방성, 투명성을 지지해 왔다. 민주적으로 선출된 코크란 운영이사회 임원이라는 내 위치에서 코크란의 핵심 가치를 지키고자 했을 뿐이다. 나는 또 코크란 체계적 고찰의 대상이 되는 제품의 제조사와 재정적 이익상충이 있는 저자들의 참여를 허용하지 말자고 제안했다. 과학자가 아니라 언론인인 코크란연합 신임 CEO는 내 제안을 달가워하지 않았다. 내가 제명된 주된 이유 가운데 하나는 내가 사람유두종바이러스 백신에 대한 코크란 체계적 고찰을 비판했기 때문이다.[40]

사람유두종바이러스 백신 논란은 보건의료에서 중요한 여러 쟁점을 드러낸다. 공중보건적 가치와 개인적 가치의 고전적인 충돌이 일어나는 것이다. 논란에 대한 공식적인 대처—충분한 지식을 갖추지 못했지만 그런 척하기—는 많은 사람들이 보건당국을 신뢰하지 못하게 만들었다. 유달리 높은 비율로 유해반응이 보고된 일본에서는 보건당국이 사람유두종바이러스 백신 접종 권고를 중단했으며, 접종률이 80퍼센트에서 1퍼센트 미만으로 떨어졌다.[41]

덴마크 국립보건원은 상당히 오만한 태도로 대응했고, 사태를 진정시키지 못했다. 국립보건원은 사람유두종바이러스 백신이 최초로 암을 예방하는 특별한 백신이라고 천명했다.[41] 사실이 아니다. 간암을 예방하는 B형 간염 백신이 있다. 국립보건원은 2017년 공공 캠페인을 통해 근거 등급의 중요성을 강조하기도 했다. 무작위 배정 임상시험에 대한 체계적 고찰이 최고 등급이며, 합의성명(consensus statement)은 최하 등급이다. 그런데 사람유두종바이러스 백신에 대한 신뢰할 만한 임상시험이 없으므로, 위해에 대한 신뢰할 만한 체계적 고찰도 있을 수 없다. 게다가 국립보건원은 백신이 안전하다고 할 때마다 항상 유럽의약청을 내세우는데, 유럽의약청의 연구에서 나온 것은 법에 맞춰 당사자들이 합의를 도출하는 오류투성이 보고서, 즉 최하 등급의 근거이다.

국립보건원 웹사이트에는 이 기관의 입장을 뒷받침하는 참고문헌 목록이 있다. 확연히 눈에 띄는 것은, 세계보건기구 웁살라의약품모니터링센터에서 실시한 중요한 연구가 누락되었다는 점이다.[42] 웁살라센터에 따르면, 9~25세 여성을 대상으로 한 사람유두종바이러스 백신 보고서에서 피로 또는 실신을 동반하는 두통과 어지럼증이 다른 백신 보고서에 비해 흔하게 나타났다. 이러한 특이성은 복합부위통증증후군과 체위기립빈맥증후군의 징후를 보고한 국가(복합부위통증증후군: 일본, 체위기립빈맥증후군: 덴마크)를 제외해도 사라지지 않았다. 또 웁살라센터는 언론의 백신 주목으로 인한 대중적 영향을 배제하기 위해 2015년 이전에 보고된 사례만 조사했다. 그랬음에도, 유럽의약청의 요청으로 이런 증상들에 대해 제약회사가 데이터베이스에서 찾아낸 전체 사례 수보다 많은 잠재적 미진단 사례를 확인했다. 유럽의약청은 우리에게 안심하라는 서한을 보냈다.[43] 그러나 원 데이터를 조사하지도 않은 채 노련한 덴마크 임상의의 진단 사례 중 상당수를 제약회사가 멋대로 제외하게 방치하는 것, 웁살라센터가 발견한 것보다 훨씬 적은 사례를 보고하는데도 제약회사를 신뢰하는 것은 유럽의약청의 주장과 달리 "매우 보수적인 접근법"이 아니다.

연구자들이 제약회사와 유럽의약청의 조사 결과에 회의적인 시각을 보이자 국립보건원 원장은 '대안적 사실'을 거론했다. 원장은 백신에 대한 거부가 사실이 무엇인지는 중요하지 않은 "탈사실 사회(postfactual society)"에 살고 있기 때문이라는 생각을 처음 내놓은 사람이다.[41] 보통 당국은 불편한 논쟁을 중단시키려 애쓰며 "이제는 앞으로 나아갈 때다."라는 주문을 왼다. 하지만 이런 식의 폄하 발언은 역효과를 낼 수 있다.

공중보건 관점에서는, 자궁경부암이 무서운 질병이고, 백신 접종으로 많은 죽음을 막을 수 있으며, 위해는 이점에 비하면 사소하므로 특정 연령대의 인구 전체가 백신 접종을 받아야 한다. 국립보건원은 덴마크에서의 접종률 하락에 무슨 조치를 취하지 않으면 언제 재난이 닥칠지 모른다고 표현했다. 그러나 이러한 관점은 사실을 호도하고 있으며, 근거와 잘 맞아떨어지지도 않는다.

첫째, 곧 닥칠 재난이 잘 보이지 않는다. 자궁경부암으로 사망하는 경우는 드물다. 덴마크에서 자궁경부암으로 인한 사망자 수는 매년 약 100명에 불과하다. 반면 흡연으로 인한 사망자 수는 약 15,000명이다. 따라서 우리가 가진 자원으로 최선을 다해 여성의 생존율을 높이고자 한다면, 어린 소녀들을 설득해 흡연을 시작하지 않도록 하는 것이, 부모들을 설득해 딸에게 사람유두종바이러스 백신 접종을 하도록 하는 것보다 훨씬 나을 것이다. 담배 값 인상도 매우 효과적인 대책으로 밝혀졌으나, 이런 계획은 보이지 않는다.

둘째, 효과가 무엇인가? 사실 모른다. 이 백신이 승인된 이유는 암을 유발하는 것으로 알려진 일부 사람유두종바이러스 주(strain)의 감염 위험을 낮추기 때문이다. 정상 세포에서 암 전구체로 세포 변이가 일어날 위험도 낮춘다. 그렇지만 이들 특정 사람유두종바이러스 주에 대한 예방 효과는 70퍼센트 정도에 지나지 않는다. 다른 사람유두종바이러스 주도 암을 유발할 수 있다. 이들 다른 사람유두종바이러스 주가 자리를 대체해 암을 유발할지 여부는 알 수가 없다. 또 백신의 예방 효과가 몇 년 동안 지속되는지도 알지 못한다. 더구나 대부분의 세포 변이는 치료하지 않고 내버려두면 저절로 사라진다.[37] 이 백신이 자궁경부암으로 인한 사망을 줄일 가능성이 높긴 하지만, 완전히 입증된 것은 아니다.

셋째, 핵심 질문은 언제나 이것이다. '혜택을 보는 시기는 언제인가?' 자궁경부암으로 사망하는 여성의 절반 정도가 70세 이상이라는 사실이 놀라울 것이다. 공식 통계에 따르면, 덴마크에서 매년 자궁경부암으로 사망하는 여성 중 약 12명만 45세 미만이다. 12세 여아 전체가 백신을 맞고, 백신의 효과가 70퍼센트라고 하면, 매년 약 8명의 여성이 혜택을 본다. 백신으로 심각한 해를 입는 사람의 숫자는 계산할 수가 없다. 제조사들이 위약 대조가 없는 임상시험을 실시해 유해반응 발생률을 연구하기가 매우 어렵게 만들어 놨기 때문이다. 그럼에도 기존에 발표된 임상시험에 대한 2017년의 체계적 고찰에서 확인된 바에 따르면, 대조군보다 백신 시험군에 사망 사례가 많고(14 대 3, P = 0.01), 9가 백신을 접종 받은 여아들이 4가 백신의 경우보다 심각한 전신 유해반응이 많다(3.3 대 2.6퍼센트, P = 0.01). 그러나 심각한 유해반응 중 백신과 관련있다고 결론이 난 것은 없다.[44] 임상 연구자들—후원하는 제약회사와 관련된 이익상충이 있을 가능성이 높은 이들—이 심각한 유해 반응 중 백신과 관련있는 것은 하나도 없다고 판정한 것이 꽤나 '흥미롭다.'

사람유두종바이러스 백신 접종으로 인한 사망 사례 보고도 있다. 스페인에서 천식을 앓던 젊은 여성이 백신 1차 접종 후 심한 악화를 보였다. 그럼에도 불구하고 이 여성은 한 달 후 2차 접종을 받았고, 12시간 후 중증 호흡 곤란과 발작을 일으켰다. 중환자실에 입원한 여성은 2주 후 사망했다. 백신과 인과관계가 있었음이 법정에서 인정되었다.[45]

스웨덴에서는 한 소녀가 백신 접종 후 욕조에서 익사했다. 내가 웁살라센터에서 받은 정보에 따르면, 이 소녀는 1차 접종 후 2주 이내에 증상이 나타났으며, 두통, 피로, 실신을 특징으로 하는 임상 경과를 보였다. 소아신경학자는 일부 가벼운 뇌전도(EEG) 변화에 기초해 "뇌전증" 진단을 내렸다. 내가 볼 때는 '뇌전증'이 아니라 실신 때문에 익사했을 가능성이 더 큰 것 같다. 웁살라센터의 데이터베이스에는 사람유두종바이러스 백신 접종 후의 사망 사례가 이 밖에도 많이 있다.

2013년 세계보건기구는 백신 접종 후 개별 유해반응의 인과관계를 평가하는 새로운 기준을 도입했다.[46] 이 기준은 큰 비판을 받았는데, 그럴 만했다. 이 기준에 따르면 백신 접종 후 사망을 포함한 심각한 유해반응의 징후를 감지하는 것이 거의 불가능하기 때문이다.[47] 이 새로운 기준에 관한 초록만큼 코멘트가 많이 달린 예는 이전에 퍼브메드에서 본 적이 없다. 양쪽 모두 읽다 보면 소름이 끼칠 지경이다.[46,47]

여기에 더하여, 사람유두종바이러스 백신의 안전성을 알리는 선전은 많은 의사들이 심각한 유해반응이 의심되는 사례를 보고하지 않도록 만들었다. 안전성에 대한 정부의 보증 때문에 무시하거나, 아니면 보고할 경우 곤란한 일이 생길까 봐 염려했기 때문이다.

2008년 9월, 영국의 의약품 규제기관인 의약품건강관리제품규제청(MHRA)의 수장 켄트 우즈(Kent Woods)는 의료인들에게 사람유두종바이러스 백신에 관한 공문을 보냈다. 서바릭스(Cervarix) 백신 면역 프로그램이 막 시작된 때였다. 우즈는 의료인들에게 옐로카드제도(Yellow Card Scheme)를 통해 의심되는 유해반응을 보고하라고 요청하면서, 백신 접종 도중 또는 직후에 발생하는 실신은 보고하지 말라고 했다. 대체로 주삿바늘에 대한 심인성 반응이라고 했다.

1년 후인 2009년 10월, 우즈는 두 번째 공문을 보내 만성 피로를 포함한 유해반응에 관한 언론 보도가 있었다고 언급했다. 하지만—예상 배경발생률(background incidence rate)에 반하는 반응 사례 보고에 기초하였으므로—백신과 만성 피로 사이에 인과관계가 존재한다고 생각할 이유가 없다고 썼다.

의사들은 1년 전에는 유해반응을 보고하라는 권고를 받았다. 하지만 1년이 지난 뒤에는 보고로 문제를 규명하지 못했다는 말을 들었다. 이 때문에 우즈의 두 번째 공문은 일부 의사들이 만성 피로뿐 아니라 체위기립빈맥증후군과 복합부위통증증후군 증상도 유해반응으로 보고하는 것을 자제하게 만들었을 가능성이 있다. 공문을 보낸 시점은, 유럽의약청이 2015년에 사람유두종바이러스 백신의 심각한 신경학적 위해에 대한 우려를 일축하는 데 이용한 조사 연구가 한창 진행되던 때였다.[48] 유럽의약청의 핵심 주장 중 하나는, 공식 보고서에 적어도 10번은 나오는데, 심각한 위해의 예상 배경발생률과 관찰 결과 사이에 차이가 없다는 것이다. 이 조사 연구를 보고한 논문의 저자들은 모두 영국 의약품 규제기관의 직원이었다. 주요 분석은 배경발생률과 비교한 자발적 보고에 기초했는데, 연구를 위한 데이터 수집 기간이 사람유두종바이러스 백신 접종 프로그램의 첫 2년 동안이었기 때문에, 의사들이 의심 사례 보고를 자제한 시기가 포함된다. 이 사실은 논문에 언급되지 않았다.

막후에서 어떤 일이 일어나는지 알아보고 나니, 많은 사람들이 왜 그토록 백신에 회의적인지 알게 되었다. 가장 강경한 일부 회의론자들은 비이성적이지만, 이성적인 이들도 분명히 있다. 우리는 의문을 가져야 한다. 의사들이 백신의 심각한 위해로 의심되는 사례를 보고하는 것을 당국이 적극적으로 막은 예가 많다. 앞에서 말한 세계보건기구의 최근 사례는 그중에서도 최악일 것이다.

공중보건의 관점이 크게 선전되면서 위해의 가능성은 축소되거나 아예 배제됐다. 개인의 관점에서 보면 크게 달라진다. 백신을 맞아서 내가 얻는 이익이 무엇이란 말인가? 우리가 거의 아는 바 없는 심각한 신경학적 위해를 입을 가능성 외에는 아무것도 없을 수 있다. 몇 명이 백신 접종을 받아야 한 사람의 생명을 구할 수 있는가? 우리는 이 숫자를 알 수 없다. 덴마크에는 약 32,000명의 12세 여아가 있다. 매년 이들 가운데 8명을 구할 수 있다고 가정하면, 치료증례수가 약 4,000이라는 의미다. 따라서 백신으로 이득을 볼 확률은 고작 4,000분의 1이다. 몇 명이 백신을 맞아야 1명이 심각한 위해를 입는 결과가 나타날까? 모른다. 당국이 백신의 이점이 위해보다 크다고 하는 것은 맞는 말일 수도 있다. 하지만 실제로 어떤지는 모른다.

그렇다면 백신 접종 대신 할 수 있는 건 무엇인가? 정기적인 선별검사를 받을 수 있다. 이 또한 바람직한 방법은 아니다. 많은 세포 변이가 발견되면서 수차례의 원추절제술(자궁경관의 일부를 절제함)로 이어질 수 있다. 원추절제술 후의 조산 위험에 대해 알고 싶다면, '원추절제술 위험 조산 메타분석(conisation risk preterm birth meta-analysis)'을 구글에서 검색하면 된다. 최근의 메타분석에서 위험이 5.4퍼센트에서 2배인 10.7퍼센트로 높아진 결과가 나온 것을 알 수 있다.[49] 세포 변이가 암으로 발전하지 않는 경우가 다수이기 때문에, 관망적 태도를 취해야 한다. 그러면 원추절제술이 현저히 감소할 것이다.

유감스럽게도 사람유두종바이러스 백신에 관한 논쟁은 극도로 양극화·단순화되어, 백신 접종에 찬성하느냐 반대하느냐 하는 질문으로 축소된 경우가 많다. 북유럽코크란센터에서는 백신의 이점이 위해보다 크냐는 질문에 대해, 그럴 가능성이 있다는 것 외에 어떤 견해도 밝힌 적이 없다. 북유럽코크란센터 부원장은 자신의 두 딸에게 백신 접종을 했고, 내 아내도 두 딸에게 접종했다. 그런데 둘 다 의사인 아내와 나는 2008년 큰딸에게 백신 접종을 할 때 의심이 들었다. 이미 당시에도 구역, 마비, 사망을 포함한 수천 건의 유해반응 보고가 당국에 제출되어 있었다. 많은 부모와 의사가 백신의 위험성을 우려했는데, 그런 유해반응이 백신의 위험성과 관련있는지 알기 어려웠음에도 그랬다.[50] 부원장은 지금 다시 선택한다고 해도 여전히 딸들에게 백신 접종을 할 생각이지만, 나와 아내는 그러지 않을 것이다. 이런 차이는 과학적 불확실성을 나타낸다.

큰딸의 12세 생일에 우리는 의사로부터 글락소스미스클라인이 제조하는 사람유두종바이러스 백신 임상시험에 아이를 등록시킬 것을 요청하는 편지를 받았다. 나는 동료 의사에게, 아이를 참여시킬 생각이지만, 완전한 정보를 토대로 결정하기 위해 임상시험 프로토콜을 봐야겠다고 말했다. 합당한 요구였지만, 받아들여지리라 기대하지는 않았다.

여러 해가 지난 후, '고지에 입각한 동의'를 연구하는 데 사용하려고 덴마크에서 진행 중인 임상시험의 프로토콜을 보게 해달라고 요청했을 때도 여러 지역의 연구윤리위원회에서 우리 요구를 거절했다.[51] 우리는 국가 연구윤리위원회에 불만 접수를 해서, 우리가 프로토콜에 있는 상업적인 기밀 정보를 남들과 공유하지 않을 것을 명시한 비밀 보장 동의서에 서명한다는 조건으로 완전한 접근 허가를 승인 받았다. 그럼에도 불구하고 여러 제약회사가 프로토콜 제공을 거부하고, 변호사를 내세웠다. 사노피아벤티스(Sanofi-Aventis)는 국가 연구윤리위원회를 고소했으나, 소송에서 패했다.

그런데 놀랍게도 내 동료가 사람유두종바이러스 백신 임상시험 프로토콜을 보내왔다.[52] 내가 비밀 보장 동의서에 서명하고, 읽은 후 되돌려주겠다고 약속한 뒤였다. 프로토콜을 살펴본 후 나는 동료에게 두 가지 의구심이 든다고 전했다.

"105쪽짜리 프로토콜에 위해에 관한 내용이 전혀 없습니다. '대체로 안전하고 내약성이 높음'과 같은 정보성 없는 몇몇 코멘트가 있을 뿐입니다. 이에 관해서는 연구자자료집(Investigator's Brochure)을 참고하라고 되어 있습니다. 부모들에게 제공하는 정보에는 백신이 "신경계, 혈액세포, 갑상샘, 신장에 영향을 준다."는 말이 있는데, 우리는 이것이 의미하는 바와 그런 잠재적으로 심각한 유해반응의 빈도를 알 필요가 있습니다. 이 정보가 연구자자료집에 있다면, 자료집 제공을 희망합니다. 부작용과 관련된 숫자를 모른다면 '고지에 입각한 동의'가 불가능합니다."

"프로토콜 79~83쪽을 보면, 데이터 소유권은 글락소스미스클라인에 있으며, 연구자는 회사의 허가 없이 임상시험을 발표할 수 없다고 되어 있습니다. 무엇보다 회사의 승인이 있어야만 발표가 가능한데, 개별 연구자는 자신의 데이터에만 접근이 가능하고, 임상시험 데이터 전체에는 접근할 수가 없습니다."

나는 또 다음과 같이 썼다.

"글락소에—다른 주요 연구자들과 함께—임상시험이 결과에 상관없이 발표될 것이라고 문서로 확인해 줄 것을 요구할 수 있을 것입니다. 회사가 결과를 발표하지 않기로 결정한다면, 참가한 소녀들과 그 부모들을 우롱한 셈이 됩니다. 발표하지 않는 이유는 예를 들자면, 심각한 유해반응이 너무 많거나, A형 간염 백신, B형 간염 백신, 사람유두종바이러스 백신을 동시에 접종할 경우 효과가 미미하기 때문일 겁니다."

동료는 아쉽게도 연구자자료집 제공은 불가능하다고 답했다. 이유는 설명하지 않았다.

딸 친구의 부모들 몇 사람도 권유를 받았고, 내게 자기 아이를 임상 시험에 참가하도록 해야 하는지 물어왔다. 나는 그러지 말라고 얘기하고, 내가 거절한 이유를 설명했다.

심각한 신경학적 유해반응이 신체가 자기 신경조직에 대항하는 자가면역반응 때문일 가능성이 있는가? 나는 그렇다고 본다. 체위기립빈맥증후군과 자율신경실조증(autonomic dysfunction)이 있는 환자에게서 자율신경계를 표적으로 하는 자가항체의 형성이 보고되었다. 한 연구에서는 체위기립빈맥증후군 환자의 자가항체 수준이 미주신경성 실신(vasovagal syncope) 환자나 건강한 대조군보다 높고, 체위기립빈맥증후군 환자의 경우에는 약리적 차단으로 이들 항체의 임상적 영향을 줄일 수 있으나 대조군은 그렇지 않다는 결과가 나왔다.[53] 또 다른 연구에서는 백신 접종 후, 자율신경기능이상(dysautonomia)의 다른 증상을 동반하는 체위기립빈맥증후군을 나타낸 대부분의 소녀들에서 베타2-아드레날린수용체(β_2-adrenoceptor)에 대한 항체가 확인되었으나, 상태가 양호했던 소녀들 중에는 아주 소수에서만 이 항체가 확인되었다(브린트Brinth L.과의 개인적 교신).

일부 의사들은 이 소녀들에게 정신의학적 문제가 있을 가능성을 제기했다. 드물게 그럴 수 있겠지만, 흔한 사례로는 보기 어렵다. 그리고 이들 모두가 겪은 유해반응이 단지 정신적인 문제라고 상정하는 것은 잘못일 뿐 아니라, 심한 모욕이기도 하다. 내가 어릴 적에는 월경통을 겪는 여성을 가리켜 히스테리(hysterie, 그리스어로 자궁을 의미하는 히스테로스

*hysteros*에서 유래함)라고 했다. 프로스타글란딘(prostaglandin)이 통증을 유발하고, 프로스타글란딘 합성 효소 억제제가 월경통에 효과가 있다는 것이 밝혀지면서 인식이 바뀌었다. 하지만 오래된 인식은 쉽게 사라지지 않는다.

인플루엔자 백신의 독감 예방 효과는 신뢰할 수 없다

인플루엔자 백신도 논란이 뜨거운 주제다. 사람들이 '인플루엔자'라고 하는 것은 사실 인플루엔자 유사 질환을 의미한다. 이에 관한 코크란 체계적 고찰을 찾는 건 어렵지 않다('influenza vaccination cochrane'으로 검색).[54] 건강한 성인에서 인플루엔자 백신의 질병 예방 효과는 크지 않다.

"최소 40명을 접종해야 인플루엔자 유사 질환 1건을 예방할 수 있으며, 71명을 접종해야 인플루엔자 1건을 예방할 수 있다."

백신 접종은 결근 일수나 입원 기간 같은 평가변수에 주목할 만한 영향을 미치지 못했다. 인플루엔자 바이러스는 상당히 빠르게 돌연변이를 일으키기 때문에, 백신 접종으로 얻는 효과가 무작위 배정 임상시험에서와 같으리라 확신할 수도 없다. 아울러 모든 중재와 마찬가지로 위해에 대한 고려가 중요하다. 2009~2010년 대유행 때 사용된 인플루엔자 백신 판뎀릭스(Pandemrix)가 특별한 유형의 조직을 지닌 아동과 청소년에서 기면증을 유발할 가능성을 학계에 처음 알린 의사들에게 돌아온 반응은 조소였다. 지금은 판뎀릭스가 접종 후 수년까지 아동과 청소년에게 기면증이라는 매우 심각한 상태를 유발할 수 있고, 그것이 면역 매개 질병이라는 사실이 잘 확립되어 있다.

그리고 백신을 접종하지 않았을 때의 감염률을 고려해야 한다. 매우 낮다. 대유행은 드문 일이며, 인구의 대부분이 연관되는 경우는 흔치 않다. 그래서 나는 인플루엔자 백신 접종을 받은 적이 단 한 번도 없다. 감염 질환 전문가인 내 동료 여럿도 마찬가지다.

공중보건의 관점은 다를 수 있다. 백신 접종으로 생명을 구할 수 있다는 믿음이 있기 때문이다. 하지만 정말일까? 이 의문에 답하자면, 노약자 백신 접종에 대한 코크란 체계적 고찰을 살펴봐야 한다. 코크란 라이브러리에서 '인플루엔자'를 검색하니 49건의 결과가 나왔다.

65세 이상에 대한 체계적 고찰이 1건 있지만, 거기서 다룬 단 1건의 임상시험만으로는 결론을 내릴 수 없다.[55]

일부 '이념적 원리주의자'들의 눈에는 이들 백신에서 오는 결과 중 긍정적인 것만 보이는 것 같다. 특히 미국에서 그렇다. 그런 사람들이 권력을 잡으면 상황이 매우 안 좋게 돌아간다. 2017년 뉴욕 대학교 의과대학에서 임상 진료를 전혀 하지 않는 부교수 한 명이 인플루엔자 백신 접종을 받지 않았다는 이유로 해고를 당했다.[56] 대학 측은 다음과 같이 말했다.

"독감에 대한 면역 조치는 우리의 환자, 방문자, 동료를 보호하는 데 대단히 중요합니다. 안타깝지만 백신 접종 증명 미제출로, 귀하의 교수 지위는 즉시 효력을 상실할 것입니다."

미국은 많은 백신에 대해 접종을 의무화했다. 그리고 대부분의 교육 기관에서 소아 예방접종은 입학 요건이다. 흥미롭게도 교직원은 '종교적 이유'로 간혹 예외가 허용되기도 한다.

코크란 체계적 고찰 중에 노인 환자를 돌보는 보건의료 종사자의 백신 접종에 관한 것이 있다.[57] 거의 13,000명의 보건의료 종사자가 연구에 포함되었으나 논문 저자들은 확진된 인플루엔자, 하기도 감염, 입원, 하기도 질환으로 인한 사망, 또는 모든 원인에 의한 사망률에 대해 백신 접종 프로그램의 이점을 입증하는 결정적 근거를 찾을 수 없었다.

캐나다 연구자들도 최근의 근거 자료를 검토하고 코크란 연구자들의 견해에 동의했다.[56] 보건의료 종사자의 백신 접종이 환자들을 인플루엔자로부터 보호한다는 명제를 뒷받침하는 타당한 근거는 없다. 한 연구자는 H3N2 아형에 대한 백신 접종이 약 40퍼센트의 백신 유효성(vaccine effectiveness)을 나타낸다고 언급했다. 이는 백신 접종을 받은 보건의료 종사자 5명 중 3명이 마치 백신 접종을 받지 않은 것처럼 H3N2에 취약하다는 것을 의미한다. 이 연구자는 또한 이렇게 덧붙였다.

"이러한 맥락에서, 백신 접종을 하지 않은 의료진에 의한 위험에만 주목—이들을 따돌리거나, 심하게는 고용 계약 해지—하고, 백신 접종을 받은 의료진에 의한 위험은 간과하는 것은 환자를 위태롭게 할 가능성이 있다."

정말 그렇다. 백신 접종을 받은 직원은 안전불감증이 있을 수 있다. 그로 인해 손 씻기를 소홀히 하면, 환자를 감염시킬 위험이 줄어들기보다 늘어날 것이다.

독감 예방접종 의무화는 덴마크에는 도입되지 않을 것 같다. 하지만 영국만 보더라도, 갈수록 미국과 비슷해지고 있으며,[22] 개인의 자유와 선택권이 사라지고 있다.[58] 영국 국민보건서비스 직원 중 독감 백신 접종을 거부하는 사람은 이유를 밝혀야 한다. 국민보건서비스 이사장은 "우리는 모두 자신을 보호하여 환자를 더 잘 보호하고 의료 서비스 부담을 줄일 책임이 있다."고 말했다. 고위층에서 항상 하는 전형적인 공리주의적 발언이다. 이는 근거중심주의에 맞지 않고 기본적인 인권을 침해하는 것이다.

인플루엔자는 '논란이 많은' 분야이다. 엄청난 돈이 걸려 있기 때문이다. 대부분의 사람들이 타미플루에 대해 들어 봤을 것이다. 타미플루(Tamiflu)는 오셀타미비르(oseltamivir)의 상표명이다. 이 약이 효과가 있는가? 별로 그렇지 않다. 우리가 쓴 수십억 달러가 낭비였는가? 그렇다. 사기라고 봐야 하는가? 그렇다. 어떻게 그렇게 확신할 수 있는가? 이 문제를 풀어낸 핵심 인물과 긴밀하게 협력하고 있기 때문이다. 이탈리아 로마의 유행병학자 톰 제퍼슨(Tom Jefferson) 박사가 그 핵심 인물이다.

'오셀타미비르 코크란(oseltamivir cochrane)'을 구글에서 검색하면 제퍼슨의 《영국의학저널》 논문을 볼 수 있다. 이 논문이 제퍼슨의 코크란 체계적 고찰보다 길이가 짧고 읽기도 쉽다.[59] 간략히 말해서, 예방 임상시험에서 오셀타미비르는 유증상 인플루엔자(symptomatic influenza)의 발생을 감소시켰으나, 33명에게 투여해야 1명이 효과를 볼 수 있었다. 그다지 대단한 게 아니다.

임상시험에서 오셀타미비르는 증상의 첫 완화까지의 시간을 17시간 단축시켰는데, 실제 효과라기보다는 연구 편향일 가능성이 높다. 게다가 설령 이게 사실이라 해도 사람들이 이 정도의 효과를 위해 값비싼 약을 택하지는 않을 것이다.

중요한 평가변수, 즉 사망, 입원, 폐렴, 심각한 것으로 분류되는 합병증 일체, 그리고 다른 사람에 대한 바이러스 전파에는 확실한 효과가 없었다. 오셀타미비르는 정신의학적 유해반응, 두통, 신장 질환, 구역, 구토를 증가시킨다.

내가 다른 책에서 이미 이 문제를 다룬 바가 있으므로,[22] 여기서는 일부만 반복하려 한다. 로슈는 내가 보기에 사상 최대의 사기를 저질렀다. 하지만 아무도 이 회사를 법정에 끌어내 죄를 묻지 않았다. 로슈는 임상시험 데이터를 대부분 공개하지 않았고, 제퍼슨을 포함한 독립적인 코크란 연구자들과 공유하는 것도 거부했다. 공개되지 않은 임상시험에 기초해서 로슈는 타미플루가 입원은 61퍼센트, 2차 합병증은 67퍼센트, 항생제가 필요한 하기도 감염은 55퍼센트 감소시켰다고 주장했다. 나는 이게 사기라고 본다. 사기는 이득을 취하려고 저지르는 부당하고 위법한 기만 행위로, 보통 이치에 맞지 않는 주장을 하거나, 성과나 능력을 신뢰 획득 수단으로 삼는다.

미국 식품의약국은 로슈에 경고장을 보내 타미플루가 2차 감염의 발생과 증상을 줄인다는 주장을 중단하라고 했다. 반면에 유럽의약청은 어이없게도 마치 미끼를 물듯 타미플루가 하기도 감염 합병증을 감소시킨다는 주장을 받아들였다.

글락소스미스클라인의 자나미비르(zanamivir)는 미국 식품의약국 자문위원회에서 승인이 거부되었다. 이 약은 환자들이 아세트아미노펜 같은 다른 약을 복용하고 있을 때 위약보다 나을 것이 없었기 때문이다. 하지만 글락소스미스클라인에서 항의하자 미국 식품의약국은 자체 위원회의 결정을 기각하고 약을 허가했다.

인플루엔자 약에 대한 지침을 작성하도록 세계보건기구가 선정한 사람들이 어째서 그 약을 판매하는 회사에서 돈을 받고 있는지, 왜 이 사실을 지침 보고서에 공개하지 않았는지 많은 사람들이 의아해했다. 왜 이 문제를 둘러싼 비밀이 그토록 많고, 외부인은 어째서 세계보건기구 위원회에 누가 있는지조차 알 수 없는가.

스캔들은 끝이 없어 보인다. 미국 질병통제예방센터가 "항바이러스제를 처방받으면 반드시 복용하십시오."라고 대중을 독려하는 '독감 대응 3원칙(Take 3 flu) 캠페인'을 벌이면서 로슈로부터 직접 후원을 받은 것에 비판이 일자, 질병통제예방센터는 웹사이트에 "질병통제예방센터는 왜 인플루엔자 항바이러스제 복용을 권고하는가?"라는 제목의 글을 게시했다.[60] 질병통제예방센터는 업계가 기금을 지원한 복수의 관찰 연구를 인용했다. 그중에는 "독립적"이라고 주장했으나 로슈가 후원한 메타분석이 포함되어 있는데, 저자 4인 모두가 로슈, 제넨테크(로슈 계열사), 길리어드(Gilead, 타미플루 개발사. 로슈는 타미플루 독점 판매권 소유)와 재정적 연결고리가 있었다. 질병통제예방센터가 인용한 방대한 연구 목록에 코크란 연구자들의 메타분석은 포함되지 않았다.

질병통제예방센터 원장은 대중을 향해 이 약들이 "당신의 생명을 구할 수 있다."고 말했다. 전통적인 스텔스 마케팅 기법으로 보인다. 신뢰 받는 제3자의 입을 통해 제약회사가 자사의 메시지를 전하는 방식이다. 이 약들이 생명을 구한다는 신뢰할 만한 증거는 존재하지 않으며, 그럴 가능성조차 없어 보인다.

로슈는 자사에서 실시한 미발표 임상시험이나 임상연구보고서에 코크란 연구자의 접근을 허용하지 않았다. 그런데 《영국의학저널》이 4년에 걸쳐 떠들어 준 덕분에 제퍼슨과 동료들은 필요한 데이터를 확보하는 데 성공했다. 그 결과로 그들이 작성한 이전의 코크란 체계적 고찰과 완전히 다른 결론을 내리게 되었다. 이전의 코크란 체계적 고찰은 제약회사가 공식적으로 발표한 임상시험 보고서에 기초한 것이었다. 제약회사가 공식적으로 발표한 것과 의약품 규제당국에만 제출한 것 사이에는 심각한 불일치가 있었다. 언제나 그렇듯이.[22]

말라리아는 예방이 유리한가 치료가 유리한가?

많은 사람들이 계속 말라리아로 목숨을 잃고 있다. 세계보건기구에 따르면, 매년 약 30만 명의 아프리카 어린이가 5세가 되기 전에 말라리아에 걸려 사망한다. 영국에서는 연간 6명 정도만 사망한다. 그렇다면 왜 이 책에서 말라리아 이야기를 하는가? 첫째는, 이 책이 말라리아가 유행하는 지역을 포함한 전 세계의 독자를 대상으로 하기 때문이다. 둘째는—수막염과 마찬가지로—사람들이 쉽게 치료될 수 있는 질병으로 생명을 잃는 것을 모르는 척할 수 없기 때문이다.

말라리아가 유행하는 지역에 거주하거나 최근에 다녀왔다면 발열을 심각하게 받아들여야 한다. 열대열말라리아(falciparum malaria)는 진단과 치료가 즉각 이루어지지 않으면, 뇌성말라리아처럼 생명을 위협하는 중증 질환으로 발전할 수 있다. 따라서 위험 지역에서 돌아온 여행자는 여행 중 또는 여행 후 12개월 이내에 특정 증상, 특히 발열이 있을 때 신속히 진료를 받아야 한다. 병원에서 즉시 혈액 샘플을 채취해 현미경 검사로 말라리아 원충이 있는지 살펴봐야 한다. 드물게 말라리아는 모기에 노출된 후 10년이 지나서도 병증이 나타날 수 있다. 이런 경우, 그토록 오래전에 열대지방에 다녀온 것 때문에 열이 나리라고 생각하는 의사는 거의 없다.

잘 알려진 이 조언이 바로 나 자신의 사례에서 무시되었다. 1980년 나는 다른 사람 9명과 함께 케냐로 여행을 떠났다. 우리 일행은 지붕이 없는 화물차를 타고 다니면서, 모닥불을 지펴 텐트에서 잠을 잤다. 케냐 북부의 사막을 지나던 중 차가 고장이 났다. 최악의 위치였다. 일행 중 두 사람은 도움을 청하러 밤새 걸어갔다. 나는 두 사람에게 차에 머물면서 누군가가 우릴 발견할 때까지 기다리는 것이 가장 안전한 방법이라고 강력히 주장했지만 소용이 없었다. 사막에서 시체는 대부분 차에서 멀리 떨어진 곳에서 발견된다.

그날 밤은 무척 뜨거웠다. 두 사람은 곧 탈수가 되었다. 그중 마른 사람은 환각 증상이 심해 실제로 나타나지 않은 동물의 환영을 보았고 방향 감각도 잃어 사막을 가로질러 가는 지름길을 찾으려 했다. 그 길은 원래 계획했던 경로보다 훨씬 먼 데다 찾기도 무척 어려웠다. 그는 횡설수설하며 이해할 수 없는 말을 했다. 자신이 지도를 거꾸로 들고 보는 것도 깨닫지 못했다. 나중에는 다른 한 사람도 정신이 혼미해졌다. 그 역시 지름길을 고집했고 동물의 환영을 보았다.

다음 날 그들을 발견한 원주민들은, 창이나 다른 무기 없이 사막을 가로질러 걸어갈 만큼 어리석은 사람이 있다는 것을 도무지 믿을 수 없었다. 사막에는 들개도 돌아다니고, 간혹 사자는 너무 갈증이 나면 피를 마시려고 사람을 죽이기도 한다.

여행이 끝났을 때, 우리는 각자 6킬로그램 정도 체중이 줄어 있었다. 먹을 것이 충분하지 않았기 때문이다. 나는 여행 중에 일기를 썼다. 저녁에 내가 일기를 읽어 주면 일행들은 재미있다며 책으로 내라고 했다. 그래서 그렇게 했다.[61]

나는 그 여행을 위해 준비를 많이 했고, 열대 지방에서 살아남는 법에 대한 책도 읽었다. 그러므로 돌아와서 한 달 후에 열이 났을 때 경각심을 가져야 한다는 것을 알고 있었다. 그 시절에는 말라리아 치료에 클로로퀸(chloroquine)을 권고했는데, 말라리아 원충이 이 약에 내성을 갖는 경우가 종종 있다는 것 역시 잘 알려져 있었다.

나는 증상이 악화되면서, 전형적인 열대열말라리아 양상을 띠었다. 오한과 발한이 약 3일에 1번꼴로 나타났다. 근육통과 설사 증세가 있었고, 상태가 아주 나빴다. 나는 아파트에 혼자 살고 있었는데, 화장실을 가야 할 때면 발이 마룻바닥에 닿는 순간마다 극심한 통증이 느껴졌다. 마치 누군가가 반복해서 내 뇌를 칼로 찌르는 것 같았다.

아픈 동안 나는 두 차례 의사에게 전화를 했고, 의사들은 나를 진찰하러 와 주었다. 그들은 말라리아 검사를 할 필요가 없다고 생각했다. 나는 입원해서 검사를 받겠다고 했지만 소용없었다. 의사들은 내가 원시적인 환경의 케냐 여행에서 막 돌아왔다는 것을 알았다. 또 내가 의학을 공부했으며, 열대열말라리아에 걸린 것 같아 크게 두려워하고 있다는 것도 알았다. 하지만 그들은 이런 사실에 전혀 주의를 기울이지 않았다.

그중 한 의사는—지역 일반의였는데—대놓고 무시했다. 그는 내가 바이러스에 감염됐다고 결론내리고, 걱정할 필요가 없다고 했다. 내 증상과 상태를 볼 때 완전히 절망적인 결론이었다. 혈액 검사가 필요하지 않겠느냐는 내 질문에 대한 그의 대답은 충격적이었다. 그는 자칭 열대의학 전문가라는 사람들이 다른 의사들보다 열대 질병에 대해 아는 게 특별히 더 많지 않다고 했다. 런던에서 현미경을 들여다보는 2주짜리 연수를 받는 게 고작이라고. 그러니 내가 혈액 검사를 받을 필요는 전혀 없었다.

이 현자는 그냥 척 보기만 해도 내가 말라리아에 걸리지 않은 걸 아는 듯했다! 이런 상황에서 어떻게 해야 할까?

내가 강조하고 싶은 건 이것이다.

"의사의 조언을 따르는 것이 불편하게 느껴지면 그대로 받아들여선 안 된다. 건강은 스스로 챙겨야 한다! 생사가 갈리는 문제일 수 있다."

나처럼 의료인들을 성가시게 할까 봐 염려해선 안 된다. 성가시게 하는 편이 안 그러는 것보다 차라리 낫다. 예외가 있다면, 과거에 신경증이라 불린 불안(anxiety) 증세가 있는 사람들이다. 그들은 간혹 남들을 하루 종일 성가시게 한다. 그들은 검사가 아니라 심리치료를 받아야 한다. 불필요한 갖가지 검사는 그들의 불안을 키울 뿐이다.

어찌어찌해서 나는 혼자 고난을 이겨냈다. 회복한 다음 주치의를 찾아갔고, 마침내 열대 질병 전문의에게 보내졌다. 하지만 이미 늦었다. 말라리아 원충이 있는지 확인하려고 혈액 검사, 세균 배양 검사, 기생충·알·낭포를 찾는 분변 검사를 받았지만 아무것도 나오지 않았다.

회복한 지 2개월 정도 지났을 때, 나는 똑같은 증상을 다시 겪었다. 똑같이 체온이 오르락내리락했다. 다만 정도가 훨씬 덜했다. 나는 여기에 별로 주의를 기울이지 않았다. 열대열말라리아는 1년 이내에 재발할 수 있지만 그 다음에는 완전히 낫는다. 그런가 하면 기생충이 간에서 수년간 휴지기를 보내다가 갑자기 다시 병증을 일으키는 양성(良性)인 유형의 말라리아도 있다. 재발했을 때 혈액 검사를 받을 걸 그랬다. 이젠 내가 열대열말라리아에 걸렸다가 살아남은 것인지 영영 알 수 없게 됐다.

이 이야기를 동료들에게 하자 그들은 하나같이 열대열말라리아에 걸렸다가 살아남을 수 없으므로 내가 앓았던 병이 열대열말라리아일 리 없다고 했다. 이 주장은 틀렸다. 아프리카 어린이들 대부분이 살아남는다. 유럽 탐험가, 선교사, 과학자도 말라리아에 대한 치료법이 전무했을 때 대부분 살아남았다.

병을 앓은 지 7년이 지난 무렵 나는 덴마크 왕립병원 감염증·열대질병과에서 겸직을 하나 맡게 되었다. 내 경험을 과장들 중 한 사람에게 들려주자, 그는 내가 열대열말라리아에 걸렸다가 치료 받지 않고 살아남았을 가능성이 크다는 결론을 내렸다.

유럽의 공항 근처에 거주하는 사람들 중에 말라리아가 유행하는 지역에 한 번도 방문하지 않았지만 말라리아에 걸린 사례가 몇몇 있다.

감염된 모기가 비행기를 타고 유럽으로 들어왔기 때문이다. 유럽에서 말라리아에 걸릴 또 다른 가능성은 수혈을 받는 경우이다. 따듯한 여름에 북쪽으로 핀란드까지 말라리아 유행이 발생한 적도 있다. 하지만 유럽에서 말라리아에 걸릴 가능성은 당연히 극도로 낮다.

그렇다면 유럽인들은 말라리아 예방 조치를 받아야 하는가? 나는 받지 않을 것이다. 증상이 어떤 건지 알고 있으며, 말라리아에 걸렸을 가능성이 약간이라도 있으면 혈액 검사를 반드시 받을 것이기 때문이다. 또한 말라리아는 치료할 수 있는 질병이며, 예방책은 효과가 없을 수도 있고 위해성이 있다. 나는 이 문제를 감염 질환 전문가들과 논의해 봤는데, 그들 중 예방 조치를 받겠다는 사람은 아무도 없었다. 그렇다고 예방 조치를 반드시 피해야 한다는 의미는 아니다.

말라리아 예방약이 지닌 위해성과 관련해서, 우리 연구팀은 메플로퀸(mefloquine)이 야기하는 신경정신 위해를 고찰한 논문을 발표한 적이 있다.[62] 메플로퀸은 말라리아 예방에 흔하게 사용되는 약이다. 우리는 또 내성 위험을 줄이기 위한 예방약 2종 병용 투여와 비교하는 무작위 배정 임상시험도 실시했다.[63] 케냐와 탄자니아를 여행한 스칸디나비아 사람 767명이 참여했다. 예방 조치에도 불구하고 7명(1퍼센트)이 열대열말라리아에 감염됐는데, 그들이 아프리카 동부에 머문 기간은 대부분 불과 4주 미만이었다.

6장

대체의학은 의학을 대체하지 못한다

대중 강연에서 약이 얼마나 위험한지, 얼마나 많은 사람이 약 때문에 목숨을 잃는지를 설명하면, 종종 이런 질문을 받는다.

"그럼 대안이 뭔가요?"

내 대답은 간단하다.

"약의 대안은 '약을 쓰지 않는 것'입니다."

약 복용량이 크게 줄어든다면 전체 인구가 더 건강해지고 장수할 것이다. 안타깝게도 의사와 여타 보건 전문가, 그리고 많은 환자는 아무것도 하지 않는 것을 굉장히 어려워한다. 좋은 외과 의사란 수술하지 말아야 할 경우를 잘 아는 의사임을 모두가 알고 있는데도 말이다.

많은 경우 약을 쓰지 않고 그냥 두는 게 좋다. 우리의 신체와 정신이 지닌 치유력은 대단히 강하다. 경우에 따라서는 효과가 입증된 비(非)약물 치료를 권한다. 이를테면 정신 건강 문제에 대한 심리치료,

대체의학(alternative medicine)은 이와 완전히 다른 사안이다. 대체의학은 환자들에게 인기가 있을 뿐만 아니라, 주로 환자인 유권자들이 선출한 정치인들에게도 인기가 있다. 미국은 대체의학 연구에 수십억 달러를 썼는데, 이 엄청난 지출은 그리 현명한 투자가 아니었다. 나는 덴마크에서도 똑같은 일이 일어나는 걸 목도했다. 대체의학 분야를 검토하고 연구하기 위한 센터를 설립한다는 정치적인 계획이 있었다. 센터는 15년 후 문을 닫았다. 아무런 실질적 성과를 내지 못한 투자였다. 다양한 대체요법이 과학적 근거가 부족하다는 결론밖에 나오지 않았는데, 그건 이미 아는 사실이었다. 아예 틀린 메시지가 나오기도 했다. 예를 들면, 동종요법(homoeopathy)이 ADHD 아동들에게 효과가 있다는 등의 메시지가 있었다. 동종요법은 그 어떤 것에도 효과가 있을 수 없다.

많은 환자와 일부 의사들이 대체의학의 비합리성에 매료된다. 내가 보기에는 인간의 신앙적 성향과 관련된 현상인 것 같다. 대체의학의 인기가 높다 보니, 덴마크에서 의대생들이 보는 내과학(일반의학이라고도 부른다.) 교재 편집자들이 관련 장(章)을 넣기로 결정했다. 그런 중요한 교재에 들어가기엔 너무나 미심쩍은 내용인데도 말이다. 편집자들은 내게 그 장을 써 달라고 요청했다. 내가 그 주제에 흥미를 보여서가 아니라, 내게 문헌을 비판적으로 검토하는 기술이 있다는 걸 편집자들이 알았기 때문이다.

나는 가장 흔히 사용되는 대체의학 치료법의 유익한 효과에 대한 근거를 조사했다. 결과는 빈손이었다. 내가 찾은 근거 중 어느 것도 해당 치료법을 권장해도 좋을 만큼 설득력 있지 않았다.[1] 더구나, 앞으로 설명할 텐데, 대체의학은 무해하지 않다.

대체의학은 보완의학(complementary medicine)이라고도 한다. 보편적으로 받아들여지는 대체의학의 정의가 존재하지 않는다. 그게 있어야 다른 치료법에 대해 논리적인 경계를 설정할 수 있다. 대부분의 정의에는 현재 기존 의학의 일부로 인정되지 않는다는 말이 들어 있다. 이를 다른 말로 하면 이렇다.

"효과 없음."

효과가 있었다면, 의사들이 기꺼이 사용했을 것이고, 대체의학이라고 부르지 않았을 것이다. 다른 모든 정의와 마찬가지로, 이 정의도 문제가 있다. 의사들도 효과 없는 다수의 치료법을 사용한다. 바이러스 감염에 항생제를 쓰는 것이 그 예이다. 특정 적응증에 대해 당국의 승인을 받아 제약회사에서 판촉을 벌이고 있는 많은 기존 치료제가 환자에게 아무 이득이 되지 않는다. 그래도 우리는 그냥 의학이라고 하지 대체의학이라고 부르지 않는다. 한편, 대체요법이 아주 드물게 진짜로 효과를 발휘하기도 한다. 내가 보기에 그런 경우는 더 이상 대체의학이 아니다.

의약품 개발은 상당 부분 천연물질을 기반으로 한다. 예를 들면, 유효한 최초의 항암제 파크리탁셀(paclitaxel, 탁솔Taxol)은 태평양주목의 나무껍질에서 추출한 것이다. 퀴닌(quinine)은 유럽에서 사용된 최초의 유효한 열대열말라리아 약인데, 남아메리카 기나(幾那)나무의 껍질에서 추출한다. 말라리아는 유럽인에 의해 북미 대륙으로 건너갔는데, 페루, 볼리비아, 에콰도르의 케추아족 사람들이 예전부터 다른 원인으로 발생한 오한에 써 오던 나무껍질이 말라리아에도 효과가 있다는 걸 발견했다. 개똥쑥(*Artemisia annua*) 추출물도 열대열말라리아에 효과가 있다. 이 치료법은 중국에서 천 년 이상 사용되어 왔다. 중국에서는 이 밖에도 많은 약초 치료법을 사용했는데, 거의 200가지나 되는 치료법 중에서 과학적으로 조사했을 때 효과가 입증된 것은 이것이 유일했다.

낯선 이들과 식사를 함께할 경우, 나는 내가 의사라는 사실이 드러나지 않도록 신경을 쓴다. 내 직업을 밝혔다가 대화가 산으로 가면서 꽤 힘들어지는 경험을 했기 때문이다. 때로는 내 의견을 구하는 옆 사람의 길고 복잡한 병력을 꼼짝없이 들어야 한다. 낯선 이에게 갑자기 의사 노릇을 하는 건 대체로 좋은 일이 아니다. 병력의 세부사항을 알지 못하기 때문이다. 내가 대체의학에 대한 논의에 관심이 없다고 정중하게 말하면 간혹 사람들이 몹시 당황하기도 한다. 마치 광신도에게 내가 어떤 신도 믿지 않으며, 그에 대해 얘기하고 싶지 않다고 말하는 것 같은 느낌이다.

한번은 옆에 있던 사람이 엄청나게 집요해서, 중국의 약초에 대해 의미 있는 언급을 할 만큼 아는 것이 없다는 내 변명을 받아들이려 하지 않았다. 나는 다른 사람과 대화를 해 보려 했지만, 그 사람이 도무지 나를 놓아주지 않았다. 최소한의 예의는 고사하고, 공감 능력이란 게 전혀 없는 사람이었다. 그는 급기야 마지막 패를 내놓았다.

"중국 약초가 사람에게 좋을 거라는 데 동의하지 않으시는 겁니까? 중국에서 수천 년 동안이나 약초를 써 왔는데도요?"

나는 이렇게 답했다.

"중국에서는 수천 년 동안 건축재로 대나무를 사용했습니다. 제가 만약 엔지니어라면, 선생께서는 중국에서 수천 년 썼으니 다리를 건설할 때 대나무를 쓰라고 말씀하시겠습니까?"

이후 그 사람은 저녁 내내 내 쪽을 쳐다보지도 않았다.

약초로 만든 약(herbal medicine)을 일부 국가에서는 천연의약(natural medicine)이라 부른다. 그 속에 포함된 약리활성성분이 자연 생성 물질이면서 그 농도가 자연에서 생성되는 것보다 현저히 높지는 않은 의약품으로 정의된다. 그러나 천연의약에서 '천연(天然)'인 것은 별로 없다. 생존 경쟁의 진화 과정에서 수많은 식물이 사람이나 여타 동물에게 치명적일 수 있는 독을 만들어냈다.

개업한 대체의학 전문가들 중 의학 교육을 받은 사람은 드물다. 따라서 그들의 진단을 믿어서는 안 된다. 일부 진단법은 정말로 '대안적'이다. 진단을 한답시고 사람의 눈을 들여다보거나(홍채 분석), 환자의 기운(aura)을 살피거나, 무릎에 소리굽쇠를 올려놓고 그 진동의 전파를 기록하거나, 모발을 분석하는 것 따위가 효과가 있다고 믿는 건 어불성설이다. 예컨대, 모발 분석은 머리카락의 미네랄 함량으로 광범위한 건강 문제를 진단해 영양 보충제를 처방하는 기초로 활용된다.

과학적인 의학에 대한 전형적인 비판 중 하나는 그것이 환원주의적이라는 것이다. 반면 대체의학은 전체론적인 접근을 하는 것으로 묘사한다. 실상은 대체의학이 오히려 단순화 경향이 강하다. 서로 매우 다른 여러 질환들이 하나의 단일한 설명으로 환원된다. 예를 들면, 환자의 에너지 체계에 불균형이 있다거나, 척추 불완전탈구(subluxation)라고 부르는 미세한 척추 어긋남이 있다는 식이다. 그러고는 동일한 치료를 시행한다. 예를 들면, 두통 치료를 위해 발바닥을 문지르거나, 수기(手技)요법 또는 모종의 동종요법을 시행한다. 두통이 뇌종양 때문인지 독감 때문인지는 상관하지 않는다.

어떤 대체의학 임상가들은 심리적 통찰력이 있어서, 스트레스, 과도한 완벽주의, 낮은 자존감, 불안, 슬픔, 우울로 고통 받는 의뢰인들을 도울 수도 있다. 이런 문제는 인간의 특성 때문이다. 대체의학과는 상관이 없다. 위약 효과라고 부르기도 하는데, 위약의 구성 요소에 관한 일반적 정의는 존재하지 않는다. 효과가 있는 중재에는 이 용어를 사용하면 안 된다. 사람과의 상호작용은 효과가 있을 수 있다. 우리는 이를 심리치료라고 부른다. 사람들의 마음(또는 정신)에 영향을 주려고 노력하는 것이기 때문이다.

대체요법 시술자들이 긍정적 효과를 주장하기 위해 내놓는 인과관계는 추측에 근거한 경우가 많고, 현실과 아무 접점이 없다. 1964년 미국의 마술사 제임스 랜디(James Randi)는 상호 동의한 통제된 상황에서 반사요법(reflexology), 동종요법, 침술, 카이로프랙틱의 효과에 대한 작용 메커니즘 같은 사이비과학적 가정을 사실로 증명해내면 100만 달러의 상금을 주겠다고 공언했다. 1,000명이 넘는 사람들이 시도했으나, 모두 실패했다. 도전은 2015년에 종료되었다.

매년 덴마크 전체 인구의 4분의 1 정도가 대체의학 전문가를 찾는다.[1] 약국이나 여타 경로를 통해 보충제나 약초로 만든 대체의약품을 구매하는 사람은 이보다 더 많다. 가장 인기 있는 건 신체 접촉이 포함된 치료이다. 이는 진화의 관점에서 보면 이해가 쉽다. 유인원과 원숭이는 개체끼리 서로 털을 손질해 주는 데 많은 시간을 할애한다. 사회적 결속과 서열 유지에 중요한 의미가 있는 행동이다. 우리 인간은 이러한 신체적 친밀감을 그리워할 가능성이 높다. 게다가 어떤 시술자들은 사람의 말을 잘 들어 주거나 자신의 의뢰인이 얼마나 특별한 존재인지 일깨워 주는 재능이 있다.

대체요법을 찾는 이유로 가장 자주 언급되는 것은 가벼운 증상이나 장애의 개선, 보다 높은 수준의 웰빙(well-bing)에 대한 소망, 또는 질병의 예방이다. 제약회사 의약품의 위해를 피하고, 자기 치료에서 능동적 역할을 하고자 하는 마음도 한몫한다. 어떤 사람들은 의사가 자신을 낫게 할 수 없다는 것을 깨닫고는 뭐라도 하려는 절박한 심정이 된다. 이런 경우 온갖 돌팔이와 사기꾼에게 당하기 십상이다. 유감스럽게도 죽음의 공포를 이용해 환자를 착취하는 이들 중 일부는, 에이즈에 고용량 비타민을 투여하는 식의 엉터리 치료법을 사용하는 의사들이다.

신조어로 '건강염려증(worried well)'이라는 게 있다. 건강하고 몸 상태가 좋은데도 드러나지 않은 문제가 있을 수 있으므로 확인해야 한다고 여기는 것을 말한다. 아주 좋지 않은 생각이다. 대체의학 임상가는 제대로 된 진단을 내릴 수 없다. 진단을 내린다 하더라도 과학적 기초가 없는, 추측에 근거한 틀린 진단일 가능성이 매우 높다. 이들이 자주 하는 얘기는 에너지 체계가 어딘가 잘못됐다, 특정 미네랄이나 비타민이 너무 부족하다, 온갖 물질의 독성에 중독되어 장 청소와 같은 특별한 치료가 필요하다, 특수한 식이요법이 필요하다 따위이다.

오늘날 우리는 인체와 질병에 대해 아주 많은 것을 알고 있다. 대체요법 시술자들이 의뢰인에게 늘어놓는 허튼소리는 설 자리가 없다. '청소'는 필요하지 않다. 간과 신장이 독성 물질을 처리하기 때문이다. 아말감 치아충전재가 건강 문제를 일으킨다거나, 화학물질복합과민증(multiple chemical sensitivity)을 앓는 사람들이 있다고 믿을 만한 증거도 전혀 없다.

대체요법 시술자들은 대체의학의 효과를 무작위 배정 임상시험에서 검증하는 것이 불가능하다고 주장하곤 한다. 임상시험 설계에서 치료 상황의 자연적 환경이 변화됨으로써 결과를 신뢰할 수 없으며, 무엇보다 환자가 위약 효과로 이득을 볼 수 없기 때문이라는 것이다. 그러나 이 견해를 뒷받침하는 근거는 없다.

첫째, 무작위 배정 임상시험에서 치료를 받은 환자와 동일한 치료를 임상시험 밖에서 받은 환자를 비교했을 때, 임상시험에서 받은 치료의 효과가 못하지 않았다. 효과는 양쪽이 비슷했다.[2]

둘째, 위약 효과는 심하게 과장되어 있다. 우리 연구팀은 위약 중재를 비치료 대조군과 비교한 임상시험 234건에 대한 코크란 체계적 고찰을 실시했는데, 일반적 위약 중재에서 임상적으로 유의미한 효과를 찾아내지 못했다.[3] 특별한 조건에서 위약 중재가 환자 보고 평가변수에 영향을 준다는 것은 알 수 있었다. 특히 두통과 구역이 그러했다. 하지만 위약의 환자 보고 효과와 편향된 보고를 구별하기는 쉽지 않다. 비치료 대조군은 눈가림이 불가능하기 때문이다. 환자들은 자신이 아무 치료도 받지 않고 있다는 것을 인지하므로 실망할 수 있다.

또 다른 흔한 오해는 치료에 눈가림을 할 수 없으면 무작위 배정 임상시험 연구가 불가능하다는 믿음이다. 눈가림과 무작위 배정은 별개의 문제이다. 비교할 두 개의 치료군에 환자들을 무작위로 배정할 수 있다. 어떤 경우엔 눈가림이 아예 불가능하다. 예를 들면, 치료가 외과수술, 심리치료, 반사요법인 경우에 그렇다. 그런 경우에는 환자가 어떤 치료를 받았는지 모르는 사람이 치료 효과를 평가하도록 하면 된다. 또는 눈가림 여부에 영향을 받지 않는 객관적인 평가변수를 사용할 수도 있다. 생존이나 복직 여부 등이 그런 예이다. 진정성 있는 대체요법 시술자들은 오래전부터 자신들이 사용하는 치료법의 잠재 효과를 무작위 배정 임상시험을 통해 검증해야 한다는 것을 인정했다. 그에 따라 대체요법에 대한 무작위 배정 임상시험 수천 건이 시행되었고, 이런 임상시험에 대한 다수의 코크란 체계적 고찰이 이루어졌다.

대체의학 이용을 옹호하면서 흔히 하는 주장은, 해가 되지 않는다는 것이다. 사람들을 치료하는 것이 해를 입히지 않기 위해서가 아니라 도움이 되기 위해서라는 사실은 차치하고라도, 이 주장은 틀렸다. 몇 가지 이유가 있다.

첫째, 대체의학으로 사기 치는 일이 매우 흔하다. 영국의 한 피부과 클리닉에서 아토피 습진에 효과가 좋은 약초 크림을 사용한다고 알려져 해당 제품들을 분석했더니, 24개 제품 중 20개에 고농도 코르티코스테로이드가 들어 있었다.[4] 코르티코스테로이드를 국소적으로 사용하면 확실히 효과가 나타나지만 비가역적인 위해를 입힌다. 이를테면 피부가 얇아져 멍이 쉽게 든다.

둘째, 성분에 독성이 있을 수 있다. 대체의학을 다룬 교재를 읽어 보면, 치료에 쓰이는 재료 중 일부는 명백히 위험하다는 것을 알 수 있다. 야생 개곽향(germander)이 함유된 중국 약초차를 섭취한 후 간부전과 사망이 발생한 사례가 있다.[5]

셋째, 먹고 마시는 것을 엄격하게 통제하는 희한한 양생법을 이용하거나, 미네랄 혼합물 또는 고용량 비타민 치료를 하는 경우가 있다. 이런 방법은 위험하다. 이미 언급한 바와 같이, 항산화제에 대한 위약대조 임상시험의 체계적 고찰에서 베타카로틴과 비타민 E가 사망률을 증가시킨다는 결과가 나왔다.[6] 비타민과 아연, 구리 같은 필수 미네랄은 우리 몸의 효소가 작용하는 데 꼭 필요하다. 하지만 너무 많으면 죽을 수도 있다. 인체는 대체요법 시술자들의 설명보다 훨씬 더 복잡하며, 환경에 잘 적응되어 있다.

넷째, 많은 대체요법 시술자들이 백신에 부정적이다. 백신의 유익한 효과가 위해를 압도한다는 데 의심의 여지가 없는 경우조차 그렇다. 2002년의 설문 조사에서 동종요법사 77명 중 31명, 카이로프랙터 16명 중 3명이 1세 영아의 홍역·볼거리·풍진(MMR) 백신 접종에 반대했다.[7] 연구의 일환으로 설문 조사를 받는다는 것을 인지한 상황에서 나온 답변이다. 실제로는 더 심할 것이다.

대체의학 사기는 공인된 약리 효과가 있는 물질을 몰래 불법적으로 첨가하는 것에 국한되지 않는다. 제품에 표시된 성분을 넣지 않기도 한다. 2015년 미국의 소매업체 4곳이 소비자를 기만하는 식이보충제를 판매한 혐의로 기소되었다. 많은 제품이 성분 표시에 없는 물질로 오염

되어 있었다.[8]

당국에서 월마트, 월그린스(Walgreens), 타깃(Target), GNC에서 인기 있는 자체 브랜드 약초 보충제를 검사하자, 대략 5종 중 4종의 제품이 성분표에 있는 약초를 하나도 함유하고 있지 않았다. 대체로 쌀이나 실내용 식물 같은 싸구려 혼합물이 대부분이었다. 음식 알레르기가 있는 사람에게 위험할 수 있는 물질을 함유한 경우도 있었다. 라벨에 은행나무(*Ginkgo biloba*)라는 표시가 있는 정제에서 규제당국이 찾아낸 것은 쌀, 아스파라거스, 그리고 크리스마스 장식에 쓰이는 가문비나무였다. 규제당국이 검사한 6종의 약초 제품 중 3종—은행나무, 성요한초(St. John's wort), 쥐오줌풀의 뿌리 포함—은 라벨에 표시된 약초 성분이 들어 있지 않았다. 이들 정제에 들어 있었던 성분은 쌀, 콩, 노지 당근의 가루였다.

요통부터 천식까지 모두 낫게 한다는 도수치료

여러 직종에서 척추 교정 시술을 한다. 의사, 물리치료사, 도수치료사(카이로프랙터, 추나요법사 등 포함), 여타 대체요법사.

카이로프랙틱(chiropractic)은 1895년 미국의 자기력 시술자 대니얼 파머(Daniel Palmer)에 의해 시작되었다. 파머는 모든 질병이 척추의 근소한 탈위치(불완전탈구subluxation)로 야기된다고 추정했다.

카이로프랙터와 그 동조자들은 척추 엑스레이 사진을 보고 무엇이 문제인지 알 수 있다고 주장한다. 보통 미세한 불완전탈구이다. 그런 말은 믿지 말아야 한다. 엑스레이 필름과 임상 증상을 비교한 많은 과학적 연구가 있었는데, 둘 사이의 연관성은 0에 가깝다. 이러한 낮은 연관성은 골격의 다른 부분에서도 찾을 수 있다. 고관절이나 무릎관절 엑스레이 사진에서 연골이 거의 없는 나쁜 상태로 보여도, 환자는 아무런 통증이 없을 수 있다. 반면 사진에서는 손상이 거의 눈에 띄지 않지만 골관절염 통증으로 크게 고생하는 환자도 있다. 이러한 일반적인 유형에는 당연히 예외도 있다. 그중 하나가 골다공증으로 인한 척추 압박 골절이다. 이는 도수치료(manual therapy)로 치료할 수 없다.

다수의 무작위 배정 임상시험이 실시되었으나, 효과 측정이 주관적이어서 눈가림이 불가능하다는 것이 주된 문제이다. 통증에 대해 약간의 효과가 감지됐지만, 보고 편향 때문일 수 있다. 시술자와 환자 모두 교정이 효과가 있다고 믿고 싶어하기 때문이다. 척추교정요법은 널리 시행되고 있다. 그러나 급성 요통을 연구한 임상시험 20건에 대한 코크란 체계적 고찰에서는 효과가 나타나지 않았다.[9] 교정은 위(僞)교정, 무효성 중재(inert intervention)보다 효과가 있지 않았고, 다른 중재에 추가되었을 때에도 마찬가지였다. 다른 권장 요법에 비해 나아 보이지도 않았다.

만성 요통에 대한 척추교정요법의 효과 역시 비슷한 정도로 실망스러웠다. 임상시험 26건에 대한 코크란 체계적 고찰에서, 다른 중재와 비교하여 진통 효과와 기능성 개선에 통계적으로 유의미하지만 임상적으로는 의미 없는 미미한 단기 효과만 나타났다.[10] 회복, 복직, 삶의 질, 치료비에 유의미한 데이터는 특히 적었다. 기능성 개선 효과는 다수의 개별 요소에 기초한 다양한 점수로 측정되는데, 그런 점수의 근소한 상승으로는 환자가 실제로 도움을 받았는지 여부를 알 수 없다. 그럴 가능성이 그다지 높지 않다는 것을 알 수 있다.

다음 코크란 체계적 고찰은 임상시험 51건을 포함하는, 목통증(경부통) 치료를 위한 교정 및 가동술(mobilisation)에 대한 연구이다.[11] 경추 교정 및 가동술의 결과는 드문 데다 제각각이었다. 논문 저자들은 목통증, 기능, 삶의 질에 대한 흉추 교정의 효과를 뒷받침하는 약간의 증거를 찾아냈으나 발표 편향을 배제할 수 없으며, 다양한 편향을 방지하는 연구 설계가 필요하다고 경고했다. 임상시험의 절반 이상에서 유해반응이 보고되지 않았다. 하지만 드물게 흉추 교정은 뇌졸중, 추간판탈출증, 심각한 신경 결함을 초래할 위험이 있다. 경추 교정은 팔과 다리의 영구 마비(사지마비)를 일으킬 수 있다. 덴마크 법정의 마비 사고 관련 판례에 따르면, 잠재적 위해에 대한 고지 의무는, 치료 전 환자가 건강할 경우 특히 필수적이다. 잠재적 위해가 극히 드물게 나타난다 해도 마찬가지다. 경추 교정을 실시하기 전에 과연 환자에게 위해를 제대로 알려줄지 의심스럽다. 대체 누가 사지마비의 위험을 무릅쓰려 하겠는가?

교정의 위해는 대폭 축소 보고됐을 가능성이 크다. 2012년에 미국 의사들이 만성 목통증으로 카이로프랙터 한 사람에게 10년 넘게 치료받은 간호사의 사례를 이야기한 적이 있다.[12] 경추 교정을 받으러 한 달에 1번 정도 방문했다고 한다. 교정이 도움이 되지 않았다는 게 확실하므로 그만 갔어야 옳지만, 새로운 증상—고개를 위로 들 때와 오른쪽으로 돌릴 때의 통증—이 생기자 일주일에 네 번씩 갔다. 교정 중에 자신의 머리가 빠르게 돌아간 순간, 간호사는 커다란 파열음을 들었다. 그리고 갑자기 방이 빙글빙글 돌아가는 것을 느꼈다. 그 후 몇 초 동안 어지럼증은 더욱 심해졌고, 갑자기 땀이 줄줄 흘렀다. 또 왼쪽 눈에 맹점이 생겼고, 다른 시야에도 문제가 나타났다. 이 사례 외에도, 한 기관이 4년에 걸쳐 실시한 일련의 전향적 연구에서 카이로프랙틱 교정과 관련된 경부 분리 환자 13명이 보고되었다. 이 중 12명이 급성 신경 증상을 나타냈고, 3명은 영구 장애가 발생했으며, 1명은 사망했다.

이 밖에도 카이로프랙틱 시술을 받은 후 환자가 사망한 사례가 있으며, 심각한 합병증 사례 수백 건이 연구 문헌에 기록되어 있다.[13]

나는 경추 교정 시술을 직접 본 적이 있다. 류머티즘 전문의가 시술했는데, 무시무시했다. 의사가 환자 뒤에 서서 양 손바닥을 환자의 얼굴 양쪽에 각각 위치시키더니, 갑자기 아무런 경고 없이, 머리를 오른쪽으로 홱 돌렸다. 내가 볼 때 이런 시술은 법으로 금지해야 한다. 환자들은 이런 치료를 받아들여서는 안 된다.

사람들은 도수치료를 매우 좋아하는 것 같다. 한 해 동안, 덴마크 전체 인구의 약 5분의 1이 적어도 1번은 도수치료나 마사지를 받았다.[1] 나는 테니스 코트에서 테니스 엘보(tennis elbow), 염좌, 급성 요통, 무릎 통증 같은 근골격계 문제를 겪을 때마다, 함께 경기한 사람들로부터 똑같은 조언을 들었다.

"카이로프랙틱 시술을 받아 보세요."

내가 18개월 동안 류머티즘 전문의로서 진료했고, 내 증상에 대해 알고 말하는 것이라고 설명해도 소용없었다. 계속 카이로프랙터를 만

나라고 강권했다. 테니스 엘보에 유일하게 효과가 있는 건 휴식이다. 나으려면 시간이 필요하다. 쉬는 동안에는 골프 선수가 스윙하듯이 하면 된다. 팔 대신 몸 전체를 사용하면 팔꿈치에 가해지는 부담을 크게 줄일 수 있다. 경기력도 향상될 것이다.

내 테니스 파트너 중 한 사람은 류머티즘 전문의인데, 언젠가 내가 급성 요통이 생겼을 때 요추 교정을 해 주겠다고 고집을 부렸다. 탈의실 소파에 엎드리자, 그가 손바닥으로 내 등을 빠르게 한 대 쳤다. 처음 몇 초 동안은 약간 이상한 느낌이 들면서, 왜 환자들이 긍정적인 효과를 보고하는지 이해가 됐다. 하지만 몇 초 더 지나자, 허리 통증이 원래대로 돌아왔다. 교정이란 게 요통에서 주의를 돌리는 것인 듯했다. 머리를 때리거나, 엉덩이를 걷어차도 똑같은 효과가 있을 거란 생각을 하지 않을 수 없었다.

영아의 수면 문제나 영아산통에 대한 도수치료는 훨씬 더 대책이 없다. 몇 건 되지 않는 임상시험 결과가 설득력이 없는 게 놀랄 일도 아니다. 영아산통과 수면 문제가 불완전탈구로 야기됐다거나, 건초열과 천식에 도수치료가 효과적이라는 주장에는 아무런 논거가 없다. 그럼에도 수많은 카이로프랙터들이 그런 무의미한 시술을 한다. 임상시험 3건에 대한 코크란 체계적 고찰에서 도수치료가 천식에 미치는 효과를 연구했는데, 효과가 없었다.[14] 논문 저자들은 임상적으로 유의미한 평가변수에 대한 도수치료의 효과를 검증하는 적정 규모의 임상시험을 실시할 필요가 있다는 결론을 내렸다. 아니, 그렇지 않다. 의미 없는 임상시험에 에너지와 자원을 낭비하지 말아야 한다. 언제든 임상시험에서 천식에 대한 도수치료의 효과가 나타난다면, 그것은 위양성 결과이거나 사기일 것이다. 효과가 없는 치료법에 대해 무작위 배정 임상시험을 실시했을 때, 치료법에 유리하게 유의미한 결과가 나올 확률은 2.5퍼센트이다.

손끝으로 진단하고 치유한다는 마사지와 유사 시술들

마사지에 대한 다수의 코크란 체계적 고찰이 있지만, 임상시험의 규모가 작고 연구 품질도 미심쩍다. 출산 시 회음부 외상 감소를 위해 35주 이상의 임산부가 산전 회음부 마사지를 받은 결과, 초산 임산부의 회음부절개(episiotomy)가 16퍼센트 감소했다.[15]

그러나 체계적 고찰 논문 저자들도 언급했듯이, 이 효과는 마사지와 거의 관련이 없다. 이 여성들은 아마도 대조군의 여성들보다 회음부절개를 피하려는 의지가 컸을 것이다. 그들의 노력에서 예측되는 평가변수이다. 마사지는 불편하고 불쾌한 것은 물론, 통증이나 쓰라림을 유발할 수도 있다. 산부인과 의료진을 훈련시켜야 회음부절개를 줄이는 것이 가능하다.

영아의 정신적, 신체적 건강 증진을 위한 마사지를 연구한 임상시험이 34건 있었지만, 결과는 마사지 효과를 뒷받침하지 않는다.[16] 임상시험의 품질이 형편없어서, 측정하는 평가변수의 생물학적 타당성이나 잠재적 변화 양상을 설명하지 못하는 것들이 많았다.

기계적 목통증(mechanical neck pain)에 대한 마사지의 효과를 조사한 임상시험 15건의 체계적 고찰에서는 임상시험 방법론 등급이 '낮음' 또는 '매우 낮음'이어서, 마사지 시술 권장이 불가능했다.[17]

다른 코크란 체계적 고찰에서는 요통과 기능적 평가변수에 대한 마사지의 효과를 보고한 임상시험 25건을 검토했다.[18] 효과가 큰 것으로 보고되었으나, 단기 추적 조사에 국한된 데다, 평가변수 평가자가 눈가림되지 않았다. 따라서 체계적 고찰 논문 저자들은 마사지가 요통에 효과가 있다는 데 별로 확신이 없었다. 나도 동의한다. 작용 메커니즘을 몰라도 치료 효과를 믿는 경우가 있다. 그렇지만 그런 경우에는 임상시험의 연구 품질이 매우 뛰어나고, 여러 임상시험의 결과가 어느 정도 일정하게 나와야 한다. 그런 경우가 아니면서 평가변수 평가자가 눈가림되지도 않았을 때, 더구나 중재가 효과가 있을 개연성이 낮아 보일 때는 회의적인 태도를 견지해야 한다. 요통에 마사지를 실시할 마땅한 근거가 있어 보이지 않는다.

건염에 실시된 심부마찰마사지(deep friction massage)에 대한 코크란 체계적 고찰에는 고작 2건의 소규모 임상시험이 포함되어 있는데, 긍정적인 효과가 나타나지도 않았다.[19]

확실한 건 단 하나, 마사지가 아프다는 사실이다. 그런데도 마사지를 받는 사람은 고마워한다. 의료 행위는 정말 불가사의한 경우들이 있다. 통증 유발점(trigger point, 발통점) 마사지는 매우 성행하는데, 이 고통스러운 시술이 도움이 된다는 것을 입증하는 근거는 전혀 없다.

반사요법(reflexology)은 중국 전통의학에 뿌리를 둔 것으로, 발바닥의 특별한 부위를 마사지하면 병든 장기를 치유할 수 있다는 믿음에 기초한다. 그러나 발바닥과 내장 기관 사이에 국소적 연결이 존재한다고 입증한 사람은 지금껏 아무도 없었다. 또 다른 마사지 부위인 손과 귀로부터의 연결 역시 입증된 적 없다. 임상시험이 몇 건 되지 않고, 그나마 실시된 것은 소규모이며, 편향이 있다. 질병에 대한 반사요법의 효과는 증명된 것이 없으며, 효과가 있을 것으로 예상되지도 않는다. 반사요법은 질병의 치유나 완화와는 관련이 없다.

촉수(觸手, therapeutic touch)의 치유 효과를 다룬 코크란 체계적 고찰 1건이 있었다. 촉수란 시술자가 명상 상태에서 자신의 손을 환자의 몸 위로 지나가게 해서, 환자의 '생명 에너지(life energy)' 또는 '기'의 불균형을 찾아내 바로잡는 시술을 말한다. 과학적 측정법으로 이 '에너지'를 탐지하려는 시도는 실패했다. 상처를 치유하려는 촉수 치료에 대한 체계적 고찰에서는 모순되는 결과가 나왔다. 포함된 임상시험은 4건이었는데, 제1저자가 전부 동일하게 대니얼 워스(Daniel P Wirth)였다. 워스가 사기행각을 벌였다는 지적이 있어, 결국 이 체계적 고찰은 철회되었다.[26] 임상시험을 실제로 실시했는지조차 의심스러웠다. 조사가 이뤄졌지만, 연구 대상이나 훈련된 연구원의 신원 정보, 참여 여부를 확인할 수 없었으며, 원 자료(raw data)를 기록했는지도 밝혀내지 못했다. 게다가 워스는 대학원을 다니기 전부터 사기, 신원 도용 외 여러 범죄를 저질러 징역형을 살았다. 그런 행각은 논문을 쓰는 도중에도 있었고, 이후에도 이어졌다.

촉수의 효과에 대한 코크란 체계적 고찰은 이것 말고 몇 건 더 있다. 이 시술의 기본 개념은, 이른바 생명 에너지장(vital energy field)의 불균형에서 질병이 생긴다는 것이다. 손을 대거나 떼는 기술로 에너지를 가하여 에너지장의 교란을 회복하고 에너지를 북돋아 균형을 되찾게 함으로써 촉수의 효과가 발생한다고 믿는다.[27]

통증에 대한 어느 정도의 효과를 보고한 코크란 체계적 고찰이 있었으나 철회되었다. 시대착오적이라는 것이 공식적인 이유였으나,[27] 방법상의 문제 때문이기도 했을 것이다. 통증이 평가변수인 경우에 평가변수 평가자가 눈가림되는 것이 중요하다. 이 체계적 고찰에는 눈가림되지 않은 임상시험이 포함됐으나, 이에 대한 언급이 없었다.

그 밖에 불안이나 우울증에 대한 촉수의 효과를 살핀 코크란 체계적 고찰에서는 아무 근거가 발견되지 않았다.[28,29]

두개천골요법(craniosacral therapy) 시술자들의 웹사이트를 보면, 이 치료법이 이른바 두개천골 파동이라는 리듬에 기초하고 있다는 설명이 있다. 이 리듬은 몸 전체를 통해 느낄 수 있다고 한다. 그러나 인체생리학 연구에서 그런 파동은 발견된 바 없다.

환자의 몸, 특히 머리(두개골과 그 접합면)와 척추, 골반 부위를 가볍게 만짐으로써 긴장과 막힘을 완화시켜 준다고 한다. 코크란 라이브러리에서 두개천골(craniosacral)을 검색하자 단 1건의 체계적 고찰이 나왔다.[41] 임신 중 요통과 골반통을 예방하고 치료하기 위한 중재를 다룬 것으로, 포함된 임상시험은 1건이었다. 분석 대상 환자는 123명이고, 치료가 아침의 골반 통증과 기능적 장애를 개선했다는 결과가 나왔다(2가지 평가변수 모두에 대해 P값은 0.02였다.). 이 결과는 매우 불확실하다. 환자들이 눈가림되지 않았기 때문이다. 논문 저자들은 배정 정보를 모르는 독립적인 관찰자가 통증을 측정했기 때문에 이 임상시험의 편향 가능성이 낮다고 설명했다. 틀렸다. 통증은 오로지 환자만이 평가할 수 있는 주관적인 느낌이며, 환자들은 눈가림되지 않았다. 게다가 아침 통증의 차이는 100밀리미터 통증 평가 척도에서 고작 8밀리미터로, 임상적으로 유의미하지 않으며, 눈가림되지 않은 임상시험에서 나타나는 편향에 불과할 가능성이 매우 높다. 기능 장애에 대한 효과 역시 크지 않으며, 저녁 통증과 일을 쉬거나 병가를 낸 일수는 시험군과 대조군 간에 큰 차이가 없었다.

모호한 근거와 효과로 포장된 만병통치 중국 침술

침술에 대해 1,000건이 넘는 임상시험이 실시됐지만, 대다수는 연구 품질이 아주 형편없는 수준이다. 중국에서 실시된 임상시험은 여타 임상시험보다 결과가 더 긍정적이다. 중국에서 침술의 뇌졸중 치료 효과를 알아보기 위해 실시된 임상시험 49건을 분석한 고찰에 따르면, 임상시험에 참가한 환자가 많을수록 효과가 더 작았다.[20] 편향은 극심했다. 이 전형적인 편향이 침술 임상시험만큼 잘 드러나는 경우는 없다. 중국 학술지에 발표된 침술 임상시험에 대한 다른 체계적 고찰에서는 임상시험 840건 중 99.8퍼센트가 1차 평가변수에 대해 긍정적인

결과를 보고했다는 것이 밝혀졌다.[21]

앞의 뇌졸중 관련 임상시험에 대한 체계적 고찰[20] 논문 저자 중 한 사람이 동료 중국인 의사들에게 결과가 항상 긍정적인 이유를 물었더니 모두 똑같은 대답이 돌아왔다. 동료들이 견지하는 견해를 확인해 주지 않는 연구를 구상하는 것은 중국 연구자들에게 굉장히 모욕적인 것으로 받아들여진다는 얘기였다.[22] 다른 말로 하면, 중국에서 침술 연구는 침술이 효과가 있다는 기존의 가정을 확인해 주기 위해 실시된다는 것이다. 그 저자의 결론은 중국에서 실시한 침술 임상시험은 대부분 신뢰할 수 없으며, 전면 폐기돼야 한다는 것이었다.

게다가 위(僞)침술 치료를 받은 대조군을 적용한 임상시험의 대다수가 눈가림이 되지 않았다. 주관적인 평가변수를 다루는데 눈가림되지 않은 임상시험에서는 보고 편향이 예상된다. 긍정적인 효과를 해석할 때 매우 주의해야 한다는 의미이다. 앞서 논의한 도수치료 임상시험과 사뭇 비슷하다.

2017년까지, 제목에 침술이 들어간 코크란 체계적 고찰은 최소 47건 이상이다. 다채롭기 그지없다. 많은 연구가 침으로 찔러서 어떤 효과가 있을 거라고 기대하기 어려운 질병에 대한 것이다. 예를 들면 조현병, 인공수정, 유도분만, 자폐증, 근시, 녹내장, 우울증, 불면증, ADHD, 뇌졸중, 뇌전증, 외상성 뇌 손상, 신생아의 허혈성 뇌병증, 복압성 요실금, 폐경기의 일과성 열감, 자궁근종, 천식, 볼거리, 코카인 남용, 벨 마비(Bell's paresis, 구안와사), 혈관성 치매, 금연, 하지불안(restless legs), 과민성대장증후군 등이다. 임상시험의 낮은 연구 품질을 고려하면 긍정적인 결과는 사기이거나 위양성일 가능성이 매우 높다. 이러한 상황에서 위의 질병 가운데 어느 것에 대해서도 긍정적 효과 보고가 매우 드물다는 것은 주목할 만하다. 개별 연구에 대한 논평은 의미가 없을 것으로 보인다.

2009년 우리 연구팀은 침술 치료군, 위치료군, 비치료군을 비교하는 3군 임상시험에 대한 체계적 고찰을 발표했다.[23] 임상시험 13건, 다양한 통증 환자 3,025명을 대상으로 한 연구였다. 놀랍게도, 그리고 변명의 여지없이, 치료와 위치료를 관리한 임상 의료진이 눈가림된 임상시험은 1건도 없었다. 우리는 침술 치료군과 위치료군 사이에, 100밀리미터 통증 평가 척도(visual analogue scale)에서 4밀리미터에 해당하는 근소한 차이를 발견했다. 임상적으로 유의미하지 않은 차이다. 위치료군과 비치료군 사이의 차이가 더 컸는데, 결과는 비균질(heterogeneous)이었다. 비치료군의 환자는 자신이 치료받지 않는다는 것을 알아서 평가변수 보고에 편향적 태도로 임했을 가능성이 있다. 우리가 발견한 것은 혈자리나 여타 위치에 침을 놓는 것이 그 치료 행위가 갖는 심리적 영향력과 무관하게 통증을 감소시키는지 명확하지 않다는 사실이었다. 연구 결과는, 이른바 경혈점이라고 하는 특별한 침 놓는 위치의 존재에 대한 이론적 기초가 불확실함을 강력히 시사한다.

침술은 이렇듯 모호하기 짝이 없기에 누구든 속기 십상이다. 다음과 같은 예도 있다.

“한번은 피렌체에서 열린 학회에 초대를 받았습니다. 저는 르네상스 미술 작품으로 유명한 우피치미술관에 꼭 가보고 싶었지만, 운이 나빴습니다. 심한 허리 통증이 생겼던 겁니다. 그런데 초청 연사를 위한 저녁식사 자리에 갔다가 우연히 침술사 옆에 앉게 됐습니다. 그분이 친절하게도 무료로 치료를 해 주겠다고 하더군요. 다음 날 통증이 말끔히 사라졌습니다. 그래서 아무 문제없이 우피치미술관에 갈 수 있었죠. 이 이야기에서 흥미로운 것은, 제가 침술 치료 제안을 거절했다는 사실입니다. 만약 받아들였다면, 저는 아마도 침술에 대해 보다 긍정적인 인상을 갖게 되었을 겁니다."[24]

침술은 위험할 수 있다. 덴마크 당국은 단 1년 사이에, 아동 2명을 포함하여, 침에 의해 폐에 구멍이 난 사례를 4건이나 파악했는데 그중 1명은 사망했다.[25]

신에게 빌면 병자가 낫는다는 중보기도

원격치료(distant healing)에는 기도가 포함된다. 중보기도(intercessory prayer, 타인을 위한 중재 목적의 기도)를 다룬 1건의 코크란 체계적 고찰도 있다.[30] 대체의학은 종교와 많은 공통점이 있다. 도그마와 사이비과학, 초자연적 사고로 가득하며, 도그마는 수세기 동안 변하지 않는다. 그 도그마가 틀렸음을 입증하는 과학적 증거가 얼마나 많이 나오든 상관없다. 예를 들면, 동종요법의 희석물은 지금도 200년 전에 쓰던 것과 똑같다.

그러므로 중보기도에 대한 코크란 체계적 고찰은 상당히 재밌을 것으로 예상된다. 의도적이건 아니건 간에 말이다. 실제로 그러하다. 이 체계적 고찰은 과학과 이성이 정당화할 수 있는 범위를 벗어나 있으며, 신학과 과학이 부적절하게 뒤섞인 논거를 사용한다.[31] 신에게 기도하면 기도를 받는 사람을 도울 수 있다는 종교적 믿음을 시험하는 무작위 배정 임상시험 10건을 평가한 체계적 고찰이다. 과학적 관점에서, 기도에 효과가 있을 선험적 확률은 극히 낮다. 사실일 가능성이 매우 낮은 3가지 전제와 결부되어 있기 때문이다.

첫째, 신의 존재. 둘째, 기도가 어떤 식으로든 공간을 이동해서 신에게 도달하거나, 과학으로 알 수 없는 다른 메커니즘을 통해 작용해야 한다. 셋째, 신이 기도에 반응해서 원거리에서 일어나는 일에 영향을 미칠 수 있어야 한다.

대부분의 연구자들은 기도를 받은 사람들에 대한 기도의 효과를 알아보는 무작위 배정 임상시험이 헛수고임을 알 것이다. 어떤 효과가 관찰된다면, 신의 중재라기보다는 우연이나 편향, 아니면 사기가 작용했을 가능성이 높다. 기도하는 사람들에게 나타나는 심리적인 진정 효과를 연구하는 편이 더 생산적일 것 같다.

이에 대해 코크란 체계적 고찰 논문 저자들은, 자신들이 포함시킨 대규모 임상시험 가운데 1건이 사기 혐의로 의심을 받았다는 사실과, 규모가 가장 큰 다른 '임상시험'이 과학적 증거가 아니라 재미를 위한 것이었다는 사실을 알아차리지 못했던 모양이다.

논문 저자들은 "기도 임상시험의 평가변수는 기도하는 이들에 대한 신의 반응의 '증거 또는 반증(proof/disproof)'으로 해석될 수 없다."며, 자신들이 정량화하려고 시도한 것은 "신의 중재에 의존하지 않는 기도의 효과"라고 말한다. 무슨 말을 하려는 건지 이해하기 어렵다. 기도 효과가 신의 중재로 발생하는 게 아니라면 사람들이 왜 신에게 기도하겠는가? 그렇다면 원인 메커니즘이 무엇이란 말인가? 논문 저자들은 아무런 설명을 하지 않는다. 신의 중재를 가정하지 않는다면, 자신을 위해 누군가가 기도했다는 사실을 모르는, 지구 반대편의 병든 사람을 위한 기도가 어떻게 효과가 있다는 것인지 상상하기 어렵다.[30]

무작위 배정에 따라 기도를 받게 된 침상 A의 환자는 신이 돕고, 운이 좋지 않아 기도를 받지 못한 침상 B의 환자는 신이 돕지 않는다는 것도 받아들이기 어렵다. 논문 저자들은 "신과 소통하기 위해 시간을 따로 내는" 사람들에 집중한다고 말하는데, 이는 자신들의 체계적 고찰이 신의 중재에 대한 것이 아니라고 하는 주장과 모순된다. "신에 대한 이해가 성경에서 제시된(「고린도전서」 13:12) 만큼으로 제한된다면, 신의 중재에 따른 결과는 임상시험의 거친 결과로 측정할 수 있는 것 이상으로 미세한 것일 수 있다."라는 문장에서도 저자들의 일관성 결여가 드러난다. 만약 이 문제가 진짜로 고민됐다면, 저자들은 이 연구에 착수하지 말았어야 했다. 그런 의구심이 의미하는 바는, 기도 임상시험을 실시하는 연구자들은 자신의 관찰을 신뢰할 수 없다는 것이기 때문이다.

대체의학 전문가들은 종종 이런 식의 주장을 한다. 어떻게 하더라도 연구 조건이 자신들이 하는 치료의 진정한 효과를 관찰하거나 연구하기에 부적합하다는 것이다. 과학 이론에서는 이런 접근법을 연구가설면역(immunization of the research hypothesis)이라고 부른다. 어떤 실험 결과가 나오더라도 신봉자들은 영향을 받지 않고 이전과 동일한 수준으로 자신들이 하는 치료의 효과를 계속 주장할 것이다.

신비주의 영역에 속하는 진술이 또 있다. 논문 저자들은 "전지전능한 신은 무작위 배정(기도 시험군과 비기도 대조군으로 참가자를 무작위로 배정함) 은폐를 불가능하게 만듦으로써, 무작위 배정 임상시험의 제한에 불응할 수 있다(「시편」 106:14,15, 「욥기」 42:2)"라고 썼다. 그런 신이라면 실험 조건에 간섭할 수 있을 것인데, 저자들이 왜 치료군 배정이 은폐되지 않은 임상시험을 배제했는지, 포함시킨 임상시험의 은폐 수준을 왜 굳이 논했는지 이해하기 어렵다.

규모가 가장 큰 임상시험은 《영국의학저널》의 크리스마스 특집호에 발표된 것이었다. 특집호의 전통대로 재미를 추구한 연구였다. 이 임상시험은 환자가 혈액 감염으로 사망하거나 또는 살아서 퇴원한 지 4~10년 후에 이루어진 기도 효과를 평가했다. 즉 과거의 데이터를 사용해서 소급 중보기도(retrospective prayer)의 효과를 평가하는 임상시험이었다. 논문 저자들의 주장은 "신이 선형 시간(linear time)에 제한을 받는다."고 추정할 수 없다는 것이었다. 이 코크란 체계적 고찰 논문 저자들은 환자들이 평가변수 발현 시점으로부터 여러 해가 지난 후에 무작위 배정되었다는 사실을 어디에도 언급하지 않았다. 시간이 거꾸로 흐르거나, 기도가 죽은 자를 일으킬 가능성 역시 논하지 않았다.

소급 중보기도 임상시험의 논문 저자 한 명은 나중에, "만약 전임상시험에서의 확률이 극히 낮다면, 임상시험 결과가 크게 다를 것이 없으며, 임상시험을 실시해서는 안 된다. 이를 고려하면, 내 생각에는, 이 논문은 비연구(non-study)가 된다."라고 했다.[32] 이 '비연구'에서, 기도를 받은 경우 사망의 유의미하지 않은 감소가 '확인'되었다(상대위험도 0.93, 95퍼센트 신뢰구간 0.84~1.03). 그러나 코크란 체계적 고찰의 메타분석에서는 여기에 75퍼센트의 가중치가 있어서, 기도 효과가 통계적으로 유의미하게 됐다.

2년 후, 역시 《영국의학저널》 크리스마스 특집호에서 대체의학, 기도, 치유에 관심있는 사람들이 소급 중보기도 연구의 결과가 사실일 수 있는 이유를 양자론을 이용해 설명하려고 했다.[33] 이들은 스스로의 주장을 진지하게 여기는 것 같았지만, 사실 완전히 말이 되지 않는 이야기였다. 다시 1년 후, 역시 크리스마스 특집호에서 한 물리학자가 이를 입증해 보였다.[34] 현실적으로, 기도가 사망한 환자를 되살리지 못한다는 것을 깨닫기가 이렇게까지 어려울 리 없다. 게다가 무작위 배정은 산 사람과 죽은 사람을 2개 군으로 나눈 게 전부였다. 그런 다음, 통계적으로 비교했을 뿐이다. 역시 무의미한 일이다. 우리가 이미 2개 군간의 모든 차이가 무작위라는 것을 알기 때문이다.

재미와 놀라움은 여기서 멈추지 않는다. 원래 저자가 3명인 다른 임상시험이 있는데, 나중에 수석 저자(책임 저자)가 자신의 이름을 뺐다. 퍼브메드에는 학술지의 정오표가 참고문헌으로 나오지만,[35] 우리 대학 도서관에서는 학술지에 저자 목록 변경이 표시되었어야 할 페이지가 존재하지 않는다고 알려왔다. 우리 연구팀은 《생식의학저널(*Journal of Reproductive Medicine*)》 편집진에 퍼브메드의 인용이 잘못된 것인지, 아니면 정오표가 발표되지 않은 것인지를 물었다. 반복된 요청에도 아무런 답을 받지 못했는데, 무시당한 건 우리만이 아니었다. 여러 과학자와 언론인이 저자들과 편집진에 해명을 요청했으나 역시 답이 없었다. 비판적인 논고는 《생식의학저널》에 한 편도 실리지 않았다.[36,37] 임상시험이 실시된 곳은 뉴욕의 컬럼비아 대학교였는데, 대학 측은 수석 저자가 임상시험을 이끌었다는 내용의 보도 자료를 발표했다. 그러나 부총장은 수석 저자가 임상시험이 완료된 지 6개월 내지 12개월 후에 제1저자로부터 임상시험에 대해 처음 들었다고 말했다.[36] 나머지 두 명의 저자 중 한 사람인 변호사 대니얼 워스(앞서 이야기한 인물)는 20년 동안 지속적으로 범죄와 부정행위를 저지른 끝에 감옥에 갔다.[36,37] 나머지 한 사람은, 임상시험이 발표되고 나서 3년 후 스캔들이 터져 편집자가 설명을 요구하자 연구에 대해 부정확하고 진실을 호도하는 진술을 했다.[38,39]

연구를 기획한 사람은 대니얼 워스였다. 한국의 병원에서 체외수정 시술 후에 기도군의 임신율이 현저히 높게 나왔다(50퍼센트 대 26퍼센트, P = 0.001). 기도는 미국, 캐나다, 호주에서 원거리로 이뤄졌다. 기도를 한 이들은 기독교도였지만 한국인은 아니었다. 가톨릭 교회가 체외수정을 규탄한다는 점도 흥미롭다. 체외수정으로 임신하려는 사람은 기도를 해야 한다는 결론이 나온 만큼, 기도에 반응한 하느님을 교황이 제대로 대변하고 있지 못하다는 결론도 나와야 합리적일 것이다.

세 번째 임상시험은 과학적 부정행위와 결부되어 있는 것으로 보인다.[34,40] 이 임상시험은 원래는 코크란 체계적 고찰에 포함되었으나 지금은 제외되어 있다. 부정행위 의혹 때문이 아니라, 기도가 아닌 원격치료에 대한 임상시험이었기 때문이다.

비록 의도한 바는 아니었겠으나, 코크란 체계적 고찰 논문 저자들도 재미를 더하는 데 기여했다. 논문 저자들은 기도에 의한 수술 합병증 위험 증가를 보고하는 연구를 포함시켰다. 단, 환자가 다른 사람이 자신을 위해 기도한다는 것을 아는 조건 하에서였다. 논문 저자들은 이 결과의 타당성은 논의하지 않은 채, 기도 중재를 실시하는 사람들은 외과 수술의 경우 "기도 대상에게 고지하는 데 신중"해야 하고, 관리자와 정책입안자는 "수술을 앞둔 환자의 머리맡에서 하는 기도"에 대해 주의 조치를 할 필요가 있다는 결론을 내렸다.

논문 저자들은 '임상 상태(clinical state)'에 대한 기도의 효과를 논의하면서, 효과가 없는 이유가 환자들이 기도 받은 기간이 14일에 불과했기 때문일 거라는 주장을 한다. 이들의 신학적 추론 성향은 동어반복으로 이어진다.

"자비로운 신은 고통을 연장하길 바라지 않을 것이므로, 죽음이 기도의 긍정적인 평가변수일 수 있다."

기도에 대한 임상시험을 무의미한 것으로 만드는 완벽한 가설 무시이다. 아픈 사람이 살아남으면 좋은 일이고, 죽어도 역시 좋은 일이라는 것이다. 논문 저자들의 추론은 전지전능한 신이라는 가정에 기초하고 있다. 그게 진실이라면, 우리는 왜 운명에 영향을 미치려고 노력해야 하는가? 전지전능한 신이 우리에게 무엇이 최선인지 이미 알고 있는데 말이다.

이 체계적 고찰이 코크란 조현병 분과에서 발표되었다는 사실도 재미있다. 조현병의 특징은 망상적 사고가 아닌가. 우리 연구팀은 이 분과의 편집자에게 주요 문제를 알렸다. 편집자가 우리에게 체계적 고찰 옆에 논평을 게시할 것을 제안해서 그렇게 했다. 편집자는 이 체계적 고찰이 장난이 아님을 우리에게 재차 확인시켰다. 우리는 장난이길 바랐는데.

우리의 비판 이후, 2009년에 해당 체계적 고찰이 업데이트되었다. 논문 저자들은 결론을 수정했다. 원래는, "지금까지 제시된 증거는 기도 효과의 인간적 측면에 대한 추가 연구를 정당화할 만큼 충분히 흥미롭다."라고 되어 있었으나, 이제 이렇게 바뀌었다.

"우리는 이 중재에 대한 추가 임상시험이 필요한지 확신할 수 없으며, 그런 임상시험에 활용 가능한 자원이 있다면 보건의료 분야의 다른 의문을 조사하는 데 사용되는 것이 더 낫다고 본다."

그런데 그들은 소급 중보기도 연구를 여전히 체계적 고찰에 포함시킨 채 굉장히 미스터리한 주장을 펼쳤다. 저자들은 그 연구가 "관련성 있는 연구"라면서, "장난이 아니며", "상당히 진지한 논문"이라고 했다. 한발 더 나아가, "소급 중보기도가 일부에서 실시되고 있다."고 하면서, 기도를 한 사람이 환자의 평가변수를 전혀 몰랐으므로 임상시험이 이중맹검이라는 언급도 했다. 글쎄올시다. 기도한 사람은 몰랐더라도, 전체 참가자의 평가변수가 이미 알려져 있었으므로 이런 연구에 "이중맹검"이라며 보너스 점수를 주어서는 곤란하다. 체계적 고찰 논문 저자들은 스스로를 웃음거리로 만드는 줄도 모르면서 연구 방법론의 원칙을 왜곡하고 있다.

죽은 자를 기도로 되살릴 수 있을 가능성에 대해 논문 저자들은 이렇게 말했다.

"소급 중보기도는 신학적으로 논란이 있는 주제일 수 있다. 그러나 우리는 신학과는 관련이 없다. 우리의 목적은 형이상학적 의문을 다루는 것이 아니라, 건강이 좋지 않을 때 치료하기 위한 기도의 효능에 대하여 실증적 증거를 검토하는 것이다. 우리는 어떤 임상시험이건, 애초에 우리가 세운 기준(초기에 설정한 기도의 정의를 포함하여)에 맞고 방법론적으로 잘 구성된 것이라면, 그 결과를 분석해야 한다고 판단한다. 우리는 프로토콜을 설정하면서, 평가 기준을 연구 대상에 맞게 맞추었다고 해서 해당 연구를 배제하기 위해 프로토콜을 수정하는 것은 비과학적이라고 확신했다."

이건 독단적인 요리책 스타일 '과학' 중에서도 최악이다. 프로토콜이 있더라도, 사람은 생각을 해야 한다. 그렇지 않으면 과학이 아니다.

논문 저자들은 해당 연구가 장난이라는 증거를 발견하지 못했다고 주장한다. 사실이 아니다. 소급 중보기도 연구 논문의 저자가 장난이라고 설명했으며,[32] 우리가 저자에게 문의 서신을 보내 같은 답을 받았다는 사실을 논평에 기록해 두었다.

마지막으로, 체계적 고찰 논문 저자들은 이렇게 말했다.

"우리는 명확하게 설정된 포함 기준에 맞는 모든 연구가 발표될 수 있기를 열망한다(설령 나중에 '장난으로 작성됐다'고 언급되더라도). 그 편이 계속 발표되지 못한 채 발표 편향을 영구화하는 것보다 낫다고 본다."

말도 안 되는 주장이다. 자신들의 포함 기준에 따라 모든 연구를 공식적으로 포함시킬 수 있지만, 신뢰할 수 없는 연구를 메타분석에 포함시키지 않을 자유도 있다. 사실 이것은 코크란 연구자들에게 권장되는 지침이다.

이 터무니없는 체계적 고찰이 이미 오래전에 철회되지 않았다는 것은 코크란연합의 스캔들이라 할 만하다.

많이 희석될수록 강한 약효를 발휘한다는 동종요법

동종요법(Homöopathie)은 200여 년 전 독일의 의사 사무엘 하네만(Samuel Hahnemann, 1755~1843)이 만들어냈다. 하네만은 개업의로서의 진료를 그만두었는데, 당시의 치료법 다수가 해롭다는 것을 깨달았기 때문이다. 하네만은 말라리아 약인 퀴닌이 말라리아와 같은 증상을 유발한다는 사실에 주목해, 건강한 사람들에게 질병과 동일한 증상을 발생시키는 약품으로 환자를 치료해야 한다는 잘못된 결론을 도출했다. 퀴닌의 독성 문제는 용액을 여러 번 희석하는 것으로 '해결'했다.

하네만의 유사성의 법칙(like-cures-like, 유사한 질병을 일으키는 물질로 질병을 치료함)은 중세 의학에 뿌리를 둔 원시적이고 부정확한 개념이다. 하네만이 이에 대한 책임을 피할 수 있었던 것은, 의학이 온갖 사이비과학 이론으로 점철되어 있었고, 이런 이론을 실험으로 검증하기 위한 시도조차 없었기 때문이다.[42] 1800년대 전반까지도 질병이 4가지 체액(황담즙, 흑담즙, 혈액, 가래)의 불균형을 나타낸다는 고대의 체액병리학 이론을 받아들이는 의사가 많았다. 그 밖에도 이와 비슷한 추측에 근거한 여러 사고체계가 상당한 대중성을 확보하고 있었다.

동종요법의 두 번째 원리는 첫 번째보다 더 특이하다. 극소량을 사용해야 한다는 것이다(극소량의 법칙). 이 법칙에 따라 제제를 희석하면 환자가 단 한 개의 분자도 섭취하지 못할 수 있다. 오늘날의 동종요법에서는 이 사실을 인지하고 있으나, 제제가 용매에 일종의 각인을 남긴다고 믿는다.[43] 다른 말로 하면, 물 안에 들어 있었던 물질을 물이 기억한다는 주장이다.

희석 결과가 어떻게 되는지 계산하는 방법은 간단하다.[44] 하네만은 매 단계마다 물질을 100배로 희석하는 'C 스케일(centesimal scale)', 즉 백분법을 개발했다. 2C 희석은 물질을 100분의 1로 희석한 다음, 그 일부를 같은 방식으로 희석하는 것을 말한다. 계산하면 원 물질이 10,000분의 1로 희석된다. 12C 희석은 원 물질이 10^{24}분의 1로 희석된다는 뜻이다. 이미 이 단계에서, 원 물질이 1센티리터짜리 소형 주사기에 담겨 있다면 전 세계 오대양의 바닷물에 용해시켜 희석해야 하는 정도가 된다. 그런데 아직 반도 안 된다. 하네만은 대부분의 목적에 30C 희석, 즉 10^{60}분의 1로 희석하는 것을 권장했기 때문이다. 이건 지구에서 가장 가까운 은하인 안드로메다까지의 거리, 250만 광년보다 모서리가 훨씬 더 긴 정육면체 용적의 물에 용해시켜야 하는 정도이다.

동종요법 시술자들에게 이건 문제가 아니다. 그들은 용액이 희석될수록 약효가 더 강해진다고 설명한다. 물질이 희석될수록 더 강하게, 더 깊이 작용한다고 여기는 것이다.

보건의료가 이보다 더 이상해질 수는 없다. 동종요법에 대한 무작위 배정 임상시험은 중보기도 임상시험만큼이나 비합리적이다. 그런 임상시험의 목적은 동종요법이 위(僞)동종요법보다 효과적인지 알아보는 것일 텐데, 우리는 이미 그게 말이 되지 않는다는 것을 알고 있다. 동종요법 자체가 위약이기 때문이다. 아무것도 안 하는 것을 아무것도 안 하는 것과 비교하는 헛수고에 불과하다. 그럼에도 불구하고 다수의 무작위 배정 임상시험이 실시되었으며, 1997년에는 89건의 임상시험에 대한 메타분석이 《랜싯》에 발표됐다. 동종요법에 유리하게 오즈비 2.45라는 큰 효과가 보고되었다(95퍼센트 신뢰구간 2.05~2.93).[45] 이 체계적 고찰 논문 저자들은 "우리의 메타분석 결과는 동종요법의 임상효과가 온전히 위약 효과로 인한 것이라는 가설에 부합하지 않는다."라는 결론을 내렸다.

4년 후, 다른 일군의 연구자들이 동일한 89건의 임상시험을 들여다봤는데, 결과가 매우 달랐다.[46] 그래프로 표시된 결과를 보니 매우 비대칭적이었다. 치료 효과는 소규모 연구에서, 그리고 평가변수 평가자 눈가림이 부적절한 연구에서 훨씬 컸다. 또 영어 외의 언어로 발표된 임상시험에서 더 컸다. 규모가 가장 큰 동종요법 임상시험에서는 효과가 나타나지 않았다. 이 임상시험은 이중맹검이며, 무작위 배정 은폐가 적절하게 이루어졌다(즉 동종요법에 좋은 예후를 보인 환자를 고의로 동종요법 치료군에 배정하고 그렇지 않은 환자를 위약 대조군에 배정하는 식으로 속임수를 쓰는 것이 불가능했다.).

대체의학에서 사기 행위는 흔하다. 동종요법 용매에 약리활성성분을 첨가해서 효과가 확실히 나타나도록 했을 수도 있고, 결과에 손을 대거나 없는 결과를 만들어냈을 수도 있다. 도구는 설계된 목적에 맞게 쓰여야 한다. 우리가 임상시험을 하는 이유는, 어떤 치료법이 효과가 있는지 정말 궁금하기 때문이다. 동종요법을 시험하는 이유는 그것이 정말 궁금하기 때문이라고 할 수 없으므로 동종요법에 대한 임상시험이나 체계적 고찰은 실시하면 안 된다.

하지만 동종요법 약전이 만들어졌고, 2006년에는 영국 의약품건강관리제품규제청이 동종요법 제품에 적응증 표기를 허용했다. 그러면서도 무작위 배정 임상시험으로 효과를 입증할 의무는 없었다. 의사들의 항변에도 불구하고 국민보건서비스에서 동종요법 치료를 제공했는데, 보건부 장관은 동종요법의 효과를 종래의 의약품에 요구되는 것과 같은 방식으로 입증할 수는 없다고 선언했다. 찰스 왕세자가 동종요법을 노골적으로 옹호한다는 사실이 영향을 미쳤을 가능성이 있다. 왕실의 뜻에 반해서는 기사 작위를 받기 어려울 테니까.

유럽연합도 이 어리석음에 한몫 보탰는데, 그 방식이 아주 희한했다. 2011년 유럽의회 농업위원회는 소, 양, 돼지에 대한 동종요법의 효과를 조사하기 위해 200만 유로를 지출하는 데 합의했다.[47] 동물은 치료를 받는다는 것을 알아차리지 못하기 때문에 위약 효과로 이득을 볼 수 없다는 점을 지적하는 비판이 나왔다.

이는 흥미로운 문제를 제기한다.

"동종요법이 처방될 때마다 환자에 대한 기만—비윤리적 행위—이 일어난다."

동종요법이 비윤리적인 이유는 또 있다. 동종요법은 심각한 위해를 야기할 수 있다.

일부 국가에서는 특정 증상의 치료에 동종요법을 정식으로 허가하고 있다. 이는 환자가 의사의 진료를 받는 시기를 늦추거나 심각한 질환을 놓치게 할 가능성이 있다. 나아가 동종요법이 기존의 입증된 치료법을 대체할 수 있다고 믿으면, 환자의 생명이 위태로운 상황에 처할 수도 있다.

동종요법 시술자들이 위험 지역을 여행할 고객에게 말라리아 예방접종을 받지 말라고 설득한다는 보고가 있다. 2006년 BBC는 카메라를 숨긴 채 영국에서 가장 큰 동종요법 치료제 제조사를 방문했다.[48] 기자는 말라위—고위험 지역—에 갈 예정이라고 했는데, 매장에서는 병원에 가는 것보다 마늘, 시트로넬라유, 비타민을 제안했다. 그게 말라리아에 대한 조치로 권유한 전부였다. 상담원은 기자에게 동종요법 화합물이 보호막이 될 거라며 이렇게 말했다.

"고객님의 에너지에 말라리아 형태의 구멍이 생기지 않도록 해 주는 겁니다. 그래서 말라리아 모기가 그 구멍으로 침입하지 못하게요."

완전히 말도 안 되는 얘기지만, 대체의학계에서 뭔가를 '설명'하는 전형적인 방식에서 별로 벗어나지 않는다.

BBC의 보도에 따르면, 동종요법 약국 중 일부는 자기네 제품이 항말라리아 약품을 대신해 말라리아를 치료할 수 있다고 주장했다.[49] 동종요법 약국의 웹사이트에는 독감 등의 적응증에 짝 지어진 많은 제품이 나와 있다. 홍역·볼거리·풍진 백신을 대체하는 동종요법도 있고, 간염, 결핵, 장티푸스에 대한 동종요법 정제도 있다.[49]

반대로, 동종요법 치료제에 너무 많은 물질이 들어 있어 문제가 되는 경우도 있다. 미국에서 여러 명의 유아가 사망했을 때, 규모가 가장 큰 동종요법 치료제 제조사의 "잇몸살" 약에 벨라도나(*Atropa belladonna*, 자주색 꽃이 피고 까만 열매가 열리는 독초)가 과량 함유된 것이 유력한 원인으로 지목되었다.[50]

2017년 7세 이탈리아 소년이 귀의 염증이 뇌로 퍼져 사망한 일이 있었다.[51] 2주 정도에 걸쳐 상태가 악화되었는데도, 가족주치의 노릇을 한 동종요법 시술자는 아이 엄마가 항생제를 쓰려는 것을 막았다. 시술자는 동종요법 치료를 계속해야 한다고 강조했다. 반대로 당직의사는 아이를 즉시 대형병원으로 데려가야 한다고 조언했다. 염증이 확산되어 아이의 상태가 위독해졌을 때도 가족들은 항생제를 거부했다. 아이의 부모가 결국 구급차를 요청했을 때에는 이미 너무 늦었다. 아이는 코마 상태에 빠졌다가 3일 후 사망했다. 부모는 비고의적 과실치사 혐의로 기소되었다.

북유럽 국가들에서는 동종요법이 유행한 적이 없다. 덴마크는 2003년 인구의 1퍼센트가 동종요법 치료를 받았다.[52] 반면, 프랑스는 1992년에 인구의 36퍼센트가 동종요법 치료를 받았다.[53] 영국에는 국민보건서비스의 지원 하에 진료를 하는 동종요법 병원이 여러 곳 있다. 유럽의 몇몇 나라에서는 대학에서 동종요법을 공부할 수도 있다.[53] 1998년 유럽 14개국에서 실시한 설문 조사에 따르면 그중 5개국에서 동종요법이 가장 자주 사용되는 대체요법이었고, 독일에서는 약 6,000명의 의사들이 공식적인 동종요법 자격증을 보유하고 있었다.[53]

이 압도적인 어리석음에 맞서 우리가 할 수 있는 일은 별로 없다. 자신과 사랑하는 사람들이 동종요법이나 여타 대체요법을 피하도록 하는 수밖에.

7장

불신의 세계에서 신뢰를 찾아내는 방법

누군가가 아팠다가 나으면, 우리는 무엇 덕분에 나았는지 알아내려 한다. 그래야 같은 식으로 아플 때 같은 방법을 쓸 수 있으니까. 누군가가 성공하면, 무엇 덕분에 성공했는지 알아내 따라하려는 것과 마찬가지다. 개인적 일화(episode)는 우리의 일상에서 큰 역할을 한다. 우리는 일화를 계속 강조하고 신봉한다. 이전의 일화가 틀린 것으로 반복해서 증명되더라도 개의치 않는다. 온갖 허점에도 불구하고, 진화의 과정에서 우리가 살아남는 데 전반적으로 도움이 되었기 때문이다.

인간이 얼마나 속아 넘어가기 쉬운 존재인지 잘 보여주는 예가 있다. 미국의 마크 스피츠(Mark Spitz)는 1972년 뮌헨 올림픽에서 수영 종목 금메달 7개를 휩쓸었다.[1] 이 선수는 수영선수들이 체모를 면도하던 시절에 콧수염을 기른 채 수영을 했다. 당시 소련 코치가 그에게 콧수염 때문에 속도가 줄지 않느냐고 묻자, 스피츠는 이렇게 답했다.

"아뇨. 실은 콧수염이 물을 밀어내서 몸 뒤쪽이 올라가기 때문에, 몸이 물속에서 총알 모양이 됩니다. 이게 제 경기력의 비결이죠."

다음 해에 소련 남자 수영선수들은 모두 콧수염을 기르고 나왔다. 스피츠가 콧수염을 기른 진짜 이유는 대학 수영 코치가 수염을 기르지 못하게 했기 때문이다. 원래는 올림픽에 출전하기 전에 면도를 하려 했으나, 사람들의 관심을 받자 그냥 두기로 마음을 바꿨던 것이다.

우리는 보건의료 문제에 대한 조언을 주로 가족과 친구로부터 얻는다. 그 가운데 도움이 되거나, 근거가 제대로인 것이 거의 없는데도 그렇게 한다. 유감스럽게도 의사나 여타 보건의료 전문가도 마찬가지다. 예를 들면, 의사들은 제약회사로부터 들은 이야기 말고는 약에 대해 아는 게 별로 없다. 그리고 제약회사에서 하는 이야기는 대부분 정확하지 않다.[2,3] 우리는 보다 신뢰할 만한 정보 출처가 필요하다.

지난 30여 년 동안 우리는 정보의 수집과 전파에서 일어난 혁명을 목격했다. 내가 처음 연구를 시작했을 때는 컴퓨터조차 없었다. 논문을 쓰려면 원고를 타자기로 계속 다시 쳐야 했다. 수고를 줄이려고 일부를 잘라서 테이프로 이어 붙이는 경우도 있었다. 그러고 나서 동료평가와 학술지 편집자의 논평을 받고 나면, 마치 시시포스의 형벌처럼 처음부터 전부 다시 타이핑해야 했다.

일반적인 인터넷 정보 검색의 경우, 우리에겐 이제 구글과 위키피디아가 있다. 내가 선호하는 검색 사이트들이다. 구글이나 위키피디아에서 돈을 받고 하는 말이 아니다. 구글 말고 다른 검색 엔진도 있지만 내게는 익숙하지 않다. 진단 도구와 치료법의 가치를 판단해야 할 때는, 코크란 라이브러리(cochranelibrary.com)와 퍼브메드(pubmed.ncbi.nlm.nih.gov)가 가장 유용하다. 이들 사이트에 대한 이야기는 조금 지루할 수 있으니, 그전에 중요한 임상 문제를 예로 들어보겠다.

허리가 아프면 어떻게 해야 하는가?

가장 적합한 질문을 만들어내려면 연습이 필요하다. 우리는 건강 문제가 있을 때 막연하게 생각하는 경향이 있다. "허리가 아픈데 어떡하지?" 같은 식이다. 적합한 답을 찾아보기 전에 여러 가지를 고려할 필요가 있다. 예를 들면 다음과 같다.

- 무엇이 요통을 유발했는가?
- 도움이 될 만한 진단 방법이 있는가?
- 나아지는가 아니면 더 심해지는가?
- 새로운 증상인가(급성) 아니면 오래된 증상인가(만성)?
- 얼마나 심한가? 견딜 만한가?
- 예후가 어떠한가?
- 어떤 치료가 가능하며, 이점과 위해는 무엇인가?

이 단계에서는 문제에 대한 일반적인 정보를 읽어 보는 것이 도움이 된다. 모국어가 영어가 아니라면 구글 번역기(translate.google.com)를 사용해서 영어로 요통이 무엇인지 찾을 수 있다. 구글에서 '위키피디아

요통(wikipedia back pain)'을 검색하면 아주 포괄적인 설명을 볼 수 있다.[4] 일반적 주제에 대한 위키피디아의 설명은 신뢰할 수 있다. 내용에 포함된 정보를 하나하나 찾아서 확인하거나, 링크된 주석을 확인해 볼 수도 있다.

통증은 척추를 따라 어느 위치에서나 생길 수 있지만, 여기서는 허리의 통증이라고 해보자. 가장 흔한 부위다. 비특이성(nonspecific) 요통은 근육이나 근막, 인대 같은 연조직에서 발생하는 것으로 알려져 있다고 나와 있다.

이것부터가 벌써 중요한 정보다. 많은 이들이 요통이 있을 때 카이로프랙터(chiropractor)나 척추 교정 의사를 찾는다. 그러나 통증이 척추 불완전탈구(subluxation)라 부르는 척추 부정렬(misalignment)과 관련이 없다면, 척추 교정의 이점은 크지 않다.

요통으로 영구적인 장애가 생기는 경우는 드물다. 그리고 추간판탈출증(herniated disk, 디스크)과 협착(stenosis)은 휴식, 주사, 수술의 1년 후 결과가 대체로 유사하다. 아, 이제 우리는 추간판탈출증이 있을 때 웬만하면 수술을 거부해야 한다는 것을 알게 됐다. 허리 수술로 돈을 버는 사람들에겐 안된 일이지만, 우리에게는 잘된 일이다! 앞에서도 말했지만, 이발사한테 이발할 때가 되었냐고 묻는 게 아니듯, 척추 외과 의사한테 척추 수술을 해야 하느냐고 물어선 안 된다. 미국 외과 의사들이 실시한 척추 수술 중 다수는 수술하면 안 되는 경우였다. 1990년대에 미국 공화당은 보건의료연구소(AHRQ)를 폐쇄하려 했는데, 연구소에서 요통에 휴식과 진통제 치료가 수술만큼 효과가 있다는 보고서를 내자

척추 외과 의사들이 반발했기 때문이다.[5]

외과 의사와 진료 상담을 했다면, 반드시 외과 의사가 아닌 사람의 의견도 들어보라. 또 스스로 근거를 찾아보기 바란다. 약과 달리 수술은 되돌릴 수가 없으니 말이다.

위키피디아에 따르면, 요통은 예후가 좋다. 대부분의 경우 통증은 몇 주 후 자연히 사라진다. 요통 환자의 약 98퍼센트가 심각한 기저질환이 보이지 않는 비특이성 급성 요통이다. 나머지 2퍼센트는 전이성 암이나 심각한 감염이 있는 경우다. 이것이 과연 요통 환자 모두가 암이나 감염에 대한 CT 같은 철저한 검사를 받아야 한다는 뜻일까? 아니다. 실제로 우리 모두가 요통을 경험하게 마련인데, 그렇다고 가능한 모든 통증 유발 원인에 대한 검사를 인구 전체에 실시할 수는 없다. 비용도 어마어마하고, 다수의 위양성 결과와 막대한 위해를 야기할 것이다. CT는 암 유발의 위험이 있으며, 위양성 진단 때문에 실시될 많은 무용한 치료 역시 위해성이 있다. 그러므로 정밀한 검사는 심각한 기저질환에 대한 합리적인 의심이 있을 경우에 한해서만 실시한다. 이 문제도 위키피디아에서 찾아볼 수 있다.

통증이 팔이나 다리로 퍼지면서, 분명한 이유 없이 따끔거리거나(감각이상paraesthesia), 힘이 빠지거나 무감각해지는 것은 요추간판탈출(lumbar disc herniation, 허리원반탈출)로 인한 신경 장애의 증상이다. 특히 증세가 진행되면서 요실금이나 대변 실금 징후가 있다면 상황이 심각하다. 즉시 입원해야 한다.

위키피디아 문서를 보면, 엑스레이나 여타 의료용 영상 기기가 유용하지 않다는 것을 알 수 있다. 또 요통의 원인으로 많이 꼽는 요추간 판탈출과 퇴행성 추간판 질환이 일반인보다 통증 환자에게 더 많이 나타난다고 볼 수 없다는 말도 있다.

대체의학을 다루는 장에서 설명했듯이, 카이로프랙터들은 툭하면 엑스레이를 찍는다. 엑스레이 상에서 어디가 문제인지를 정확하게 짚어낼 수 있다는 것이다. 그 말을 믿어선 안 된다.

치료법은 어떤가? 이 중차대한 문제에 대해서는 위키피디아에 의존하는 것을 추천하지 않는다. 의학 문헌의 신뢰도가 매우 낮기 때문에, 이 문제를 위키피디아 자원봉사자들에게만 맡길 수는 없는 노릇이다. 그들 중, 임상시험과 체계적 고찰을 평가하여 치료의 이점과 위해를 알려줄 수 있을 만큼 고도의 훈련을 받은 사람은 거의 없다. 이에 관해서는, 코크란 체계적 고찰과 같은 높은 수준의 검토가 필요하다.

체계적 고찰은 검증된 방법을 이용해, 한 주제와 관련있는 논문을 모두 찾아서 비판적으로 평가하는 고찰을 말한다. 복수의 논문이 존재하는 경우 메타분석을 적용해 결과를 통계적으로 종합한다.

요통에 대한 위키피디아 문서는 이 문제를 다루면서, 문서 내의 권고 사항들에 대해 다음과 같이 경고한다.

"이 부분은 의학 문헌을 통한 검증이 강화될 필요가 있거나, 1차 출처에 지나치게 의존합니다. 이 부분의 내용을 검토하여, 가능한 경우 적합한 참고문헌을 추가하십시오. 출처가 명시되지 않거나 불분명한 자료는 이의 제기 및 삭제될 수 있습니다."

아주 적절한 지적이다. 언급한 치료법 대부분이 바람직하지 않기 때문이다. 예를 들면 다음과 같다.

- 열요법/저온요법(효과 없음)
- 근육이완제(벤조디아제핀 등, 위험함, 다수에게서 의존성 발현)
- 비스테로이드항염증제(NSAID, 위험함, 부작용으로 많은 사람이 사망함)
- 마사지 및 척추 교정(효과 없음)

운동은 효과가 있지만, 자격이 있는 전문 의료인의 감독 하에 해야 한다는 단서가 붙어 있다. 나는 이전에 이런 말을 들어본 적이 없고, 요통이 있는 사람이 감독을 받지 않고 운동하면 안 되는 이유도 모르겠다. 이 부분도 이상하다.

"80명의 환자를 대상으로 실시한 1건의 연구에서 마그네슘이 만성 요통에 도움이 된다는 결과가 나왔다."

고작 1건의 연구라고? 그렇다면 다른 결과가 나온 다른 연구도 있다는 말인가? 마그네슘이 요통에 도움이 될 가능성은 어느 정도인가? 아마도 0에 가까울 것이다. 금속 이온, 그것도 이미 우리 몸속에 충분히 있는 마그네슘 이온이 요통에 영향을 줄 이유가 뭐란 말인가?

연역적 가능성이 매우 낮은 경우에는 효과를 입증하는 확실한 데이터를 요구해야 한다. 다시 말해, 환자 80명을 대상으로 한 단 1건의 연구로는 부족하다. 마그네슘이 효과가 있을 가능성보다 사기일 공산이 훨씬 크다. 이런 연구는 굳이 다운로드해서 읽어 볼 필요도 없다. 하지만 재미삼아 퍼브메드에서 초록을 한번 찾아봤다.

확실히 '재미'가 있었다.[6] 80명의 환자 전체가 항경련제와 항우울제, 단순 진통제를 복용하고 있었다. 즉 각기 다른 종류의 약을 적어도 3가지는 복용하고 있었다. 이런 약물 칵테일은 일부 사람들에게 자살 충동을 일으킨다. 이것이 이 연구가 실시된 이집트에서 일반적인 치료라면, 반드시 개선이 필요하다. 환자 40명에게는 마그네슘을 투여하고, 나머지 40명에게는 위약을 투여했다. 마그네슘 시험군에서는 현저한 통증 감소 효과가 있었다. 기준치 7.5가 6개월 뒤 4.7로 떨어졌다. 여기서 무엇이 잘못되었는지 알겠는가?

환자군을 나누어 무작위 배정 임상시험으로 비교하는 건 맞다. 하지만 이 연구 초록에서는 마그네슘 시험군에서 어떤 일이 일어났는지에 대해서만 이야기하고 있다. 2개의 무작위 환자군 가운데 한쪽에 대해서만 말하는 것은 읽는 이를 완전히 오도하는 행위다. 일반적으로 양쪽 환자군 모두에서 상태가 호전된다. 통증이 평상시보다 심해졌을 때 환자들이 임상시험에 참가하기 때문이다.

나는 퍼브메드에서 링크를 클릭해 전체 임상시험 보고서를 다운로드했다. 6개월 시점에 위약 대조군의 통증 지수는 7.2로, 마그네슘 시험군과 위약 대조군 사이에 의미 있는 차이가 있었다($P = 0.03$). 하지만 2주 시점에, 마그네슘 시험군의 통증 지수는 7.5에서 3.4로, 위약 대조군은 7.4에서 3.6으로 떨어졌는데, 이는 실질적으로 같다고 할 수 있다($P = 0.28$). 즉 마그네슘이 효과가 없다는 뜻이다. 대체 왜 위약 대조군만 통증 지수가 기준치로 되돌아가고, 마그네슘 시험군은 그러지 않은 것인가? 전혀 말이 되지 않는다. 이런 상황에서 6개월 시점의 P값이 0.03

인 것은 만성 요통에 대한 마그네슘 투여를 정당화하지 못한다. 이 보고서를 읽는 건 여기서 그만두고, 퍼브메드에서 요통과 마그네슘을 검색해 보았다.

검색 결과는 15건이었다. 이집트의 연구를 제외하고는 마그네슘 임상시험이 없었다. 요통과 관련해 마그네슘 얘기는 더 이상 나올 것 같지 않다.

P값에 대해 조금 더 설명이 필요할 것 같다. $P=0.03$은, 시험 대상이 비교 대상에 비해 효과가 없다고 가정하면 관찰된 차이 또는 그 이상의 차이가 우연하게 생길 경우의 수가 임상시험 100회 중 3회라는 의미이다. $P<0.05$이면 그 결과가 통계적으로 유의미하며, 우연한 결과가 아닌 것으로 한다. 그렇지만 의학 문헌에는 유의미한 P값이 난무하므로 그대로 믿어서는 안 된다. 시험 대상 중 비교 대상보다 효과가 나은 것은 매우 드물다. 다시 말해 수학적으로 유의미한 대부분의 P값이 진실을 호도한다.

현실에서는 훨씬 심하다. 제약업계뿐 아니라 학계도, 미국인들이 "자백할 때까지 데이터 고문하기"라고 부르는 기술에 아주 능하다. "데이터 조작"이 매우 흔하므로, 연구 논문 초록에 포함된 유의미한 P값 대부분이 진실을 호도하고 있다고 보아야 한다.[7] 논문의 본문을 보더라도 유의미한 P값의 다수가 오도성이 있다. 실제로 연구 논문의 주장이 진실인 경우보다 거짓인 경우가 더 많다.[8] 그러니 P값이 0.05 미만이라고 해서 무조건 받아들여서는 안 된다.

위키피디아에서는 인지요법, 이완요법, 교육, 태도 변화, 통증의 심리적·정서적 원인 해결 등을 추천한다. 근골격계 통증은 종종 환자의 정서적 혼란에 의해 발생하고, 그로 인해 악화 또는 과장된다는 설명도 나온다.

나는 통증에 대한 환자의 태도가 매우 중요하다는 데 동의한다. 어떤 사람들은 통증을 무시한다. 통증이 생활의 일부이기 때문이다. 반면 어떤 이들은 통증에 집착한다. 그래서 일부 환자들은 몸 어딘가의 통증에 그 어떤 치료도 듣지 않는다고 불평하기도 한다. 이런 환자들은 무슨 노력을 해도 효과가 없다고 할 것이다. 이런 환자들 중에는 아편제를 비롯한 약물의 오남용 사례가 많다. 소위 통증 클리닉이라는 곳은 근거에 기반하지 않은 방식으로 환자에게 약을 잔뜩 주기 때문에 매우 해롭다. 그들은 환자 중 다수가 약을 복용할 게 아니라 심리치료를 받아야 한다는 것을 깨닫지 못하고 있다. 만약 심리치료조차 효과가 없다면 포기해야 할 것이다. 의사가 모든 사람을 도울 수는 없다. 일부 만성 통증 환자들은 분명히 심리적인 문제가 있다. 의사라면 누구나 이런 환자를 마주한 경험이 있을 것이다.

의사들은 우수한 영업사원이다. 지나치게 우수해서 문제다. 의사들은 종종 다음과 같은 말을 한다.

"이 약이 요통에 효과가 있을 거예요."

"이 약은 부작용이 없어요."

"새로 나온 관절염약인데, 위장 장애가 생기지 않습니다."

정말로 정신을 똑바로 차려야 한다. 그리고 이렇게 물어야 한다(적어도 스스로에게라도).

"이 약은 과연 어떤 식으로 얼마나 도움이 될까?"

약의 이로운 효과는 사소한 경우가 대부분이어서, 비용 문제와 유해반응을 고려하면 가치가 있다고 보기 어렵다. 스스로 근거를 찾아봐야 하는 이유이다. 의사가 환자의 이런 질문에 유의미한 답을 해줄 수 있는 경우는 아주 드물 것이다. 출혈성 궤양을 포함하는 위장 장애를 일으키지 않는 관절염약은 물론 없다. 요통 때문에 너무 고통스러워서 약 복용을 고민한다면, 많은 의사들의 말대로 관절염약(NSAID)이 아세트아미노펜보다 효과가 좋은지 알고 싶을 것이다.

아주 단순한 검색에서 유용한 결과가 나타나기도 한다. 위의 경우, 구글에서 '관절염약 아세트아미노펜 요통(nsaid acetaminophen back pain)'을 검색해 볼 수 있다. 이런 코크란 체계적 고찰이 보일 것이다.

> 요통에 대한 비스테로이드항염증제 치료 | 코크란
>
> 2008. 01. 23.—요통에 대한 비스테로이드항염증제(NSAID) 치료.… 급성 좌골신경통(acute sciatica) 환자에서 NSAID와 위약 간 효과의 차이가 나타나지 않았다. 체계적 고찰을 실시한 연구자들은 또한 NSAID가 다른 약(아세트아미노펜, 마약성 진통제, 근육이완제)보다 효과가 크지 않음을 밝혀냈다.

금방 의사결정에 필요한 충분한 정보를 찾아냈다. 통증은 수익성이 좋은 시장이다. 이미 오래전에 특허가 만료된 값싼 약인 아세트아미노펜과 NSAID를 비교하는 임상시험은 NSAID를 판매하는 제약회사에서 후원하고, 시행하고, 분석하고, 발표했을 가능성이 높다(그리고 아세트아미노펜이 제일 낫다는 결과가 나온 임상시험은 발표되지 않을 공산이 크다.). NSAID에 유리한 이런 상황을 고려할 때, 코크란 체계적 고찰에서 NSAID가 아세트아미노펜보다 낫다는 결론이 나오지 않았다는 사실은 놀랍다. 이 체계적 고찰을 찾아보면,[9] 초록에서 연구자들이 다음과 같은 결론을 내린 것을 볼 수 있다.

"본 체계적 고찰에 포함된 65건의 임상시험에서 나온 근거로 볼 때, NSAID가 좌골신경통 없는 급성 및 만성 요통 환자의 단기 증상 완화에 효과적임을 알 수 있다. 그러나 효과 크기(effect size)는 작다."

제약회사가 후원한 임상시험에서 나온 작은 효과는 추구할 만한 가치가 없다. 그 약이 많은 사람의 목숨을 앗아가는 위험한 약이라는 것을 알 경우 특히 그렇다.[2]

믿을 만한 근거는 어떻게 만들어지는가?

보건의료 정보 출처에는 대개 사람들이 취해야 할 행동에 대한 권고가 들어 있다. 그런 권고는 바탕에 깔린 과학의 신뢰도에 따라 어떤 방식으로든 등급을 매길 필요가 있다. 보통 그런 목적으로 등급제(GRADE System)를 사용한다.

근거의 신뢰도(reliability)는 근거의 질(quality)이라고도 한다. 근거의 질은 무엇보다도 바탕이 되는 연구의 편향 위험에 따라 좌우된다. 가장 신뢰할 만한 연구는 무작위 배정 대조군 임상시험이다. 환자를 무작위로 2개 이상의 집단으로 나누어 서로 다른 방식으로 진료한 후 결과를 비교하는 것이다. 기술적으로 무작위 숫자표가 종종 사용되는데, 실행 방법은 다양하다. 가장 좋은 방법은 중앙에 무작위 배정 사무소를 두고, 임상의들이 시험에 포함시키고자 하는 환자의 세부정보를 그곳으로 보내는 것이다. 환자가 임상시험 참가 기준을 충족하면, 컴퓨터에서 한 번의 클릭으로 무작위 추출에 의한 환자군 지정이 이루어진다. 환자군 지정은 확정적이며, 해당 환자에게 다른 군의 치료가 더 적합할 거라고 생각되더라도 임상의는 이를 변경할 수 없다. 이 과정을 무작위 배정 은폐(숨김)라고 한다.

난수표를 사용해 겉면에 숫자가 적힌 봉인된 봉투를 생성하는 방식을 쓰기도 했다. 즉 15번째로 모집된 환자의 경우 임상시험자는 15번 봉투를 열어 그 안에 들어 있는 지시에 따라 진료하는 것이다. 유감스럽게도 이 방법은 부정행위가 많이 발생했다. 임상시험자들이 대개는 좋은 의도로, 임상시험을 망치는 행동이란 것을 깨닫지 못한 채 부정행위를 저질렀다. 예를 들어 특정한 날에 환자 3명을 진료하는 경우, 환자가 오기 전 봉투 3개를 다 열어본 후 각각의 환자에게 임상시험자 자신이 생각하기에 가장 적합한 진료에 대응하는 번호를 부여하는 식이었다. 그래서 지금은 이런 봉투법을 거의 쓰지 않는다.

연구에서 눈가림(맹검)이 제대로 이루어지지 않으면, 평가변수가 사망처럼 객관적인 것이 아닌 경우에 편향이 생길 위험이 크다. 평가에서 눈가림이 안 될 경우 결과가 어느 정도 과장되는지 알 수 있는 연구가 있다.

다양한 질병에 대해, 눈가림된 관찰자와 눈가림되지 않은 관찰자 양쪽을 모두 포함하는 임상시험이 실시됐다. 호전 또는 비호전과 같이 이진법적으로 평가했을 때, 눈가림되지 않은 관찰자가 눈가림된 관찰자에 비해 치료 효과를 평균 36퍼센트 과대평가하는 것으로 나타났다(오즈비로 측정).[10] 우울감 정도 같은 측정 척도를 이용한 다른 연구에서는 치료 효과가 평균 68퍼센트 과대평가되었다.[11]

약은 부작용이 있기 때문에, 이른바 이중맹검 위약 대조 임상시험에서 실제로 이중맹검이 이루어지는 경우는 드물다. 환자와 의사 모두 특징적인 부작용의 유무로 시험군인지 대조군인지 짐작할 수 있다. 이런 점은 근거 등급을 매길 때 거의 고려되지 않는다. 보통 임상시험은 이중맹검으로 설계되면 눈가림 부분에서 무조건 높은 등급의 점수를 받는다. 이것은 문제가 있다.

무작위 배정 임상시험을 실시한 경험이 없는 사람은 이런 임상시험이 얼마나 잘못될 수 있는지, 그리고 실제로 얼마나 잘못되고 있는지 알지 못한다. 철저하게 작성된 임상시험 프로토콜이 있어도 마찬가지다. 유해반응을 겪거나 효과가 없다고 느끼는 환자는 임상시험을 중도에 그만둘지 모른다. 아니면 프로토콜을 어기고 별도의 치료를 받을 수도 있다. 일반적으로 집단 간 비교가 가능하려면 무작위 배정을 따라야 한다. 그래서 무슨 일이 있더라도, 심지어 환자가 실수로 잘못된 치료를 받더라도 무작위 배정된 집단의 일원으로 분석하는데, 이를 치료목적분석(ITT 분석, intention-to-treat analysis)이라 한다. 지시 사항을 모두 따르고 마지막까지 참여한 환자만 분석하는 것은 프로토콜기반분석(PP 분석, per-protocol analysis)이라 한다. 이런 분석들은 각종 요인으로 집단 간의 차이가 커질 경우 심각한 오류가 생길 수 있다.

제일 좋은 방법은 데이터 분석도 눈가림되는 임상시험이다.[12] 왜냐하면 실험값이 없거나 환자가 사라지거나(추적 조사에서 이탈) 여타 문제가 발생할 경우 의사결정이 개입되면 임상시험 편향이 일어날 수 있기 때문이다.

다음으로, 발표 편향 문제가 있다. 긍정적인 결과가 부정적인 결과보다 발표될 확률이 높다는 뜻이다. 이것도 생각해 볼 필요가 있는 문제다. 임상시험 규모가 아주 크면 결과가 어떠하든 거의 발표된다. 이것이 대규모 임상시험이 소규모 시험보다 믿을 만한 이유 중 하나다. 또한 대규모 임상시험에서는 보다 정밀한 결과를 도출해낸다. 가령, 어떤 치료법이 비교 대상보다 2배 효과적이라고 해보자. 시험군에서 40명 중 10명이 호전된다면, 대조군에서는 40명 중 5명이 호전될 것이다. 이때 위험비는 2.00이고, 95퍼센트 신뢰구간(CI)은 0.75~5.33이 된다. 각 군당 환자 수 40명으로 임상시험을 수차례 반복한다고 하면 다른 결과가 나올 수 있지만, 한 차례의 임상시험에 기초할 때 진짜 위험비는 0.75와 5.33 사이에 위치하는 값이라는 것을 95퍼센트 신뢰할 수 있다. 만약 임상시험 규모가 커서, 시험군에서 4,000명 중 1,000명, 대조군에서 4,000명 중 500명이 호전되었다면, 위험비는 여전히 2.00이지만, 95퍼센트 신뢰구간은 좁아져서 1.81~2.21이 된다. 치료 효과가 2배임을 훨씬 더 신뢰할 수 있는 것이다.

연구의 등급을 평가할 때, 결과가 연구별로 유사한지도 고려한다.

연구마다 결과가 크게 다르다면 일부 연구는 신뢰할 만한 것이 아닐 수 있다. 가장 규모가 작은 연구가 문제인 경우가 많다. 이런 연구는 무시해야 옳다.

마지막으로, 환자, 중재, 평가변수가 현실과 충분히 유사하여 그 결과를 실제 환자 진료에 참고할 수 있는지를 고려해야 한다.

무작위 배정이 아닌 연구에는 여러 형태가 있으며, 보통 통틀어 관찰연구(observational studies)라고 부른다. 개입하지 않은 상태에서 일어나는 일을 관찰하기 때문이다. 코호트 연구에서는 여러 집단의 사람들을 오랜 기간 추적 관찰한다. 임상시험의 실시나 중단을 통상적 진료의 일부로 여긴다.[13] 비치료 비교 코호트 연구가 있을 수도 있다. 이런 연구는 무작위 배정 임상시험보다 훨씬 신뢰도가 떨어진다. 코호트 연구 참가 환자들은 애초에 비교가 불가능하기 때문이다. 환자들은 수많은 이유로 각기 다른 치료를 받으며, 따라서 결과에 나타나는 차이는 어떤 것이든 해석에 주의가 필요하다.

무작위 배정 임상시험이 불가능한 경우에 코호트 연구가 대안이 될 수 있다. 무작위 배정 임상시험을 보완하는 기능도 한다. 임상시험은 보통 규모가 작거나 기간이 짧은 까닭에, 드물거나 느리게 발생하는 위해를 밝히기에 역부족이다. 또 새로운 치료법이 일반화되어 이에 대한 이해가 상대적으로 부족한 임상의들도 널리 이용하게 되었을 때, 코호트 연구는 그 이점과 위해를 밝히는 역할을 할 수도 있다. 예를 들면, 복강경검사(laparoscopy) 또는 열쇠구멍수술(key-hole surgery)을 상대적으로 숙련도가 낮은 외과 의사가 시행할 경우, 완성도가 떨어질 수 있다. 이런 경우, 이런 수술 방법이 특정 조건에서 기존 수술 방법보다 위해성이 큰지 여부를 코호트 연구로 가릴 수 있다. 또한 면밀하게 통제되는 무작위 배정 임상시험에 포함시킬 수 없는 환자를 연구할 때도 코호트 연구가 유용하다. 예를 들면, 동시에 여러 질환으로 복수의 치료를 받는 고령 환자가 그러하다. 아울러 코호트 연구를 이용하면, 무작위 배정 임상시험으로 시험해 볼 흥미로운 가설을 만들어 낼 수도 있다.

코호트 연구보다 신뢰도가 낮긴 하지만 후향연구(case-control study, 환자대조군연구)라는 것이 있다. 이것은 연구자가 각각 다수의 환자와 대조군을 선택해서, 원인으로 추정한 인자에 대한 노출이 대조군보다 환자에 더 빈번한지 계산하는 방식이다.[13] 확인하려면 규모가 매우 큰 코호트 연구가 필요할 정도로 희소한 위해를 찾는 데 이런 설계가 종종 사용된다. 예를 들어, 희귀한 심장 결함을 가진 아동 환자군이 건강한 아동군보다 출생 전 특정 약물 노출 빈도가 훨씬 높았다면, 해당 약물이 심장 결함의 원인이라고 의심해 볼 수 있다.

모든 유형의 연구 설계는 보건의료 연구에서 각각의 위상을 차지하고 있다. 하지만 특정 설계가 잘못된 목적으로 사용되면 심각한 문제가 생길 수 있다. 악명 높은 예가 바로 유방암 선별검사이다. 이 유형의 선별검사를 선호하는 보건의료 전문가들은 선별검사가 유방암 사망률을 상당히 감소시킨다는 주장을 펴기 위해 부적합한 방법을 사용하곤 했다. 그들은 후향연구의 결과를 지나치게 순순히 받아들였다.[14] 이미 그런 연구로 유방암 선별검사의 효과에 대해 신뢰할 만한 결과를 얻을 수 없다는 합의가 유방암 선별검사 전문가들 사이에 있었지만 신경쓰지 않았다. 그런 후향연구로 인한 편향이 엄청나다는 것이 말뫼 유방촬영술 검사 임상시험(Malmö Mammographic Screening Trial, MMST)의 데이터로 입증되었다. 무작위 배정 임상시험으로 데이터를 제대로 분석하면 유방암 사망률이 고작 4퍼센트 감소하고, 후향연구로 해석하면(유방암 선별검사가 도입된 이후 검사 참가자와 비참가자의 유방암 사망률을 비교하면 참가자의 사망률이) 58퍼센트나 감소하는 것으로 나왔다.[15]

관찰연구에서 나타난 효과가 매우 커서 진짜 효과라는 데 의심의 여지가 없을 때가 있다. 흡연이 폐암, 심장병, 만성기관지염을 유발하는 것이 한 예이다. 효과가 크다는 건, 정말로 아주 크다는 뜻이다. 위의 예에서처럼 유방암 사망률이 절반이 된 것 정도로는 어림없다. 34,439명의 영국 남성 의사를 50년 동안 추적 조사한 코호트 연구에서 흡연자가 평생 담배를 피우지 않은 비흡연자보다 평균 10년 일찍 사망한 것으로 나타났다.[16] 아주 큰 효과라고 하면 이런 정도를 말한다.

무작위 배정 임상시험이 왜 그토록 필수적인지 알고 싶다면, 17개 언어로 나온 유익한 책을 무료로 다운로드하여(testingtreatments.org) 확인할 수 있다.[17]

이익상충은 어디에나 있다

보건의료계는 이익상충으로 구멍이 숭숭 뚫린 데다, 제약업계의 돈으로 심하게 부패해 있다. 사회에서 가장 부패한 분야가 되었을 정도다.[2] 심각한 사기가 다른 산업에서보다 흔하고, 조직범죄가 제약업계의

비즈니스 모델 가운데 하나이다. 만연한 범죄로 인해 비용 부담과 인명 손실이 발생한다.[2,3]

그러므로 우리는 기본적으로 보건의료계의 개인과 단체를 신뢰하기보다는 의심해야 한다. 그들이 옳을 때도 있고 그를 때도 있다. 문제는 우리가 직감만으로는 옳고 그름을 알 수 없으며, 근거를 직접 찾아봐야 한다는 것이다.

한 가지는 분명하다. 의약품 규제당국을 신뢰해서는 안 된다. 규제당국이 일을 제대로 했다면 약이 주요 사망 원인 3위에 오르지 않았을 것이고, 무용한 정신병약 때문에 수많은 사람들이 신체적, 정신적으로 무력화되거나, 영구적 위해를 입거나, 목숨을 잃는 사태가 일어나지 않았을 것이다.[3] 예전에는 존경 받던 규제당국이 시간이 지나면서 점차 무너진 이유는, 존경을 자아낸 원칙을 스스로 어겼기 때문이다.

예를 들면, 미국 질병통제예방센터는 다음과 같이 공지하고 있다.

"질병통제예방센터와 센터의 기획자, 콘텐츠 전문가들은 상품 제조사와 재정적 이해관계를 포함한 어떠한 관계도 없음을 알리며… 상업적 지원을 받지 않습니다."[18]

질병통제예방센터는 공중보건 분야의 독립적인 파수꾼이라는 이미지로 큰 명성을 누렸다. 그러나 위의 공지에도 불구하고 이 센터는 업계로부터 직간접적으로 수백만 달러의 물질적, 금전적 지원을 받는다. 질병통제예방센터의 최근 몇 가지 조치와 권고는 그 과학적 근거와 센터의 임상진료지침, 그리고 그들이 받는 돈에 대한 의구심을 불러일으켰다.[17] 앞에서 다룬 C형 간염이 바로 그런 사례이다.

비판적인 의견은 발표도 검색도 어렵다

제약회사와 온갖 금전적 이익상충이 있는 의사들이 다수의 전문 학술지에 비상근(파트타임) 편집자로 참여한다. 이익상충은 개인적인 것도 있고, 학술지의 광고나 재쇄 판매와 관련된 것도 있다. 제약회사는 자사 약을 비판하는 논문이나, 약의 임상시험에 치명적인 결함 또는 조작이 있다고 지적하는 논고의 발표를 좋아할 리 없다. 이름이 병명으로 되어 있는 전문 학술지에 발표된 논문은 특히 주의해야 한다. 예를 들면, 미국암학회 소유의 《암(*Cancer*)》 같은 학술지를 말한다. 제약회사의 제품에 대해 부정적인 내용이 발표되면, 광고와 재쇄 판매로 챙기는 수익이 줄어든다.

최근까지, 퍼브메드에 한 편이라도 색인 정보가 등록된 논문의 저자는 퍼브메드의 초록에 대한 코멘트를 업로드할 수 있는 자격이 주어졌다. 이 제도를 퍼브메드 커먼스(PubMed Commons)라고 부른다. 이렇게 하면 적어도 부분적으로라도 편집자 검열을 피해, 초록을 볼 독자에게 연구의 신뢰성에 대한 경고를 할 수 있다.

이를테면, 《미국의학협회저널 정신의학(*JAMA Psychiatry*)》에 실린 임상시험 데이터 메타분석에서 신경이완제(neuroleptic drug, 보통 항정신병제라고 부르는데, 이는 진실을 호도하는 명칭이다. 이 계열의 약은 정신병을 치료하지 못한다.)가 조현병의 전체 사망률을 50퍼센트 이상 감소시키고, 자살률 역시 줄인다고 주장했다.[19] 나는 이 메타분석에 치명적인 결함이 있는 이유를 설명하고, 조현병 환자 거의 모두가 신경이완제 치료를 받는데도 다른 사람들보다 수명이 20년 정도 짧다는 사실, 그 약으로 인해 많은 이들이 수명을 상당히 단축시키는 과체중과 당뇨병을 겪는다는 사실, 고령 환자에 대한 메타분석에서 신경이완제를 복용한 경우가 위약보다 2배 더 많은 사망자 수를 기록한 사실에 이 메타분석의 결과가 부합하지 않는다는 것을 지적했다. 내가 동일한 데이터를 다시 제대로 분석하자, 신경이완제가 위약에 비해 전체 사망률과 자살률을 모두 증가시킨 것으로 나타났다.

이런 비판을 퍼브메드에 업로드하면, "아래의 퍼브메드 커먼스 코멘트를 확인하십시오."라는 메시지가 위에 표시된다.

코크란 체계적 고찰에 대해서는 누구나 비평을 제출할 수 있다. 시작 페이지 오른쪽, 색인 바로 위에 "코멘트(Comment)" 아이콘이 있다. 유의미한 경우, 코멘트는 저자들의 반응과 함께 체계적 고찰에 포함되어 발표된다(색인에서는 "코멘트" 대신에 "피드백Feedback"으로 표시된다.). 코멘트가 오류나 오도성 기술에 관한 것이면, 체계적 고찰을 수정해서 업데이트할 수도 있다. 이런 식으로 누구든 코크란 체계적 고찰이 더 나아지도록 도울 수 있다. 이런 식의 지속적인 동료평가가 소수만 참여하는 종래의 동료평가보다 훨씬 낫다.

금전적 이익상충뿐 아니라 학문적 이익상충도 중요하다. 학술지의 이름이 힌트가 될 수 있다. 《선별검사 저널》은 선별검사를 비판하는 논문은 싣지 않고, 독자가 듣고 싶어하는 이야기를 하는 논문은 데이터에 결함이 있더라도 받아줄 가능성이 높다. 이 학술지는 실제로 그렇게 한다. 경악스러울 정도다.[20]

환자 권익 단체에서 나오는 정보는 신뢰할 수 있다고 생각할지 모르지만, 그렇지 않다. 다수의 환자 권익 단체가 업계로부터 재정 후원을 받으며, 이를 문제라고 여기지도 않는다.[2] 제약회사가 환자 권익 단체를 설립하고는 그 사실을 숨기기도 한다. 그러므로 웹사이트에서 정보를 보기 전에 후원금 출처가 어디인지 항상 확인할 필요가 있다.

신뢰할 만한 정보를 제공하고자 했던 독립적인 단체도 시간이 지남에 따라 자신들의 이상을 낮추고 변질되기도 한다. 정치적 압력 때문인 경우가 많은데, 이 역시 제약업계에서 정치권에 로비를 하기 때문이다.

금전적 이익상충은 곳곳에 스며들어 있다. 코크란연합조차 이런 문제가 있을 정도이다. 코크란 체계적 고찰은 상업적 후원과 관련있는 이익상충으로부터 독립된 것이어야 하고, 또 그런 편향성으로부터 자유로운 개인 또는 단체에 의해 실시되어야 한다는 것이 코크란연합의 규정이다.[21] 즉 코크란 체계적 고찰에 대한 제약회사의 후원은 금지되어 있다. 그러나 체계적 고찰 결과에 이해관계가 있는 의약품 공급자 또는 후원자로부터 최근 3년간 재정 지원을 받은 사람이 소수일 경우 저자로 참여하는 것이 가능하다. 이건 문제가 된다. 우리는 그런 사람이 작성한 지침을 신뢰하지 않기 때문이다. 코크란 운영이사회의 이사로 선출된 후 나는 이 문제를 거론했다. 그런 사람이 저자로 참여하는 것을 불허하도록 규정을 바꿀 필요가 있다는 데 다른 이사들도 동의했으나, 통과가 지연되었다.

명망 높은 프랑스 학술지 《프레스크리르(*La Revue Prescrire*)》는 의학적 중재에 대한 편향되지 않은 정보를 의사와 여타 관계자들에게 제공하는 것을 목표로 한다. 코크란과 달리, 《프레스크리르》의 편집자, 저자, 기고자는 이익상충으로부터 독립적인 보건의료 전문가들이다. 2016년 7월, 국제약품회보협회(ISDB)는 모든 회원 학술지에 대해 이 정책을 채택했다. 이것이 우리 모두가 나아가야 할 방향이다. 《뉴잉글랜드의학저널》에는 적용되지 않는 얘긴데, 다음 예를 보면 알 수 있다.

근거중심의학을 따르면 믿을 수 있는 답이 보인다

여러분이 흡연자여서, 영어권에서는 "흡연자의 폐(smoker's lung)", 의사들의 용어로는 만성기관지염 또는 만성폐쇄성폐질환(COPD 또는 COLD)이라 불리는 상태라고 해보자. 기침이 꽤 심할 테고, 때때로 악화(exacerbation)를 겪어 결국 병원에 가게 된다. 의사는 살메테롤(salmeterol, 지속성 베타2 기관지 확장제)과 플루티카손(fluticasone, 코르티코스테로이드)으로 구성된 복합제제를 적극적으로 추천한다. 그런데 의사가 여러분에게 말하지 않은 게 있다. 최근 의사에게 제약회사 글락소스미스클라인의 수완 좋은 영업사원이 다녀갔다는 사실이다. 영업사원은 제품의 장점을 이야기하고 나서, 의사를 하와이에서 열리는 천식 학회에 연사로 초청했다. 골프에 바다거북과의 수영까지 일체의 경비가 제공됐다.

여러분은 이미 살메테롤 치료를 받고 있지만, 의사는 복합제제로 바꾸라고 설득한다. 사망 위험이 더 낮다는 건데, 안 그래도 여러분이 걱정하던 문제다. 담배를 피운 적이 없는 친구와 비교했을 때 예후가 나쁘다는 사실을 여러분도 알고 있으니까.

약국으로 가기 전에 항상 근거를 찾아봐야 한다. 여러분은 분명 놀랄 것이다. '살메테롤 플루티카손 코크란(salmeterol fluticasone cochrane)'을 구글에서 검색하면 코크란 체계적 고찰 몇 편이 나온다. 복합제제 2종을 서로 비교한 것은 여러분이 찾으려는 게 아니다. 제목이 흥미로운 항목이 보인다.

"흡입된 스테로이드가 만성폐쇄성폐질환 환자에게 폐렴 발생 위험을 증가시키는가?"[22]

이 체계적 고찰 논문 저자들은 총 30,000명을 대상으로 한 43건의 연구를 분석하여 스테로이드 제제(플루티카손과 부데소니드budesonide)가 입원이 필요한 심각한 폐렴 발생을 증가시킨다는 사실을 발견했다. 18개월 동안, 플루티카손 치료를 받는 사람 1,000명당 18명 이상이 입원했다. 저자들은 또한 위약 대조군과 비교하여, 병용 투여군에서 전체적으로 추가 사망이 보고되지 않았으며 폐렴 관련 사망은 극소수여서 어느 쪽이라고 말할 수 없다고 했다.

우리는 이제 플루티카손과 여타 스테로이드가 폐렴을 유발할 수 있음을 알았다. 폐렴이 치명적이라는 건 이미 아는 사실이다. 또 체계적 고찰을 펼쳐 볼 것도 없이—의사가 한 말과는 달리—스테로이드가 전체 사망률을 감소시키지 않는다는 것도 알게 되었다(스테로이드가 사망률을 높이지는 않았지만, 만약 사망률을 낮췄다면 분명히 언급이 있었을 것이다.).

복합제제의 가격을 찾아보니, 살메테롤 하나만 들어 있는 제품보다 2배는 비쌌다. 우리가 원하는 것을 제공하지도 않을뿐더러 폐렴 발생 위험까지 증가시키는 제품에 돈을 낭비할 이유는 없다. 입원할 정도로 심각하지 않은 경우까지 포함하면, 스테로이드로 유발된 폐렴은 분명 훨씬 더 많을 것이다.

근거중심의학이란 이런 것이다. 구체적인 문제에 대해 신뢰할 만한 답을 찾는 것! 한 걸음 더 들어가 보자.

구글 검색어에 '만성폐쇄성폐질환(COLD)'을 추가하면, 《뉴잉글랜드의학저널》에 발표된 대규모 임상시험이 나온다.[23] 논문 전체를 무료로 읽을 수 있지만, 우선 초록부터 보자. 이 임상시험의 목표는 만성기관지염 환자에게 코르티코스테로이드 치료가 이점이 있는지 알아보는 것이다. 글락소스미스클라인은 6,184명의 환자를 플루티카손 시험군과 위약 대조군으로 무작위 배정하고, 다시 전체 환자를 살메테롤 시험군과 위약 대조군으로 무작위 배정했다. 이렇게 해서 4개의 집단이 생성되었다.

"위약 대조군, 살메테롤 시험군, 플루티카손 시험군, 그리고 병용투여군."

이런 방식을 요인설계(factorial design)라고 한다. 2종의 약 각각의 효과와 병용 투여의 효과까지 하나의 임상시험으로 연구할 수 있는 것이 이 설계의 장점이다. 일반적으로 하나의 문제를 연구할 규모의 표본으로 3가지 문제를 연구할 수 있다는 점에서 매력적인 설계 방식이다.

논문 '초록'에 따르면, "병용 투여군에서의 사망에 대한 해저드비는 위약 대조군과 비교하여 0.825였다(95퍼센트 신뢰구간 0.681~1.002; P = 0.052, 중간 분석interim analysis으로 조정)."

사망 위험을 낮추므로 복합제제를 써야 한다는 의사의 말이 맞는 것처럼 보인다. 글락소스미스클라인 영업사원이 의사에게 설명한 임상시험이 바로 이것이다. 임상시험명은 TORCH 임상시험으로, "COPD 치료의 혁명을 지향함(Towards a Revolution in COPD Health)"이라는 의미다. 글락소스미스클라인은 임상시험을 마치기도 전에 긍정적인 결과가 나올 것을 알았다는 것인가? 영업사원은 의사에게 논문 재쇄본도 주었을 것이다. 나는 의사들에게 근거중심의학의 원칙을 가르칠 때, 주어진 치료가 좋은 것인지 아닌지를 어떻게 알아낼 것인지 물어보곤 한다. 자주 나오는 대답은 퍼브메드 검색이다. 《뉴잉글랜드의학저널》에 발표된 대규모 임상시험이 있다면 의사들은 퍼브메드에서 초록을 읽는 것만으로도 이를 신뢰할 것이다.

《뉴잉글랜드의학저널》에 실린 논문은 다른 학술지의 논문보다 훨씬 자주 인용된다. 의사 대부분은 이 학술지에 대단한 경외심을 갖고 있다. 그러나 이 학술지는 그런 존경을 받을 자격이 없다.[2]

첫째, 임상시험은 진실을 호도할 소지가 있다. 흥미를 끄는 결과가 나온 임상시험은 권위 있는 학술지에 잘 실리지만, [그 결과는 그래프 상에서] 외따로 떨어진 이상점(異常點)일 가능성도 있다. 병용 투여가 사망률을 감소시킨다는 결과가 다른 임상시험에서 확인되지 않는다면 어찌할 것인가? 그래서 항상 임상시험에 대한 체계적 고찰을 살펴봐야 한다. 이 사례에서 체계적 고찰의 결과는 《뉴잉글랜드의학저널》에 나온 결과와 부합하지 않는다.

둘째, 초록이 진실을 호도하는 경우가 종종 있다.[7] 《뉴잉글랜드의학저널》에 실렸어도 그렇다. 이 사례 역시 그런 경우다. 편집자들은 글락소스미스클라인이 완전히 부적절한 분석을 초록에 제시하도록 허용했다. 분석에 환자의 절반만 포함함으로써 요인설계의 장점이 사라진 것이다. 초록에 나온 왜곡된 결과는 글락소스미스클라인의 약 2가지가 모두 사용되어야 한다는 인상을 준다.

나는 그 초록이 사기라고 본다. 미국에는 소비자 사기죄가 있다. 겉보기에 합법적인 상거래 과정에서 소비자에게 금전적 또는 여타의 손실을 초래하는 기만 행위를 말한다. 위의 사례가 여기에 해당한다. 의학 학술지는 제약회사가 진실을 호도하는 초록을 발표하도록 허용함으로써 재쇄 판매 수익을 올린다. 그러므로 이들도 사기에 관여한 셈이다. 이것이 바로, 약을 찬양하는 의학 연구 문헌에 진실을 호도하는 초록이 그렇게나 많은 이유이다.

논문의 본문도 나을 게 없다. 15쪽짜리 임상시험 보고서 어디에서도 올바른 요인분석(factorial analysis)을 찾아볼 수 없다. 발표된 임상시험 프로토콜에는 그런 분석이 실시될 예정이라고 분명히 나와 있는데 말이다. 다른 연구자들이 실시한 올바른 분석에 따르면, 플루티카손은 효과가 없었다. 발생률비(rate ratio)는 1.00(95퍼센트 신뢰구간 0.89~1.13; P = 0.99)이다.[24,25] 병용 투여의 효과는 완전히 살메테롤로 인한 것으로, 사망률이 19퍼센트 감소했다(P = 0.004). 이미 사용하고 있던 약이므로, 복합제제로 바꿀 이유가 전혀 없다.

그냥 넘어갈, 어쩌다 한 번 있는 '실수'가 아니다. 상당한 고의성이 보인다. 글락소스미스클라인과 아스트라제네카 모두, 다른 유사한 임상시험에서도 제대로 된 분석을 실시하지 않았다.[24]

위에서 설명한 방식 대신, 코크란 라이브러리에서 코크란 체계적 고찰을 찾아볼 수도 있다. '만성폐쇄성폐질환(악화)' 카테고리에 17건, '만성폐쇄성폐질환(안정)' 카테고리에 76건의 체계적 고찰이 있다.

그중에는 「하나의 흡입기를 통한 코르티코스테로이드와 지속성 베타2 작용제 병용 투여와 지속성 베타2 작용제 단독 투여의 만성폐쇄성폐질환에 대한 효과 비교」라는 논문이 있다.[26] 살메테롤은 지속성 베타2 작용제이다. 일반적으로 코크란 체계적 고찰의 제목을 훑어보려면, 먼저 관련된 약의 종류를 알아야 한다. 코크란 체계적 고찰은 보통 하나의 약이 아니라, 한 계열의 약 전체를 다루기 때문에 그 계열을 뭐라고 부르는지 알아야 한다.

찾아낸 체계적 고찰은 규모가 크다. 중증 만성폐쇄성폐질환에 대한 임상시험 14건(11,794명)을 다뤘다. 복합제제는 사망 예방 측면에서 나을 것이 없었다. 질환 악화나 입원과 관련해서도 어떤 이점이 있는지 의심스러웠다. 폐렴 발생 위험은 증가했다. 삶의 질, 증상 점수(symptoms score), 구급 약물 사용과 FEV1(Forced Expiratory Volume in 1 second, 숨을 최대로 들이마신 후 1초 동안 내쉴 수 있는 공기의 양)은 복합제제 시험군에서 단일제제 대조군보다 개선되었다. 하지만 논문 저자들은 평균 차이가 임상적으로 유의미한 정도는 아니라고 보고했다.

대개 초록은 지나칠 정도로 긍정적이다. 그러므로 제약회사에서 후원한 임상시험에 대한 코크란 체계적 고찰의 초록이 부정적이라면 그 이상은 볼 필요도 없다. 초록이 긍정적인 경우에는 매우 면밀하게, 가급적 논문 전체를 다 봐야 한다.

이렇게 찾아보고 나면, 의사로부터 들은 조언이 별로 좋은 게 아니라는 것을 확신할 수 있다. 약간 시간을 내서 코크란 체계적 고찰을 살펴보면, 우리는 약에 대해 의사보다 많이 알게 될 것이다.

이 이야기에는 마지막 반전이 있다. 76건의 코크란 체계적 고찰 제목을 쭉 보다가 잘못된 것을 고를 수 있다. 위에서 말한 체계적 고찰과 제1저자도 같고, 제목도 비슷하다.

"하나의 흡입기를 통한 코르티코스테로이드와 지속성 베타2 작용제 병용 투여와 위약 투여의 만성폐쇄성폐질환에 대한 효과 비교."

유일한 차이는 비교 대상이 지속성 베타2 작용제가 아니라 위약이라는 것이다.[27] 비교 대상이 올바른지 확인해야 한다는 걸 알 수 있다.

유감스럽게도 이 코크란 체계적 고찰은 진실을 호도한다. 나는 위험을 경고하고자 퍼브메드 커먼스에 비평을 업로드했다(pubmed.ncbi.nlm.nih.gov/24214176). 내가 이전에 올린 코멘트는 관리자(편집자)에 의해 삭제되었다고 나올 것이다. 《뉴잉글랜드의학저널》에서 TORCH 임상시험의 1차 평가변수(전체 사망률)가 분석되고 보고된 방식이 기만적이었다고 썼기 때문이다. 맞는 말이지만, 퍼브메드 커먼스는 그런 진술을 허용하지 않는다. 찾기 쉽지 않은 자체 지침에 따라(pubmed.ncbi.nlm.nih.gov/help) 부정행위 혐의가 있다고 주장하는 코멘트는 금지한다.

나는 비평을 코크란 라이브러리에도 보냈다. 코크란 라이브러리에서는 내 비평을 저자의 답변과 함께 체계적 고찰에 포함시켜 게시했다.[27] 그렇다고 체계적 고찰의 오도성이 사라진 것은 아니다. 나는 두 번째로 비평을 제출하고 코크란 편집장에게 항의해 오도성 기술을 수정할 것을 요청했다. 그러나 두 번의 시도에도 불구하고, 수정되지 않았다.

이 체계적 고찰의 가장 큰 문제는 스테로이드가 사망률 감소에 기여하는 바가 전혀 없는데도 병용 투여가 사망률을 낮춘다고 암시한 것이다. 저자들은 사망률에 대한 P값이 0.052라는 말을 되풀이하여 진실을 호도하고, 복합제제 구성성분 2종의 단일 투여와 병용 투여를 비교하는 임상시험을 실시할 것을 권고했다. 이미 TORCH 임상시험뿐 아니라 다른 유사한 복수의 임상시험에서 그렇게 비교했다는 사실은 무시했다.[24,25]

신뢰할 만한 정보 출처

유용한 정보를 검색할 수 있는 웹사이트를 소개한다.

- 구글(Google): google.com
- 위키피디아(Wikipedia) 영문판: en.wikipedia.org
- 코크란 라이브러리(Cochrane Library): cochranelibrary.com
- 퍼브메드(PubMed): pubmed.ncbi.nlm.nih.gov
- 맥매스터 내과학 교재: empendium.com/mcmtextbook

모국어가 영어가 아니라면, 구글 번역 서비스로 정확한 영문 용어를 알 수 있다. 예를 들면, 스페인어 resfriado común, 프랑스어 rhume,

독일어 Erkätung는 모두 감기를 뜻한다. 영어로는 common cold이다.

구글

구글은 정말 대단하다. 그런데 몇몇 자동화 특성 때문에 구글이 어떻게 작동하는지 알기가 어렵다. 구글은 검색을 최적화하여 이전의 검색에 비추어 검색 결과가 개별 사용자에게 더 잘 맞도록 한다. 여기에는 상업적인 이유가 있다. 그렇게 하면 개인의 관심사에 초점을 맞춘 광고가 있는 웹사이트로 사용자를 이끌 수 있다.

위키피디아

위키피디아 문서는 사용자들의 자발적인 참여로 작성된다. 사용자가 내용을 작성하고 관리하면서 편집 권한을 갖는다. 미국 법률 하에서 법적 책임이 있다는 것을 이해하면 누구나 자유롭게 참여해 문서를 작성하고 편집할 수 있다.

예를 들면, 위키피디아에서 '요통(back pain)'을 찾아보면 상단에 '편집' 버튼이 있다. 클릭하면 다음과 같은 안내문이 나타난다.

"로그인 상태가 아닙니다. 이 상태로 문서를 편집하면 현재 사용 중인 IP 주소가 모두에게 노출됩니다. 로그인하거나 계정을 만들면, 사용자 이름으로 편집이 등록되는 등 여러 장점이 있습니다."

누구나 문서를 편집할 수 있으며, '히스토리 보기'를 클릭하면 작성자, 수정 내용, 편집 일시를 확인할 수 있다. 앞의 사례를 보면 많은 작성자들이 '닥터 제임스(Doc James)' 같은 별명을 사용했다. 사용자 이름을 클릭해서 어떤 사람인지 볼 수 있고, 이메일을 보낼 수도 있다. 나는 기나긴 목록에서 무작위로 사용자 이름 하나를 골랐는데, 알고 보니 내가 아는 사람이었다. 제임스 헤일먼(James Heilman)이라는 의사인데, 자신을 캐나다 ER 닥터(응급실emergency room 의사)라고 소개했다. 헤일먼은 또한 자신은 자발적인 참여자이며, 위키피디아와 관련된 활동에 돈이나 사례를 전혀 받지 않는다고 밝히고 있다.

여기서 적절한 질문은, 위키피디아가 사람들의 자발적인 참여로 만들어졌다면, 사람들은 각기 자신만의 관심사와 선입견이 있고 그걸 세상에 널리 퍼뜨리고자 할 텐데, 과연 위키피디아의 정보를 신뢰할 수 있는가 하는 것이다. 1768년에 최초로 출간된 『브리태니커 백과사전(*Encyclopaedia Britannica*)』은 믿을 만한 정보 출처로 널리 신망을 얻고 있는데, 《네이처(*Nature*)》에서 이것을 위키피디아와 비교한 적이 있다.[28] 《네이처》는 두 곳에서 다양한 주제의 항목을 선택해 각 분야 전문가들에게 보내 동료평가를 의뢰했다. 전문가들은 두 종류의 문서를 비교하되 문서 각각의 출처는 알지 못했다.

전문가들이 유용한 검토 결과 42건을 보내왔다. 필수 개념에 대한 일반적 오해 같은 심각한 오류가 총 8건 보고됐는데, 각각의 출처에서 4건씩 있었다. 사실관계 오류, 누락, 또는 오도성 기술은 위키피디아에 162건, 『브리태니커 백과사전』에 123건이 있었다. 항목당 평균으로는 위키피디아가 4건, 『브리태니커 백과사전』은 3건이었다. 자발적인 참여라는 점을 고려할 때 나쁘지 않은 성적이다. 또 설명이 길수록 오류가 많아진다는 점을 고려해도 그렇다(위키피디아 문서는 매우 긴 편이다.). 영

문판 위키피디아는 단어 수가 『브리태니커 백과사전』의 60배나 많다.[29]

코크란 라이브러리

내가 코크란 라이브러리를 칭찬하면 이익상충이 발생한다. 나는 1993년 코크란연합을 공동 설립했고, 북유럽코크란센터의 이사를 맡기도 했다. 그렇지만 중립적이고 객관적인 태도를 유지하려 노력하고 있으며, 필요할 경우 코크란 체계적 고찰을 비판하기도 한다. 이 책과 내가 쓴 다른 책에서 그런 예를 볼 수 있다.[2,3]

코크란 체계적 고찰은 동료평가 후 코크란 라이브러리에 발표된 프로토콜에 기초한다는 점에서 특별하다. 프로토콜에서 문제를 발견한 사람은 코멘트를 제출할 수 있다. 이는 프로토콜은 물론이고 궁극적으로 체계적 고찰도 개선될 수 있다는 의미다.

코크란 라이브러리에는 보건의료 중재에 대한 체계적 고찰이 발표된다. 치료뿐 아니라 진단검사의 정확성에 대해서도 다룬다. 체계적 고찰은 정기적으로 업데이트되고, 새로운 것일 경우에는 관련 연구가 함께 발표된다. 2018년 기준, 코크란 라이브러리에는 9,000여 건의 완료된 체계적 고찰 또는 체계적 고찰 프로토콜이 있으며, 53개의 코크란 체계적 고찰 분과가 보건의료 전 분야에 걸쳐 구성돼 있다.

장래에는 예후에 대한 체계적 고찰도 실시할 예정이다. 그렇게 되면, 진단을 받은 후 어떤 일이 벌어지는지 환자들에게 알려줄 수 있다. 환자들이 가장 먼저 갖는 의문은 상태가 심각한지 여부이다. 또 자기한정성(self-limited)인지, 즉 치료하지 않아도 사라지는지, 그렇다고 하면 사라지기까지 평균 얼마나 걸리는지도 많이 궁금해한다.

예후 예측의 왜곡된 형태는 이런 것이다. 의사가 암 같은 중증 질환이 있는 환자에게 앞으로 살 날이, 예를 들어 6개월밖에 안 남았다고 말한다. 이는 먼저 윤리적으로 옳지 않다. 환자의 희망을 앗아가기 때문이다. 사형 선고를, 그것도 집행 날짜까지 지정해서 받고 싶은 사람은 없다. 과학적으로도 옳지 않다. 상태가 똑같아 보여도 생존 기간은 매우 다양할 수 있다. 그러므로 환자가 죽음에 얼마나 가까운지를 의사가 합리적 확실성으로 예언한다는 것은 불가능하다. 의사는 예언자처럼 행동하려 해서는 안 된다. 진단이 틀릴 가능성도 있고, 어떤 암은 자연퇴축(spontaneous regression)하기도 한다.[20,30]

코크란연합은 비영리 공익단체로 등록되어 있고, 거의 모든 체계적 고찰이 아무런 기금 없이 자발적이고 독립적인 연구자들에 의해 이루어진다. 사람들이 위키피디아 문서를 자발적으로, 무보수로 작성하는 것과 마찬가지인데, 시간은 훨씬 더 많이 든다.

많은 나라의 정부가 코크란 라이브러리의 국가별 구독권을 구매한다. 현재, 세계 인구의 절반이 코크란 체계적 고찰을 무료로 볼 수 있고, 발표된 지 1년이 안 된 코크란 체계적 고찰은 전 세계에 무료로 공개된다.

초록은 모두 무료로 열람할 수 있으며, 전체 체계적 고찰에 대한 링크와 함께 퍼브메드에 [검색용] 색인 정보가 등록되어 있다. 환자와 비전문가를 위한 요약본도 무료로 공개되어 있다. 이걸 (코크란 용어로) 소비자 요약본(consumer summaries)이라고 부르기도 한다. 좀 이상한 용어다. 환자들은 아무것도 소비하지 않는다. 사실은 질병과 약이 환자들을 소비한다. 과거에 소비(consumption)는 신체 조직을 '소모하는' 질환인 결핵을 가리키는 용어였다. 유방암, 전립샘 질환, 골절, HIV 환자들에게 물어 봤을 때, 그들은 소비자나 고객, 의뢰인 또는 그 밖의 어떤 것보다 '환자'라고 불리는 것을 선호했다.[31] '환자'에 대한 여러 대체 용어에는 전제가 깔려 있어서 환자가 불쾌하게 여길 여지가 있다. '소비자'는 환자에게 권력을 부여한다는 좋은 의도로 도입되었다. 하지만 이는 환자들이 원치 않는 호칭을 쓰지 않고도 성취할 수 있는 일이다. 또 '소비자'란 호칭은 진실을 호도할 소지가 있다. 코크란 체계적 고찰의 초록은 대개 환자용 요약본보다 길며, 초록에 적용되는 엄격한 과학적 기준을 따른다.

환자용 요약본과 코크란 초록은 영어에서 다른 여러 언어로 번역된다. 이 작업은 자원봉사자들에 의해 이루어진다. 자원봉사자들이 할애하는 시간에 달려 있으므로 중요한 코크란 체계적 고찰일수록 번역이 많이 이루어진다.

퍼브메드

퍼브메드는 미국 국립의학도서관(NLM)이 만든 대규모 데이터베이스 메드라인(MEDLINE)으로 연결되는 사용자 친화적인 포털 사이트이다. 퍼브메드는 메드라인, 생명과학 학술지, 온라인 도서 등을 비롯한 생의학 문헌에 대한 인용 2,700만 건 이상으로 이루어져 있으며, 퍼브메드 학술지 목록은 약 30,000건에 달한다. 인용 문서는 초록이고, 퍼브메드 센트럴(PubMed Central)과 각 출판사 웹사이트에 있는 문서 전문으로 연결되는 링크를 포함하는 경우도 있다.

퍼브메드에는 그 밖에도 유용한 자료가 많다. 미국은 1997년부터 이 데이터베이스를 무료로 검색할 수 있게 허용했다. 이는 미국이 세계에 준 큰 선물 가운데 하나라 할 만하다. 그전(퍼브메드 이전)의 메드라인 검색은 매우 어렵고 비용이 많이 드는 일이었다. 1993년에 북유럽코크란센터를 열었을 때 나는 스위스 업체를 통해 메드라인 구독권을 구매했다. 매년 2,000달러 정도의 비용이 들었는데, 완전히 망한 투자였다. 나는 사용 방법을 끝내 파악하지 못했다. 매번 우리 대학 도서관 사서의 많은 도움이 필요했다.

퍼브메드 말고도 데이터베이스가 더 있지만, 다 알 필요는 없다. 이 책의 목적은 전문 연구원을 양성하는 것이 아니라, 무료 정보 출처에 대해 알려주는 것이므로.

어떤 논문을 읽다가 거기에 인용된 다른 논문에 대해 알고 싶을 때, 퍼브메드를 이용하면 정보를 빨리 찾을 수 있다. 예를 들어, 「침상안정: 보다 면밀한 평가가 필요한 잠재적 위해성이 있는 치료」라는 논문 "Allen C, Glasziou P, Del Mar C. Bed rest: a potentially harmful treatment needing more careful evaluation. *Lancet* 1999;354:1229–33"의 초록을 찾고 싶으면 1999, 1229, Allen을 분리된 검색창 공란 각각에 입력하면 된다.

예로 든 논문을 검색해 보면 꽤 흥미로운 체계적 고찰임을 알 수 있다. 논문 저자들은 15가지 상이한 상태에 대한 침상안정 임상시험 39

건(환자 5,777명)을 찾아냈다. 의학적 중재 후의 침상안정을 조사한 임상시험 24건에서, 평가변수가 유의미하게 개선된 경우는 없으며, 일부 시술(요추천자, 척추마취, 신경근조영술, 심장 카테터 삽입) 후 유의미하게 악화된 경우가 8건 있었다. 1차 치료로서 침상안정을 조사한 임상시험 15건에서, 평가변수가 유의미하게 개선된 경우는 없으며, 일부 상태(급성 요통, 노동, 임신 중 고혈압, 심근경색, 급성 감염성 간염)에서 유의미하게 악화된 경우가 9건 있었다. 내가 보기에, 문제가 뭐건 간에 가급적 침대에 누워 있지 말아야 한다는 뜻이다! 근래에만 해도 심장마비를 일으킨 환자의 경우 심장 근육을 보호해야 한다는 이유로 침상안정을 취하게 했다. 그 결과, 다리에서 생겨 폐로 이동한 혈전과 폐렴 때문에 많은 이들이 사망했다.

앞에서도 언급했듯이, 퍼브메드 초록에 논문 전체로 연결되는 링크가 포함된 경우가 있으며, 무료로 공개된 논문도 간혹 있다. 아니면, 대학 도서관에서 무료로 구할 수도 있다. 무료로 공개되지 않은 논문을 보려고 하면 학술지를 구독하는 도서관이나 학술지를 발행하는 출판사에 비용을 지불하라는 안내가 나온다. 퍼브메드 초록에는 유사 논문으로 연결되는 링크도 있는데, 간혹 매우 흥미로운 게 나타난다.

이것은 퍼브메드의 수많은 기능 중 일부이다. 다만 체계적 고찰을 찾을 때는 구글이나 코크란 라이브러리를 이용하는 편이 수월하다.

의학 교재

의학 교재는 질병에 대한 일반적인 정보와, 임상의들이 추천하는 진단검사와 치료법이 어떤 것인지 개념을 잡는 데 유용하다. 때로는 의학 교재만으로도 충분하다. 의학 교재는 온라인에 무료로 공개되는 경우가 드물지만, 『맥매스터 내과학 교재(*McMaster Textbook of Internal Medicine*)』는 예외다(empendium.com/mcmtextbook). 시도해 볼 만하다. 이 교재 사이트는 제약업계와 무관한 사람들로부터 기부를 받는다. 강한 권고와 설득력 없는 권고를 명확히 구분하기 위해 등급제(GRADE System)를 이용한다.

약품명

약은 국가별로 상품명이 달라지기도 한다. 예를 들면, 프로작(Prozac)과 폰텍스(Fontex)는 둘 다 우울증과 여타 질환에 쓰이는 플루옥세틴 함유 알약(정제)이다. 플루옥세틴은 미국 제약회사 일라이릴리가 개발했다. 미국에서 이 물질은 사라펨(Sarafem)이라는 상품명으로도 판매된다. 미국 식품의약국에서 이른바 월경전불쾌장애(Premenstrual Dysphoric Disorder)라는 것의 치료에 승인해 주었다.[2] 유럽에서는 플루옥세틴을 질병이 아닌 것에 효과가 있다고 홍보하는 것이 금지됐다.

의약품 규제당국은 약을 너무 쉽게 승인한다.[2] 그러니 세계 어딘가의 주요 의약품 규제당국이 어떤 약의 승인을 거부했다면, 그 메시지는 매우 강력한 것이다.

"절대로 사용하지 말 것!"

약의 일반명(generic name)은 길고 기억하기 어려운 경우가 많다. 하지만 익숙해질 필요가 있다. 미국 여성이 가족주치의로부터 불안(anxiety)

에 대해 프로작을 처방받고, 부인과 전문의로부터 월경 문제로 사라펨을 처방받았다고 해 보자. 이 여성이 일반명에 관심을 두지 않는다면, 두 약이 같은 줄 모르고 과량 복용하게 될 가능성이 크다. 그렇게 되면 자살, 폭력, 살인의 위험이 증가한다.[3] 검색할 때도 일반명을 사용해야 한다.

PICO 방식

우리가 찾아봐야 할 문제는 숱하게 많으며, 검색 기준으로 따를 만한 유용한 것이 바로 PICO 방식이다. "환자(Patient), 중재(Intervention), 대조(Comparison), 평가변수(Outcome)"

- 환자(Patient): 나와 가급적 비슷한 사람들이 환자인 경우를 찾아야, 그들로부터 나온 평균적인 결과가 내게도 적용된다.
- 중재(Intervention): 사람들은 종종 범위가 너무 넓은 질문을 한다. 예를 들면, 이런 것이다. "요통에 어떤 치료가 가장 좋은가?" 이런 질문은 범위를 좁혀서 다음과 같이 바꿔야 한다. "요통에 운동을 하면 하지 않는 것보다 나은가?"
- 대조(Comparison): 치료를 전혀 하지 않는 것(또는 위약)과 비교할 것인가, 아니면 다른 치료와 비교할 것인가? 단기 과정의 치료와 1년 과정의 치료를 비교할 것인가?
- 평가변수(Outcome): 임상의와 환자는 이루고자 하는 바가 무엇인지를 항상 잊지 말아야 한다. 유감스럽게도 이것이 가장 중요한 목표인데

대체로 무시된다. 도움이 되지 않는 치료를 계속한다.

내가 아는 영국의 아동정신과 전문의 새미 티미미(Sami Timimi)는 정신병약을 잘 쓰지 않는다. 부모들이 ADHD 치료제라고 믿는 약을 자기 아이에게 처방해 달라고 찾아오면, 티미미는 이런 질문으로 진료를 시작한다.

"이 약이 완벽하게 효과를 발휘한다고 가정해 보죠. 그렇다면 그 결과로 어떤 변화를 기대하십니까?"

이 질문은 부모를 당황하게 할 수도 있지만, 부모 중 누군가가 침묵을 깨고 어떤 변화를 예상하는지 말할 때까지 기다리는 게 중요하다. 이렇게 하면 부모들이 걱정하는 구체적인 내용이 무엇인지 이해하는 데 도움이 된다. 가정에서의 행동, 또래 관계, 학업 성취, 위험에 대한 인식의 부재 등 여러 가지 가운데 무엇이 문제인지 파악하는 것이다. 그러고 나서 티미미는 그런 것을 바꾸는 약은 세상 어디에도 없다고 답하곤 한다. 약은 결정을 내리게 하거나, 꿈이나 포부를 갖게 하거나, 어떤 행동을 취하게 만들지 않는다.

모든 정신병약이 그렇듯, ADHD 약은 옳은 약이 아니다. 단기적으로 지루한 과제 수행에 대한 집중력 향상 등 눈에 띄는 효과가 있을 수 있다. 그러나 티미미의 설명에 따르면, 장기적으로 이 약은 이점보다 위해가 크며, 초기에 보이는 이로운 효과는 결국 사라지고 만다.[3] 부모들이 원하는 변화가 구체적으로 어떤 것인지 알아냄으로써, 티미미는 그들의 관심을 약에서 돌려, 보다 목표 지향적인 방법을 생각하도록 한다. 예를 들면, 대부분의 아동보다 '열정적인' 아동에 대한 양육 방식을 개발하도록 하거나, 아동이 느끼는 불안과 스트레스를 이해해서 학교에서의 중재가 보다 잘 구성되도록 지원한다. 티미미는 또한 아이들이 자라면서 변한다는 명백한 사실을 부모들에게 주지시킨다. ADHD라는 꼬리표가 붙는 문제(특히 과잉행동과 충동성)는 사춘기에 들어 아이가 성숙함에 따라 줄어들다가 사라지는 경향이 있다.[3]

에필로그

나의 할아버지는 뛰어난 아마추어 피아니스트였다. 유명한 피아니스트 빅터 보르게(Victor Borge)와 마찬가지로, 당대 최고의 덴마크 피아니스트 빅터 쉬외레르(Victor Schiøler)로부터 수업을 받았다. 콘서트 피아니스트가 되라는 제안이 있었지만, 할아버지는 의사의 길을 선택했다. 전쟁 중에 할아버지는 레지스탕스 운동에 가담했다. 의사는 밤에 운전하는 것이 허용되었다. 할아버지는 이 점을 이용해 유대인들이 스웨덴으로 탈출하는 것을 도왔다. 그러다 나치 비밀경찰 게슈타포에 체포되었다. 게슈타포는 나치 점령기 덴마크에서 가장 악명 높은 고문기술자 이브 비르케달 한센(Ib Birkedal Hansen)과 함께 할아버지의 집을 찾아왔다. 한센은 종전 후 정신이 나간 척하면서 구질구질하게 살아남으려 애쓰다, 반역자 중 마지막으로 사형되었다.

할아버지는 코펜하겐에 위치한 게슈타포 본부로 끌려갔다. 그들은 할아버지를 고문하겠다고 협박하고, 나치가 아내와 딸을 강간할 거라고 위협했다. 할아버지는 침착함을 유지했다. 고문도 당하지 않았다. 할아버지는 독일어가 유창했는데, 어찌어찌해서 자신을 심문한 나치 장교와 친해지는 데 성공했다. 두 사람은 음악과 종교에서 공통 관심사를 발견했다. 독일인들이 패전을 예감하고 있었다는 사실도 영향을 주었을 것이다. 할아버지는 운이 좋았다. 해방을 불과 두 달 앞두고 체포되었던 것이다. 할아버지는 독일 라이프치히 근처의 강제수용소에 보내질 뻔했으나, 연합군이 독일 북부의 철도를 파괴하여 국경 수용소로 가게 되었다. 종전 후에는 석 달 동안 폴란드에 머물며, 최선을 다해 사람들을 도왔다.

할아버지는 자신의 경험을 담아 레지스탕스 활동을 한 의사들에 대한 책을 썼다.[1] 할아버지는 1987년에 별세했다. 2001년에 나는 내 차를 개인 간 거래로 팔았는데, 구매자의 아버지가 차를 가지러 왔다. 그분은 내 이름을 보더니 전쟁 이야기를 꺼냈다. 알고 보니 레지스탕스에서 할아버지와 함께 활동한 전우였다. 과거에 할아버지와 그분은 저항운동가 몇 사람의 이름을 게슈타포에 밀고하고 포상금을 받은 동네 구두공과 약속을 잡았다. 숲에서 만나 반역자를 총으로 쏘려는 계획이었다. 그러나 그 구두공은 이상한 낌새를 알아채고 나타나지 않았다. 할아버지의 동료는 이 이야기를 하면서 눈에 눈물이 가득 고였다. 그분은 사람을 총으로 쏜 경험이 있었고, 정의를 위한 것이라 해도 사람의 목숨을 빼앗는다는 게 얼마나 끔찍한 일인지 결코 잊을 수 없었던 것이다. 레지스탕스 활동 중에는 청산가리 캡슐을 항상 입에 물고 있었다고 했다. 잡히면 자살할 결심을 했던 것이다.

나는 할아버지로부터 많은 영감을 받았다. 어떤 사람들은—이런 사람들은 흔치 않은데—위험은 생각하지 않고 올바른 일을 한다. 전쟁이나 여타의 시련이 닥치면 누가 믿을 수 있는 사람인지 알게 된다. 인생은 건강 걱정이 다가 아니다. 인생은 위험으로 가득 차 있어서, 위험을 무릅쓸 마음가짐이 전혀 없다면 살기를 포기한 것이나 다름없다. 건강에 집착하기보다 인생을 잘 사는 것에 집중해야 한다. 죽음을 두려워하지 말아야 한다. 소설 『아웃 오브 아프리카(*Out of Africa*)』의 작가 카렌 블릭센(Karen Blixen)은 이런 말을 했다.

"목숨에 어떤 가치가 있다면, 그것은 바로 목숨 자체에는 아무런 가치가 없다는 사실이다. 목숨을 걸 수 있는 자만이 자유를 누린다."

나는 여러분이 약 사용을 줄이고, 복용 중인 약이 있는 경우 일부라도 끊는 데 이 책이 기여하기를 바란다. 약 복용을 중단하면 모종의 위험이 약간 증가할 수 있겠지만, 삶의 질이 나아질 가능성이 높다. 약을 적게 먹을수록 살아남는 사람이 늘어날 것이다. 처방 받은 약이건 거리의 불법 약물이건 간에 그렇다.

옮긴이의 말

"이게 다 괴물 같은 괴체 때문이다."

전작 『위험한 제약회사』가 출간되었을 때 한 미디어에 의료 전문가가 쓴 서평의 마지막 문장입니다.

제약산업 시스템과 부정부패에 대한 저자의 신랄한 비판과 꼼꼼한 지적으로 머리가 복잡해진 전문가의 투정(?) 섞인 감상에 무척 반가웠던 기억이 생생합니다. "괴물 같다"는 표현에 공감이 가서 혼자 웃었습니다. 제가 저자에 대해 떠올린 것은 '대쪽 같은', '꼬장꼬장한', '불굴의' 같은 수식어였습니다.

이번 책에서 저자는 역시나 냉철한 이성과 타협하지 않는 굳은 의지로 과잉의료를 꼬집습니다. 우리에게 익숙한 한국의 갑상샘암 과잉진단 문제도 예로 등장합니다.

이 책은 저자가 확인한 가장 신뢰할 만한 의학 정보들을 알려주면서 실용서를 표방하고 있습니다. 저자는 과잉의료의 시류 속에서 독자들이 스스로를 지킬 것을 당부하면서, 구체적인 예를 들어 그 방법을 시연해 보이기도 합니다.

의사에게 질문을 하는 것은 쉬운 일이 아닙니다. 시도해 본 사람은 알겠지만 꽤나 용기를 내야 하는데, 자세한 설명이 아니라 냉담한 반응이 돌아오기 일쑤입니다. 인터넷으로 어설픈 정보를 보고 엉뚱한 질문을 하는 환자들 때문에 피곤하다는 의사의 불평을 듣기도 합니다.

저자는 인터넷을 최대한 활용하라고 강력히 권합니다. 저자처럼 영어로 검색하는 것이 정보의 질과 양 면에서 가장 좋은 방법이겠으나, 한국의 일반 독자들이 외국의 체계적 고찰 논문을 검색해서, 그것도 제약회사의 영향이 없는 연구를 골라 읽고 내용을 파악하기란 극히 어려운 일입니다.

현실적으로는 치료법이나 약 이름을 포털 사이트에서 검색해 보는 것만으로도 많은 정보를 얻을 수 있습니다. 저자는 약의 일반명을 알아두라고 하지만, 상품명을 입력해도 괜찮습니다. 약 이름을 검색창에 입력하면 '약학정보원'이 제공하는 지식백과 내 '약학용어사전' 정보가 보입니다. 이를 클릭하면 약의 외형 이미지를 포함해 기본 정보가 정리되어 있는 페이지가 나타납니다('약학정보원' 링크를 따라 들어가 검색해도 됩니다.). 여기서 '경고', '금기', '주의사항', '부작용' 등을 확인할 수 있습니다.

이상반응, 유해반응, 부작용 등 뭐라고 부르든 간에 약으로 인해 생기는 유해한 신체 반응을 아는 것이 중요합니다. 대부분의 사람들은 약이 대체로 효과가 있고 드물게 부작용을 일으킨다고 알고 있지만, 저자는 효과는 있을 수도 없을 수도 있지만 부작용은 반드시 나타난다고 말합니다. 임상시험이 이루어지는 방식에 대해 이해하고 나면, 저자가 그렇게 주장하는 이유를 알 수 있습니다. 그러므로 우리는 생각보다 흔하게 의약품으로 해를 입는데, 그 사실을 모르고 병증이 악화되었거나 새로운 문제가 생겼다고 여깁니다. 주변에서도 그런 사례를 종종 봅니다. 갑자기 실신하는 경우도 있습니다. 깜짝 놀라 중병에 걸렸나 보다고 근심에 휩싸이기 전에, 복용 중인 약을 의심해 봐야 하는 이유입니다.

약 이름 말고 질병에 대해 검색해야 할 수도 있습니다. 7장에서 검색의 예시로 나온 요통을 네이버에서 검색하면, '요통' 질병 정보 항목이 보입니다. '요통' 항목을 클릭하면 지식백과 페이지로 넘어갑니다. 여기서 이 책의 저자가 위키피디아에서 찾은 것과 비슷한 내용을 확인할 수 있습니다. 일부를 옮겨보면 다음과 같습니다.

원인

척추 관련 구조물, 즉 척추뼈, 디스크, 후관절, 인대, 근육에 병적 변화가 요통의 원인이다. 병적 변화가 일부 있더라도 평소에는 증상을 느끼지 못하고 지내는 경우가 많으나, 척추의 보상 한계를 넘으면 통증으로 나타나게 된다. 갑작스러운 디스크 파열, 운동량 부족으로 인한 근력 악화, 무리한 노동이나 운동, 척추 염좌 등이 요통의 기저 요인을 요통으로 발현시킬 수 있다.

요통은 척추의 퇴행성 변화와 관련된 경우가 많아서, 나이가 들수록 발병률과 유병률이 올라간다. 척추의 노화가 진행되지만 아직 신체 활동이 왕성한 50~60대에서 가장 많이 발생한다고 알려져 있다. 과도한 신체 노동, 특히 무거운 것을 많이 드는 경우, 흡연, 규칙적으로 운동을 하지 않는 경우와 연관되어 있다.

치료 항목에는 아래와 같은 설명이 있습니다.

요통 치료에 있어서 중요한 점은, 많은 요통 환자들이 별다른 치료를 하지 않거나 가벼운 보존적 치료만 하더라도 호전되는 경우가 많다는 것이다. 따라서 수술은 그로 인한 신체적 부담과 합병증의 위험보다, 수술로 예견되는 이득이 확실할 때만 충분한 설명과 동의를 거쳐 신중하게 고려되는 것이 바람직하다.

스크롤을 아래로 내리면 〈'요통' 비슷한 글〉이라는 제목 아래 링크 몇 개가 보입니다. 그중 맨 위의 '국가건강정보포털 의학정보'를 클릭하면 지식백과 내 해당 페이지로 넘어갑니다. 국가건강정보포털에서는 보다 상세한 정보를 제공합니다. 원인별로 요통의 각기 다른 특징을 정리한 표도 있고, "요통을 경감시키고 예방하는 올바른 자세"를 알려주는 그림도 있습니다.

이 정도만 찾아서 읽어 봐도, 정형외과에 가서 방사선 노출을 무릅쓰고 CT나 엑스레이 촬영을 하는 일 없이 자신의 요통이 어떻게 생긴 것이고 해결 방법에는 무엇이 있고, 병원 진료가 꼭 필요한지, 어느 정도 갈피를 잡을 수 있습니다. 물론 심각한 질환 때문에 요통이 생긴 것으로 의심되는 경우에는 신속히 전문의의 진료를 받아야 하겠습니다.

저자는 인간의 이성을 신뢰하는 철두철미한 과학자로서, 사람들이 스스로의 건강 문제에 대해 과학적 태도를 견지할 것을 요청합니다. 그런 맥락에서 제도권 의료 기관의 과잉진단과 과잉치료를 지적하며, 아울러 '대체의학'이라는 비과학적 민간요법에 기대서도 안 된다고 경고합니다. '안아키(약 안 쓰고 아이 키우기)' 사태가 떠오르는 대목입니다. 저자는 카이로프랙틱 시술을 받다가 전신마비나 사망에 이른 사례도 언급하는데, 최근 우리나라에서도 새로운 희생자들이 발생했다는 뉴스가 있었습니다.

한 사람의 독자로서, 그리고 잠재적 환자로서 솔직한 심정은 의료인들이 과잉의료 문제를 자각하고 스스로 변해 주기를 바라는 마음입니다. 그런데 좀 더 생각해 보면, 결국 의료 서비스를 이용하는 사람들의 생각과 태도가 가장 중요합니다. 근래에 많은 기업이 친환경을 표방해 왔는데, 이는 소비자들이 환경 문제에 경각심을 가진 덕분일 것입니다. 지난 3년 동안 힘겹게 팬데믹을 통과한 우리가 더 건강하게 앞으로 나아가는 데 이 책이 도움이 되기를, 저자와 함께 바랍니다.

2023년 10월

윤소하

참고문헌

머리말

1. Weingart SN, Wilson RM, Gibberd RW, et al. Epidemiology of medical error. *BMJ* 2000;320:774–7.
2. Starfield B. Is US health really the best in the world? *JAMA* 2000;284:483–5.
3. Lazarou J, Pomeranz BH, Corey PN. Incidence of adverse drug reactions in hospitalized patients: a meta-analysis of prospective studies. *JAMA* 1998;279:1200–5.
4. Ebbesen J, Buajordet I, Erikssen J, et al. Drug-related deaths in a department of internal medicine. *Arch Intern Med* 2001;161:2317–23.
5. Pirmohamed M, James S, Meakin S, et al. Adverse drug reactions as cause of admission to hospital: prospective analysis of 18 820 patients. *BMJ* 2004;329:15-9.
6. van der Hooft CS, Sturkenboom MC, van Grootheest K, et al. Adverse drug reaction-related hospitalisations: a nationwide study in The Netherlands. *Drug Saf* 2006;29:161-8.
7. Landrigan CP, Parry GJ, Bones CB, et al. Temporal trends in rates of patient harm resulting from medical care. *N Engl J Med* 2010;363:2124-34.
8. James JTA. A new, evidence-based estimate of patient harms associated with hospital care. *J Patient Saf* 2013;9:122-8.
9. Archibald K, Coleman R, Foster C. Open letter to UK Prime Minister David Cameron and Health Secretary Andrew Lansley on safety of medicines. *Lancet* 2011;377:1915.
10. Makary MA, Daniel M. Medical error - the third leading cause of death in the US. *BMJ* 2016;353:i2139.
11. Gøtzsche PC. *Deadly Medicines and Organised Crime: How Big Pharma Has Corrupted Healthcare*. London: Radcliffe Publishing; 2013.
12. Moynihan R, Glasziou P, Woloshin S, et al. Winding back the harms of too much medicine. *BMJ* 2013;346:f1271.
13. Gøtzsche PC. *Deadly Psychiatry and Organized Denial*. Copenhagen: People's Press; 2015.

14. Gøtzsche PC. *Rational Diagnosis and Treatment: Evidence-Based Clinical Decision-Making*, 4th edition. Chichester: Wiley; 2007.
15. Gøtzsche PC. *Mammography Screening: Truth, Lies and Controversy*. London: Radcliffe Publishing; 2012.
16. Zahl PH, Gøtzsche PC, Maehlen J. Natural history of breast cancers detected in the Swedish mammography screening programme: a cohort study. *Lancet Oncol* 2011;12:1118-24.
17. Rasmussen LI. [Danes suffer from 12 million diseases]. *Ugeskr Læger* 2011;173:1767.
18. Getz L, Sigurdsson JA, Hetlevik I, et al. Estimating the high risk group for cardiovascular disease in the Norwegian HUNT 2 population according to the 2003 European guidelines: modelling study. *BMJ* 2005;331:551.
19. Getz L, Kirkengen AL, Hetlevik I, et al. Ethical dilemmas arising from implementation of the European guidelines on cardiovascular disease prevention in clinical practice. A descriptive epidemiological study. *Scand J Prim Health Care* 2004;22:202–8.
20. Gøtzsche PC. De mange usynlige medicindødsfald. *Ugeskr Læger* 2017;178:990-1.
21. http://medstat.dk/. 2016; April.
22. Kahnemann D. *Thinking, fast and slow*. London: Penguin Books; 2011.
23. Hawkes N. Public's distrust of medicines needs urgent action, says academy. *BMJ* 2017;357:j2974.
24. Yarnall KS, Pollak KI, Østbye T, et al. Primary care: is there enough time for prevention? *Am J Public Health* 2003;93:635-41.

1장. 의사는 왜 과잉진료를 하는가?

1. Gøtzsche PC. *Deadly Medicines and Organised Crime: How Big Pharma Has Corrupted Healthcare*. London: Radcliffe Publishing; 2013.
2. Roehr B. Health care in US ranks lowest among developed countries, Commonwealth Fund study shows. *BMJ* 2008;337:a889.
3. Starfield B, Shi L, Grover A, et al. The effects of specialist supply on populations' health: assessing the evidence. *Health Aff* (Millwood). 2001 March 15. DOI: 10.1377/hlthaff.w5.97.
4. Nolte E, McKee CM. Measuring the health of nations: updating an earlier analysis. *Health Aff* (Millwood) 2008;27:58–71.
5. Avendano M, Glymour MM, Banks J, et al. Health disadvantage in US adults aged 50 to 74 years: a comparison of the health of rich and poor Americans with that of Europeans. *Am J Public Health* 2009;99:540–8.
6. Gøtzsche PC, Bygbjerg IC, Olesen B, et al. Yield of diagnostic tests of opportunistic infections in AIDS: a survey of 33 patients. *Scand J Infect Dis* 1988;20:395- 402.
7. Gøtzsche PC. *Mammography Screening: Truth, Lies and Controversy*. London: Radcliffe Publishing; 2012.
8. Gjørup T, Agner E, Jensen LB, et al. The endoscopic diagnosis of duodenal ulcer disease.

A randomized clinical trial of bias and of interobserver variation. *Scand J Gastroenterol* 1986;21:261–7.
9. Gøtzsche PC. *Deadly Psychiatry and Organized Denial.* Copenhagen: People's Press; 2015.
10. Brøgger S. Patienten, der fik nok: Hospital får hård kritik. TV2 Lorry 2015; 26 Nov.
11. Andersen KV. Hvidovre Hospital til TV 2-journalist: Undskyld. TV2 Nyheder 2015; 25 Sept.
12. Højsgaard L. Dokumentarist med 40 i feber. Journalisten 2015; 25 Sept.
13. Andersen KV, Jensen M. Læge klager over egen behandling på sygehus: Frygtede jeg skulle dø. TV2 Nyhederne Online 2015; 26 Sept.
14. Groopman J, Hartzband P. Putting profits ahead of patients. *New York Review of Books* 2007; 13 July.
15. American Heart Association. Angina (chest pain). http://www.heart.org/HEARTORG/Conditions/HeartAttack/DiagnosingaHeartAttack/Angina-Chest-Pain_UCM_450308_Article.jsp#.WX8mBVFpyT9.
16. Jackson PPR, Aarabi M, Wallis E. Aspirin for primary prevention of coronary heart disease (Protocol). *Cochrane Database Syst Rev* 2004;1:CD004586.
17. Squizzato A, Keller T, Romualdi E, et al. Clopidogrel plus aspirin versus aspirin alone for preventing cardiovascular disease. *Cochrane Database Syst Rev* 2011;1:CD005158.
18. Feinberg J, Nielsen EE, Greenhalgh J, et al. Drug-eluting stents versus bare-metal stents for acute coronary syndrome. *Cochrane Database Syst Rev* 2017;8:CD012481.
19. Bakalar N. No extra benefits are seen in stents for coronary artery disease. *New York Times* 2012; 27 Feb.
20. Stergiopoulos K, Brown DL. Initial coronary stent implantation with medical therapy vs medical therapy alone for stable coronary artery disease: meta-analysis of randomized controlled trials. *Arch Intern Med* 2012;172:312-9.
21. Al-Lamee R, Thompson D, Dehbi HM, et al. Percutaneous coronary intervention in stable angina (ORBITA): a double-blind, randomised controlled trial. *Lancet* 2018;391:31-40.
22. Gøtzsche PC, Berg S. Sleep apnoea: from person to patient, and back again. *BMJ* 2010;340:c360.
23. Sundaram S, Lim J, Lasserson TJ. Surgery for obstructive sleep apnoea in adults. *Cochrane Database Syst Rev* 2005;4:CD001004.
24. Elshaug AG, Moss JR, Hiller JE, et al. Upper airway surgery should not be first line treatment for obstructive sleep apnoea in adults. *BMJ* 2008;336:44-5.
25. Kribbs NB, Pack AI, Kline LR, et al. Objective measurement of patterns of nasal CPAP use by patients with obstructive sleep apnoea. *Am Rev Respir Dis* 1993;147:887-95.
26. Young T, Palta M, Dempsey J, et al. The occurrence of sleep disordered breathing among middle-aged adults. *N Engl J Med* 1993;328:1230-5.
27. Kmietowicz Z. Boehringer Ingelheim withheld safety analyses on new anticoagulant, the BMJ investigation finds. *BMJ* 2014;349:g4756.
28. Sudlow CLM, Mason G, Maurice JB, et al. Thienopyridine derivatives versus aspirin for

preventing stroke and other serious vascular events in high vascular risk patients. *Cochrane Database Syst Rev* 2009;4:CD001246.
29. Squizzato A, KellerT, Romualdi E, et al. Clopidogrel plus aspirin versus aspirin alone for preventing cardiovascular disease. *Cochrane Database Syst Rev* 2011;1:CD005158.
30. Nordic Cochrane Centre. Annual report and review 2015. http://nordic.cochrane.org/annual-reports.
31. Gøtzsche PC, Jørgensen KJ. Screening for breast cancer with mammography. *Cochrane Database Sys Rev* 2013;6:CD001877.
32. Gøtzsche PC, Johansen HK. Intravenous alpha-1 antitrypsin augmentation therapy for treating patients with alpha-1 antitrypsin deficiency and lung disease. *Cochrane Database Sys Rev* 2016;9:CD007851.
33. Krogsbøll LT, Jørgensen KJ, Grønhøj Larsen C, et al. General health checks in adults for reducing morbidity and mortality from disease. *Cochrane Database Sys Rev* 2012;10:CD009009.
34. Gøtzsche PC. Psykiatri på afveje. *Politiken* 2014; 6 Jan.
35. Pedersen AT. Diagnosing psychiatry. https://diagnosingpsychiatry.com/filmen/
36. Boas M. Mathias døde af meningitis, men kunne have været i live. *MetroXpress* 2017; 11 Oct.
37. Sørensen LM, Gertsen L, Frederiksen M, et al. Mathias Baadsgaard-Lund døde af meningitis efter fejl på hospital. 2017; 2 April. http://www.dr.dk/nyheder/indland/mathias-baadsgaard-lund-doede-af-meningitis-efter-fejl-paa-hospital.
38. Thompson MJ, Ninis N, Perera R, et al. Clinical recognition of meningococcal disease in children and adolescents. *Lancet* 2006;367:397-403.

2장. 불필요한 검사는 과잉의료를 야기한다

1. Dotts T. Debate persists over mammography's benefits. *HemOnc Today* 2000:11,14.
2. Gøtzsche PC. *Mammography Screening: Truth, Lies and Controversy*. London: Radcliffe Publishing; 2012.
3. Welch HG. *Should I be tested for cancer?: Maybe not and here's why*. Berkeley: University of California Press; 2004.
4. Singer N. Forty years' war in push for cancer screening, limited benefits. *New York Times* 2009; 16 July.
5. Lee JH, Shin SW. Overdiagnosis and screening for thyroid cancer in Korea. *Lancet* 2014;384:1848.
6. Jørgensen KJ. Mammography screening. Benefits, harms, and informed choice. *Dan Med J* 2013;60:B4614.
7. Gøtzsche PC. Time to stop mammography screening? *CMAJ* 2011;183:1957-8.
8. Gøtzsche PC. Mammography screening is harmful and should be abandoned. *J R Soc Med* 2015;108:341-5.
9. Marmot MG, Altman DG, Cameron DA, et al. The benefits and harms of breast cancer

screening: an independent review. *Lancet* 2012;380:1778-86.
10. Duffy S, Tabar L, Olsen A, et al. Absolute numbers of lives saved and overdiagnosis in breast cancer screening, from a randomized trial and from the Breast Cancer Screening Programme in England. *J Med Screen* 2010;17:25-30.
11. Gøtzsche PC, Jørgensen KJ, Zahl PH. Breast screening: why estimates differ by a factor of 20-25. *J Med Screen* 2010;17:158-9.
12. Gøtzsche PC, Jørgensen KJ. Screening for breast cancer with mammography. *Cochrane Database Sys Rev* 2013;6:CD001877.
13. Brodersen J, Siersma VD. Long-term psychosocial consequences of false-positive screening mammography. *Ann Fam Med* 2013;11:106-15.
14. Baum M. Harms from breast cancer screening outweigh benefits if death caused by treatment is included. *BMJ* 2013;346:f385.
15. Autier P, Boniol M, Middleton R, et al. Advanced breast cancer incidence following population-based mammographic screening. *Ann Oncol* 2011;22:1726-35.
16. Kalager M, Adami HO, Bretthauer M, et al. Overdiagnosis of invasive breast cancer due to mammography screening: results from the Norwegian screening program. *Ann Intern Med* 2012;156:491-9.
17. Jørgensen KJ, Gøtzsche PC, Kalager M, et al. Breast cancer screening in Denmark: a cohort study of tumor size and overdiagnosis. *Ann Intern Med* 2017;166:313-23.
18. Biller-Andorno N, Jüni P. Abolishing mammography screening programs? A view from the Swiss Medical Board. *N Engl J Med* 2014;370:1965-7.
19. Ilic D, Neuberger MM, Djulbegovic M, et al. Screening for prostate cancer. *Cochrane Database Syst Rev* 2013;1:CD004720.
20. Lenzer J. Centers for Disease Control and Prevention: protecting the private good? *BMJ* 2015;350:h2362.
21. Jakobsen JC, Nielsen EE, Feinberg J, et al. Direct-acting antivirals for chronic hepatitis C. *Cochrane Database Syst Rev* 2017;9:CD012143.
22. Liu X, Wang Y, Zhang G, et al. Efficacy and safety of sofosbuvir-based therapy for the treatment of chronic hepatitis C in treatment-naïve and treatment-experienced patients. *Int J Antimicrob Agents* 2014;44:145-51.
23. Vickers A, Goyal N, Harland R, Rees R. Do certain countries produce only positive results? A systematic review of controlled trials. *Control Clin Trials* 1998;19:159-66.
24. Woodhead M. 80% of China's clinical trial data are fraudulent, investigation finds. *BMJ* 2016;355:i5396.
25. Wu T, Li Y, Bian Z, Liu G, et al. Randomized trials published in some Chinese journals: how many are randomized? *Trials* 2009;10:46.
26. Kohli A, Shaffer A, Sherman A, et al. Treatment of hepatitis C: a systematic review. *JAMA* 2014;312:631-40.
27. Koretz RL, Lin KW, Ioannidis JP, et al. Is widespread screening for hepatitis C justified? *BMJ*

2015;350:g7809.

28. Powderly WG, Naggie S, Kim AY, et al. IDSA/AASLD response to Cochrane review on direct-acting antivirals for hepatitis C. *Clin Infect Dis* 2017; 17 July. https://doi.org/10.1093/cid/cix620.
29. Gøtzsche PC. *Deadly Medicines and Organised Crime: How Big Pharma Has Corrupted Healthcare*. London: Radcliffe Publishing; 2013.
30. Krogsbøll LT, Jørgensen KJ, Gøtzsche PC. General health checks in adults for reducing morbidity and mortality from disease. *Cochrane Database Syst Rev* 2019;1:CD009009.
31. Krogsbøll LT, Jørgensen KJ, Grønhøj Larsen C, et al. General health checks in adults for reducing morbidity and mortality from disease: Cochrane systematic review and meta-analysis. *BMJ* 2012;345:e7191.
32. Gøtzsche PC. *Deadly Medicines and Organised Crime: How Big Pharma Has Corrupted Healthcare*. London: Radcliffe Publishing; 2013.
33. Jørgensen T, Jacobsen RK, Toft U, et al. Effect of screening and lifestyle counselling on incidence of ischaemic heart disease in general population: Inter99 randomised trial. *BMJ* 2014;348:g3617.
34. Andersen TK. 10 forslag til mere sundhed for pengene. *Mandag Morgen* 2011; 21 Feb.
35. Gould M. Expert panel will assess cost effectiveness of health checks. *BMJ* 2013;347:f5222.
36. Gøtzsche PC. "I don't want the truth, I want something I can tell Parliament!" *BMJ* 2013;347:f5222 (rapid reponse).
37. Krogsbøll LT, Jørgensen KJ, Gøtzsche PC. Universal health checks should be abandoned. *BMJ* 2013;347:f5227.
38. NICE support for local government to encourage people to attend NHS Health Checks and make changes for better health. Press release 2014; 26 Feb.
39. Price C. NHS Health Checks programme stalling amid poor uptake and critical MPs' report. *Pulse* 2014; 28 Feb.

3장. 약이 필요없거나 부작용만 큰 질병과 가짜 질병

1. Gøtzsche PC. Din overvægt er en selvskabt plage - derfor skal du selv betale. *Berlingske* 2017; 12 Aug.
2. Domonoske C. 50 Years ago, sugar industry quietly paid scientists to point blame at fat. *NPR* 2016; 13 Sept.
3. Hozer M. Sugar Coated. Documentary 2015.
4. Raben A, Vasilaras TH, Møller AC, et al. Sucrose compared with artificial sweeteners: different effects on ad libitum food intake and body weight after 10 wk of supplementation in overweight subjects. *Am J Clin Nutr* 2002;76:721-9.
5. Winther J. Sukkervenlig ekspert. *Jyllands-Posten* 2003; 26 Jan.
6. Findalen J, Cuculiza M. Fik millioner af Coca-Cola: Forskere frikender sukker og fastfood.

MetroXpress 2015; 19 Aug.
7. Butters DJ, Ghersi D, Wilcken N, et al. Addition of drug/s to a chemotherapy regimen for metastatic breast cancer. *Cochrane Database Syst Rev* 2010;11:CD003368.
8. Early Breast Cancer Trialists' Collaborative Group (EBCTCG). Effects of chemotherapy and hormonal therapy for early breast cancer on recurrence and 15-year survival: an overview of the randomised trials. *Lancet* 2005;365:1687-717.
9. Ferguson T, Wilcken N, Vagg R, et al. Taxanes for adjuvant treatment of early breast cancer. *Cochrane Database Syst Rev* 2007;4:CD004421.
10. Abramson J. *Overdo$ed America*. New York: HarperCollins; 2004.
11. Schroll JB, Penninga EI, Gøtzsche PC. Assessment of adverse events in protocols, clinical study reports, and published papers of trials of orlistat: a document analysis. *PLoS Med* 2016;13:e1002101.
12. Manson JE, Faich GA. Pharmacotherapy for obesity -- do the benefits outweigh the risks? *N Engl J Med* 1996;335:659-60.
13. Jørgensen AW, Lundstrøm LH, Wetterslev J, et al. Comparison of results from different imputation techniques for missing data from an anti-obesity drug trial. *PLoS One* 2014;9:e111964.
14. Dinu M, Abbate R, Gensini GF, et al. Vegetarian, vegan diets and multiple health outcomes: a systematic review with meta-analysis of observational studies. *Crit Rev Food Sci Nutr* 2017;57:3640-9.
15. Bjelakovic G, Nikolova D, Gluud LL, et al. Antioxidant supplements for prevention of mortality in healthy participants and patients with various diseases. *Cochrane Database Syst Rev* 2012;3:CD007176.
16. Taubes G. Epidemiology faces its limits. *Science* 1995;269:164–9.
17. Palatini P, Fania C, Mos L, et al. Alcohol intake more than doubles the risk of early cardiovascular events in young hypertensive smokers. *Am J Med* 2017;130:967-74.
18. Smarius LJ, Strieder TG, Loomans EM, et al. Excessive infant crying doubles the risk of mood and behavioral problems at age 5: evidence for mediation by maternal characteristics. *Eur Child Adolesc Psychiatry* 2017;26:293-302.
19. Aune D, Giovannucci E, Boffetta P, et al. Fruit and vegetable intake and the risk of cardiovascular disease, total cancer and all-cause mortality—a systematic review and dose-response meta-analysis of prospective studies. *Int J Epidemiol* 2017;46:1029-56.
20. Gøtzsche PC. *Deadly Psychiatry and Organized Denial*. Copenhagen: People's Press; 2015.
21. Gøtzsche PC. *Deadly Medicines and Organised Crime: How Big Pharma Has Corrupted Healthcare*. London: Radcliffe Publishing; 2013.
22. Petersen M. *Our daily meds*. New York: Sarah Crichton Books; 2008.
23. Larson JC, Ensrud KE, Reed SD, et al. Efficacy of escitalopram for hot flashes in healthy menopausal women: a randomized controlled trial. *JAMA* 2011;305:267–74.
24. Montori VM, Isley WL, Guyatt GH. Waking up from the DREAM of preventing diabetes

with drugs. *BMJ* 2007;334:882–4.
25. Lee HS, Chun KH, Moon D, et al. Trends in receiving chemotherapy for advanced cancer patients at the end of life. *BMC Palliat Care* 2015;14:4.
26. Syncope with cholinesterase inhibitors. *Rev Prescrire* 2011;31:434.
27. Gøtzsche PC. Måske kan du blive medicinfri. *Jyllands-Posten* 2017; 13 May.
28. Smith SM, Schroeder K, Fahey T. Over-the-counter (OTC) medications for acute cough in children and adults in community settings. *Cochrane Database Syst Rev* 2014;11:CD001831.
29. Sharfstein JM, North M, Serwint JR. Over the counter but no longer under the radar – pediatric cough and cold medications. *N Engl J Med* 2007;357:2321–4.
30. Mann D. FDA pulls 500 cold medicines from the market. 2001; 2 March. http://www.webmd.com/cold-and-flu/news/20110302/fda-pulls-500-cold-medicines-from-market#1.
31. IBISWorld. Cough & Cold Medicine Manufacturing OTC: Market Research Report. 2016; August. https://www.ibisworld.com/industry-trends/specialized-market-research-reports/life-sciences/otc-medicines/cough-cold-medicine-manufacturing-otc.html.
32. Evans SS, Repasky EA, Fisher DT. Fever and the thermal regulation of immunity: the immune system feels the heat. *Nat Rev Immunol* 2015;15:335-49.
33. Gøtzsche PC. *Mammography Screening: Truth, Lies and Controversy*. London: Radcliffe Publishing; 2012.
34. Rostgaard K, Vaeth M, Rootzén H, et al. Why did the breast cancer lymph node status distribution improve in Denmark in the premammography screening period of 1978–1994? *Acta Oncol* 2010;49:313 –21 .
35. Tougaard H. Flere kvinder overlever brystkræft. *Jyllands-Posten* 2008; 22 May.
36. Larsen K. Kræft – er koden knækket? *Ugeskr Læger* 2016;178:1566-9.
37. Jørgensen KJ, Zahl P-H, Gøtzsche PC. Overdiagnosis in organised mammography screening in Denmark: a comparative study. *BMC Women's Health* 2009;9:36.
38. Welch HG, Schwartz L, Woloshin S. *Overdiagnosed: making people sick in the pursuit of health*. Boston: Beacon Press; 2011.
39. Jørgensen KJ, Brodersen J, Gøtzsche PC. Screening for modermærkekræft: amerikanske tilstande? *Ugeskr Læger* 2014;176:1250-1.
40. Wise PH. Cancer drugs, survival, and ethics. *BMJ* 2016;355:i5792.
41. Sturgeon B. Breast cancer detection: trick or treatment? *Senior News* 1999;18:7 Oct.
42. Prigerson HG, Bao Y, Shah MA, et al. Chemotherapy use, performance status, and quality of life at the end of life. *JAMA Oncol* 2015;1:778-84.
43. Gøtzsche PC. Hun fik den sidste kemo på vej til kapellet. *Politiken* 2017; 2 July.
44. Slevin ML, Stubbs L, Plant HJ, et al. Attitudes to chemotherapy: comparing views of patients with cancer with those of doctors, nurses, and general public. *BMJ* 1990;300:1458–60.
45. Prasad V. Do cancer drugs improve survival or quality of life? *BMJ* 2017;359:j4528.

4장. 정신병약과 진통제는 왜 사용하지 말아야 하는가?

1. Gøtzsche PC. *Deadly Psychiatry and Organized Denial*. Copenhagen: People's Press; 2015.
2. Whitaker R. *Anatomy of an epidemic*. New York: Broadway Books; 2015.
3. Jakobsen JC, Katakam KK, Schou A, et al. Selective serotonin reuptake inhibitors versus placebo in patients with major depressive disorder. A systematic review with meta-analysis and Trial Sequential Analysis. *BMC Psychiatry* 2017;17:58.
4. Breggin PR. *Brain-disabling treatments in psychiatry: drugs, electroshock, and the psychopharmaceutical complex*. New York: Springer; 2008.
5. Breggin P. *Medication madness*. New York: St. Martin's Griffin; 2008.
6. Breggin P. *Psychiatric drug withdrawal: A guide for prescribers, therapists, patients and their families*. New York: Springer; 2012.
7. Whitaker R, Cosgrove L. *Psychiatry under the influence: Institutional corruption, social injury, and prescriptions for reform*. New York: Palgrave Macmillan; 2015.
8. Kirsch I. *The emperor's new drugs: Exploding the antidepressant myth*. London: Bodley Head; 2009.
9. Danborg PB, Gøtzsche PC. Benefits and harms of neuroleptic drugs in drug-naïve patients with psychosis: systematic review. Submitted for publication.
10. Leucht S, Tardy M, Komossa K, et al. Antipsychotic drugs versus placebo for relapse prevention in schizophrenia: a systematic review and meta-analysis. *Lancet* 2012;379:2063-71.
11. Wunderink L, Nieboer RM, Wiersma D, et al. Recovery in remitted first-episode psychosis at 7 years of follow-up of an early dose reduction/discontinuation or maintenance treatment strategy: long-term follow-up of a 2-year randomized clinical trial. *JAMA Psychiatry* 2013;70:913-20.
12. Cole JO. Phenothiazine treatment in acute schizophrenia; effectiveness: the National Institute of Mental Health Psychopharmacology Service Center Col¬laborative Study Group. *Arch Gen Psychiatry* 1964;10:246-61.
13. Whitaker R. *Mad in America: Bad Science, Bad Medicine, and the Enduring Mistreatment of the Mentally Ill*. Cambridge: Perseus Books Group; 2002.
14. Leucht S, Kane JM, Etschel E, et al. Linking the PANSS, BPRS, and CGI: clinical implications. *Neuropsychopharmacology* 2006;31:2318-25.
15. Moncrieff J. *The bitterest pills*. Basingstoke: Palgrave Macmillan; 2013.
16. Khin NA, Chen YF, Yang Y, et al. Exploratory analyses of efficacy data from schizophrenia trials in support of new drug applications submitted to the US Food and Drug Administration. *J Clin Psychiatry* 2012;73:856–64.
17. Leucht S, Fennema H, Engel R, et al. What does the HAMD mean? *J Affect Disord* 2013;148:243-8.
18. Kirsch I, Deacon BJ, Huedo-Medina TB, et al. Initial severity and antidepressant benefits: A meta-analysis of data submitted to the Food and Drug Administration. *PLoS Med* 2008;5:e45.
19. Fournier JC, DeRubeis RJ, Hollon SD, et al. Antidepressant drug effects and depression severity: a patient-level meta-analysis. *JAMA* 2010;303:47–53.

20. Gøtzsche PC, Gøtzsche PK. Cognitive behavioural therapy halves the risk of repeated suicide attempts: systematic review. *J R Soc Med* 2017;110:404-10.

21. Hróbjartsson A, Thomsen AS, Emanuelsson F, et al. Observer bias in randomized clinical trials with measurement scale outcomes: a systematic review of trials with both blinded and nonblinded assessors. *CMAJ* 2013;185:E201-11.

22. Healy D. Let them eat Prozac. New York: New York University Press; 2004.

23. Moncrieff J, Wessely S, Hardy R. Active placebos versus antidepressants for depression. *Cochrane Database Syst Rev* 2004;1:CD003012.

24. Moncrieff J. *The myth of the chemical cure.* Basingstoke: Palgrave Macmillan; 2008.

25. Hamilton M. A rating scale for depression. *J Neurol Neurosurg Psychiat* 1960;23:56-62.

26. Michelson D, Fava M, Amsterdam J, et al. Interruption of selective serotonin reuptake inhibitor treatment. Double-blind, placebo-controlled trial. *Br J Psychiatry* 2000;176:363-8.

27. Rosenbaum JF, Fava M, Hoog SL, et al. Selective serotonin reuptake inhibitor discontinuation syndrome: a randomised clinical trial. *Biol Psychiatry* 1998;44:77-87.

28. FDA. Antidepressant use in children, adolescents, and adults. http://www.fda.gov/drugs/drugsafety/informationbydrugclass/ucm096273.htm.

29. Belmaker RH, Wald D. Haloperidol in normals. *Br J Psychiatry* 1977;131:222-3.

30. Dold M, Li C, Tardy M, et al. Benzodiazepines for schizophrenia. *Cochrane Database Syst Rev* 2012;11:CD006391.

31. Cipriani A, Hawton K, Stockton S, et al. Lithium in the prevention of suicide in mood disorders: updated systematic review and meta-analysis. *BMJ* 2013;346:f3646.

32. Hughes S, Cohen D, Jaggi R. Differences in reporting serious adverse events in industry sponsored clinical trial registries and journal articles on antidepressant and antipsychotic drugs: a cross-sectional study. *BMJ Open* 2014;4:e005535.

33. Börjesson J, Gøtzsche PC. Effect of lithium on suicide and mortality in mood disorders: systematic review. Submitted for publication.

34. Gøtzsche PC. Antidepressants increase the risk of suicide and violence at all ages. Mad in America 2016; 16 Nov. https://www.madinamerica.com/2016/11/antidepressants-increase-risk-suicide-violence-ages/.

35. Bielefeldt AØ, Danborg PB, Gøtzsche PC. Precursors to suicidality and violence on antidepressants: systematic review of trials in adult healthy volunteers. *J R Soc Med* 2016;109:381-92.

36. Sharma T, Guski LS, Freund N, et al. Suicidality and aggression during antidepressant treatment: systematic review and meta-analyses based on clinical study reports. *BMJ* 2016;352:i65.

37. Maund E, Guski LS, Gøtzsche PC. Considering benefits and harms of duloxetine for treatment of stress urinary incontinence: a meta-analysis of clinical study reports. *CMAJ* 2017;189:E194-203.

38. Sharma T, Guski LS, Freund N, et al. Drop-out rates in placebo-controlled trials of

antidepressant drugs: systematic review and meta-analysis based on clinical study reports. Submitted for publication and included in Sharma's PhD thesis.

39. Sharma T, Rasmussen K, Paludan-Müller A, et al. Selective reporting of SF-36 and EQ-5D health related quality of life outcomes in clinical study reports and publications of antidepressant trials. Manuscript to be published, included in Sharma's PhD thesis.
40. The MTA Cooperative Group. A 14-month randomized clinical trial of treatment strategies for attention-deficit/hyperactivity disorder. *Arch Gen Psychiatry* 1999;56:1073-86.
41. Jensen PS, Arnold LE, Swanson JM, et al. 3-year follow-up of the NIMH MTA study. *J Am Acad Child Adolesc Psychiatry* 2007;46:989-1002.
42. Molina BS, Flory K, Hinshaw SP, et al. Delinquent behavior and emerging substance use in the MTA at 36 months: prevalence, course, and treatment effects. *J Am Acad Child Adolesc Psychiatry* 2007;46:1028-40.
43. Molina BS, Hinshaw SP, Swanson JM, et al. The MTA at 8 years: prospective follow-up of children treated for combined-type ADHD in a multisite study. *J Am Acad Child Adolesc Psychiatry* 2009;48:484-500.
44. Swanson JM, Arnold LE, Molina BSG, et al. Young adult outcomes in the follow-up of the multimodal treatment study of attention-deficit/hyperactivity disorder: symptom persistence, source discrepancy, and height suppression. *J Child Psychol Psychiatry* 2017;58:663-78.
45. Borcherding BG, Keysor CS, Rapoport JL, et al. Motor/vocal tics and compul¬sive behaviors on stimulant drugs: is there a common vulnerability? *Psychiatry Res* 1990;33:83-94.
46. Breggin PR. The rights af children and parents in regard to children receiving psychiatric diagnoses and drugs. *Children & Society* 2014;28:231-41.
47. Danborg PB, Simonsen AL, Gøtzsche PC. Impaired reproduction after exposure to ADHD drugs: Systematic review of animal studies. *Int J Risk Saf Med* 2017;29:107-24.
48. Cherland E, Fitzpatrick R. Psychotic side effects of psychostimulants: a 5-year review. *Can J Psychiatry* 1999;44:811-3.
49. Boesen K, Saiz LC, Erviti J, et al. The Cochrane Collaboration withdraws a review on methylphenidate for adults with attention deficit hyperactivity disorder. *Evid Based Med* 2017;22:143-7.
50. Ghaemi SN. The failure to know what isn't known: negative publication bias with lamotrigine and a glimpse inside peer review. *Evid Based Ment Health* 2009;12:65-8.
51. Gøtzsche PC. Chemical or psychological psychotherapy? Mad in America 2017; 29 Jan. https://www.madinamerica.com/2017/01/chemical-psychological-psychotherapy/.
52. Krupnick JL, Sotsky SM, Simmens S, et al. The role of the therapeutic alliance in psychotherapy and pharmacotherapy outcome: Findings in the National Institute of Mental Health Treatment of Depression Collaborative Research Program. *J Consult Clin Psychol* 1996;64:532–9.
53. Demyttenaere K, Donneau A-F, Albert A, et al. What is important in being cured from: Does discordance between physicians and patients matter? (2). *J Affect Disord* 2015;174:372–7.

54. Sørensen A, Gøtzsche. Antidepressant drugs are a type of maladaptive emotion regulation. Submitted for publication.
55. Spielmans GI, Berman MI, Usitalo AN. Psychotherapy versus second-generation antidepressants in the treatment of depression: a meta-analysis. *J Nerv Ment Dis* 2011;199:142–9.
56. Cuijpers P, Hollon SD, van Straten A, et al. Does cognitive behaviour therapy have an enduring effect that is superior to keeping patients on continuation pharmacotherapy? A meta-analysis. *BMJ Open* 2013;26;3(4).
57. Breggin PR. Intoxication anosognosia: the spellbinding effect of psychiatric drugs. *Ethical Hum Psychol Psychiatry* 2006;8:201–15.
58. Hawton K, Witt KG, Taylor Salisbury TL, et al. Psychosocial interventions for self-harm in adults. *Cochrane Database Syst Rev* 2016;5:CD012189.
59. Morrison AP, Turkington D, Pyle M, et al. Cognitive therapy for people with schizophrenia spectrum disorders not taking antipsychotic drugs: a single-blind randomised controlled trial. *Lancet* 2014;383:1395-403.
60. Seikkula J, AaltonenJ, Alakare B, et al. Five-year experience of first-episode nonaffective psychosis in open-dialogue approach: Treatment principles, follow-up outcomes, and two case studies. *Psychotherapy Research* 2006;16:214-28.
61. Svedberg B, Mesterton A, Cullberg J. First-episode non-affective psychosis in a total urban population: a 5-year follow-up. *Soc Psychiatry Psychiatr Epidemiol* 2001;36:332-7.
62. Harnisch H, Montgomery E. "What kept me going": A qualitative study of avoidant responses to war-related adversity and perpetration of violence by former forcibly recruited children and youth in the Acholi region of northern Uganda. *Soc Sci Med* 2017;188:100-8.
63. Nilsonne Å. *Processen: möten, mediciner, beslut.* Stockholm: Natur & Kultur; 2017.
64. Gøtzsche P. Psychiatry ignores an elephant in the room. Mad in America 2017; 21 Sept. https://www.madinamerica.com/2017/09/psychiatry-ignores-elephant-room/.
65. Gøtzsche PC. Editorial misconduct: Finnish Medical Journal rejects paper on suicide risk. Mad in America 2017; 22 Feb. https://www.madinamerica.com/2017/02/editorial-misconduct-finnish-medical-journal-rejects-paper-suicide-risk/.
66. Whitaker R. Thou shall not criticize our drugs. Mad in America 2017; 22 Sept. https://www.madinamerica.com/2017/09/thou-shall-not-criticize-our-drugs/.
67. Gøtzsche PC. Antidepressiva skader mere end de gavner. *Dagens Medicin* 2017; 15 March.
68. Gøtzsche P. The meeting was sponsored by merchants of death. Mad in America 2014; 7 July. http://www.madinamerica.com/2014/07/meeting-sponsored-merchants-death/.
69. Pedersen AT. Debat: Vi har ret til at undre os. *Journalisten* 2017; 8 May.
70. Gøtzsche PC. *Deadly Medicines and Organised Crime: How Big Pharma Has Corrupted Healthcare*. London: Radcliffe Publishing; 2013.
71. Symposium "Wetenschap en Economie". *Geneesmiddelenbulletin* 2016;50:99-110.
72. Hench PS, Kendall EC, Slocumb CH, et al. The effect of a hormone of the adrenal cortex 17-hydroxy-11-dehydrocorticosterone; compound E) and of pituitary adrenocorticotropic

hormone on rheumatoid arthritis. *Proc Staff Meet Mayo Clin* 1949;24:181–97.
73. Moore RA, Straube S,Wiffen PJ, et al. Pregabalin for acute and chronic pain in adults. *Cochrane Database Syst Rev* 2009;3:CD007076.
74. LYRICA U.S. Physician Prescribing Information. http://labeling.pfizer.com/ShowLabeling.aspx?id=561.
75. Wise J. Gabapentinoids should not be used for chronic low back pain, meta-analysis concludes. *BMJ* 2017;358:j3870.
76. Porter J, Jick H. Addiction rare in patients treated with narcotics. *N Engl J Med* 1980;302:123.
77. McCook A. NEJM issues unusual warning for readers about 1980 letter on opioid addiction. Retraction Watch 2017; 2 June. http://retractionwatch.com/2017/06/02/nejm-issues-unusual-warning-readers-1980-letter-opioid-addiction/.
78. Leung PTM, Macdonald EM, Stanbrook MB, et al. A 1980 letter on the risk of opioid addiction. *N Engl J Med* 2017;376:2194-5.
79. Schmidt AL, Rasmussen LI. Overlæge: Vi vil gerne tro på den magiske medicin. *Politiken* 2017; 15 June.
80. Christiansen MØ, Nansen L, Fischer A, et al. Læger advarer mod populær smertepille: Du kan blive afhængig. DR Nyheder 2017; 11 June. http://www.dr.dk/nyheder/indland/laeger-advarer-mod-populaer-smertepille-du-kan-blive-afhaengig.
81. Towheed T, Maxwell L, Anastassiades TP, et al. Glucosamine therapy for treating osteoarthritis. *Cochrane Database Syst Rev* 2005;2:CD002946.
82. Wandel S, Jüni P, Tendal B, et al. Effects of glucosamine, chondroitin, or placebo in patients with osteoarthritis of hip or knee: network meta-analysis. *BMJ* 2010;341:c4675.
83. Reichenbach S, Sterchi R, Scherer M, et al. Meta-analysis: chondroitin for osteoarthritis of the knee or hip. *Ann Intern Med* 2007;146:580-90.

5장. 질병 예방을 위해 무엇을 취사선택해야 하는가?

1. Burcharth J, Pommergaard HC, Alamili M, et al. [One in five surgeons do not wash hands after visiting a toilet - an ethnographic field study]. *Ugeskr Læger* 2014;176:V66434.
2. Stranden AL. Pas på: Her er turistlandene med flest resistente bakterier. Videnskab.dk 2017; 18 July.
3. Hemilä H, Chalker E. Vitamin C for preventing and treating the common cold. *Cochrane Database Syst Rev* 2013;1:CD000980.
4. Goldacre B. *Bad science*. London: Fourth State; 2008.
5. Karlowski TR, Chalmers TC, Frenkel LD, et al. Ascorbic acid for the common cold. A prophylactic and therapeutic trial. *JAMA* 1975;231:1038-42.
6. US Food and Drug Administration. The Vitamin C Foundation 4/17/17. 2017; 17 April. https://www.fda.gov/ICECI/EnforcementActions/WarningLetters/2017/ucm553653.htm.
7. Boseley S. Matthias Rath drops libel action against Guardian. *BMJ* 2008;337:a1710.

8. National Research & Development Programme. Asthma management. Commissioned research: ongoing projects. Woodcock A. The effect of mite allergen avoidance by the use of allergen impermeable bedding, on asthma control in adults. www.asthmar-d.org.uk/FUNDED/ONGOING/Default.htm.
9. Gøtzsche PC, Johansen HK. House dust mite control measures for asthma. *Cochrane Database Syst Rev* 2008;2:CD001187.
10. Gøtzsche PC, Johansen HK. House dust mite control measures for asthma: systematic review. *Allergy* 2008;63:646–59.
11. National Heart, Lung, and Blood Institute; National Asthma Education and Prevention Program. Expert panel report 3: guidelines for the diagnosis and management of asthma. Washington, DC: US Department of Health, 2007. http://www.nhlbi.nih.gov/guidelines/7 asthma/asthgdln.htm.
12. Gøtzsche PC. Asthma guidelines on house dust mites are not evidence-based. *Lancet* 2007;370:2100–1.
13. Gøtzsche PC, Johansen HK. Authors' reply on 'House dust mite control measures for asthma'. *Allergy* 2009;64:190.
14. Gøtzsche PC, Hammarquist C, Burr M. House dust mite control measures in the management of asthma: meta-analysis. *BMJ* 1998;317:1105–10.
15. Bacharier LB, Boner A, Carlsen KH, et al. Diagnosis and treatment of asthma in childhood: a PRACTALL consensus report. *Allergy* 2008;63:5–34.
16. Mitka M. New evidence-based guidelines focus on treatment of children with asthma. *JAMA* 2008;299:1122-3.
17. Schmidt LM, Gøtzsche PC. Of mites and men: reference bias in narrative review articles; a systematic review. *J Fam Pract* 2005;54:334–8.
18. Pingitore G, Pinter E. Environmental interventions for mite-induced asthma: a journey between systematic reviews, contrasting evidence and clinical practice. *Eur Ann Allergy Clin Immunol* 2013;45:74-7.
19. Hallas HE. House-dust mites in our homes are a contamination from outdoor sources. *Medical Hypotheses* 2010;74:777–9.
20. DuBroff R, de Lorgeril M. Cholesterol confusion and statin controversy. *World J Cardiol* 2015;7:404–9.
21. Taylor F, Huffman MD, Macedo AF, et al. Statins for the primary prevention of cardiovascular disease. *Cochrane Database Syst Rev* 2013;1:CD004816.
22. Gøtzsche PC. *Deadly Medicines and Organised Crime: How Big Pharma Has Corrupted Healthcare*. London: Radcliffe Publishing; 2013.
23. Taylor F, Ward K, Moore THM, et al. Statins for the primary prevention of cardiovascular disease. *Cochrane Database Syst Rev* 2011;1:CD004816.
24. Abramson J. Prescribing statins: time to rein it in. *Pharm J* 2015; 19 Mar.
25. Cholesterol Treatment Trialists' (CTT) Collaborators. The effects of lowering LDL cholesterol

with statin therapy in people at low risk of vascular disease: meta-analysis of individual data from 27 randomised trials. *Lancet* 2012;380:581–90.

26. Abramson J, Rosenberg HG, Jewell N, et al. Should people at low risk of cardiovascular disease take a statin? *BMJ* 2013;347:f6123.
27. Deer B. How the case against the MMR vaccine was fixed. *BMJ* 2011;342:c5347.
28. Godlee F, Smith J, Marcovitch H. Wakefield's article linking MMR vaccine and autism was fraudulent. *BMJ* 2011;342:c7452.
29. Gøtzsche PC. *Rational Diagnosis and Treatment: Evidence-Based Clinical Decision-Making*, 4th edition. Chichester: Wiley; 2007.
30. Edward Jenner. Wikipedia 2017; 28 July. https://en.wikipedia.org/wiki/Edward_Jenner.
31. Aaby P. Malnourished or overinfected. An analysis of the determinants of acute measles mortality. *Dan Med Bull* 1989;36:93-113.
32. Aaby P. Severe measles in Copenhagen, 1915-1925. *Rev Infect Dis* 1988;10:452-6.
33. Aaby P, Ravn H, Benn CS. The WHO review of the possible nonspecific effects of diphtheria-tetanus-pertussis vaccine. *Pediatr Infect Dis J* 2016;35:1247-57.
34. Mogensen SW, Andersen A, Rodrigues A, et al. The introduction of diphtheria-tetanus-pertussis and oral polio vaccine among young infants in an urban African community: a natural experiment. *EBioMedicine* 2017;17:192-8.
35. World Health Organization. Introduction of rotavirus vaccines. 2013; 31 July. http://www.who.int/immunization/monitoring_surveillance/burden/vpd/surveillance_type/sentinel/rotavirus_intro_guidance_who_july31_2013.pdf.
36. Nothdurft HD, Jelinek T, Marschang A, et al. Adverse reactions to Japanese encephalitis vaccine in travellers. *J Infect* 1996;32:119-22.
37. Arbyn M , Xu L , Simoens C , et al. Prophylactic vaccination against human papillomaviruses to prevent cervical cancer and its precursors. *Cochrane Database Syst Rev* 2018;5:CD009069.
38. Jørgensen L, Gøtzsche PC, Jefferson T. The Cochrane HPV vaccine review was incomplete and ignored important evidence of bias: Response to the Cochrane editors. 2018; 17 September. https://ebm.bmj.com/content/early/2018/07/27/bmjebm-2018-111012.responses#the-cochrane-hpvvaccine-review-was-incomplete-and-ignored-important-evidence-of-bias-response-to-the-cochraneeditors.
39. Jørgensen L. Benefits and harms of the human papilloma virus (HPV) vaccines. PhD dissertation, defended at the University of Copenhagen 12 March 2019. Available from: http://bit.ly/PhDHPVvaccines.
40. Gøtzsche PC. *Death of a whistleblower and Cochrane's moral collapse*. Copenhagen: People's Press; 2019.
41. Beppu H, Minaguchi M, Uchide K, et al. Lessons learnt in Japan from adverse reactions to the HPV vaccine: a medical ethics perspective. *Indian J Med Ethics* 2017;2:82-8.
42. Chandler RE, Juhlin K, Fransson J, et al. Current safety concems with human papillomavirus vaccine: a cluster analysis of reports in Vigibase (R). *Drug Saf* 2016; 16 Sept.

43. Letter from EMA to the Nordic Cochrane Centre. 2016; July 1. http://www.ema.europa.eu/docs/en_GB/document_library/Other/2016/07/WC500210543.pdf.
44. Martínez-Lavín M, Amezcua-Guerra L. Serious adverse events after HPV vaccination: a critical review of randomized trials and post-marketing case series. *Clin Rheumatol* 2017; 20 July.
45. Capilla A. Justice recognizes what health authorities do not want to recognize. 2017; 16 April. http://sanevax.org/hpv-vaccine-death-spain/.
46. Tozzi AE, Asturias EJ, Balakrishnan MR, et al. Assessment of causality of individual adverse events following immunization (AEFI): a WHO tool for global use. *Vaccine* 2013;31:5041-6.
47. Puliyel J, Phadke A. Deaths following pentavalent vaccine and the revised AEFI classification. *Indian J Med Ethics* 2017; 4 July.
48. Donegan K, Beau-Lejdstrom R, King B, et al. Bivalent human papillomavirus vaccine and the risk of fatigue syndromes in girls in the UK. *Vaccine* 2013;31:4961-7.
49. Kyrgiou M, Athanasiou A, Paraskevaidi M, et al. Adverse obstetric outcomes after local treatment for cervical preinvasive and early invasive disease according to cone depth: systematic review and meta-analysis. *BMJ* 2016;354:i3633.
50. Fulbright YK. Think twice about that HPV vaccine. 2008; 16 July. http://www.huffingtonpost.com/dr-yvonne-k-fulbright/think-twice-about-that-hp_b_111486.html.
51. Marquardsen M, Ogden M, Gøtzsche PC. Redactions in protocols for drug trials: what industry sponsors concealed. *J R Soc Med* 2018;111:136-41.
52. GlaxoSmithKline. Protocol Amendment 1 & Agreement_HPV-029 PRI (110886) (07-DEC-2007).pdf.
53. Fedorowski A, Li H, Yu X, Koelsch KA, Harris VM, Liles C, et al. Antiadrenergic autoimmunity in postural tachycardia syndrome. *Europace* 2016; 4 Oct. doi:10.1093/europace/euw154.
54. Demicheli V, Jefferson T, Al-Ansary LA, et al. Vaccines for preventing influenza in healthy adults. *Cochrane Database Syst Rev* 2014;3:CD001269.
55. Jefferson T, Di Pietrantonj C, Al-Ansary LA, et al. Vaccines for preventing influenza in the elderly. *Cochrane Database Syst Rev* 2010;2:CD004876.
56. McCartney M. New York University sacks professor for refusing flu shot. *BMJ* 2017;357:j1975.
57. Thomas RE, Jefferson T, Lasserson TJ. Influenza vaccination for healthcare workers who care for people aged 60 or older living in long-term care institutions. *Cochrane Database Syst Rev* 2016;6:CD005187.
58. Lacobucci G. NHS staff who refuse flu vaccine this winter will have to give reasons. *BMJ* 2017;359:j4766.
59. Jefferson T, Jones M, Doshi P, et al. Oseltamivir for influenza in adults and children: systematic review of clinical study reports and summary of regulatory comments. *BMJ* 2014;348:g2545.
60. Lenzer J. Centers for Disease Control and Prevention: protecting the private good? *BMJ* 2015;350:h2362.
61. Gøtzsche PC. *På safari i Kenya*. København: Samlerens Forlag; 1985.

62. Rønn AM, Rønne-Rasmussen J, Gøtzsche PC, et al. Neuropsychiatric manifestations after mefloquine therapy for Plasmodium falciparum malaria: comparing a retrospective and a prospective study. *Trop Med Int Health* 1998;3:83-8.
63. Fogh S, Schapira A, Bygbjerg IC, et al. Malaria chemoprophylaxis in travellers to east Africa: a comparative prospective study of chloroquine plus proguanil with chloroquine plus sulfadoxine-pyrimethamine. *BMJ* 1988;296:820-2.

6장. 대체의학은 의학을 대체하지 못한다

1. Gøtzsche PC. Alternativ behandling. I: Ove B, de Muckadell S, Haunsø S, Vilstrup H, red., Medicinsk Kompendium. 18 udg. København: *Nyt Nordisk Forlag Arnold Busck* 2013;2789-98.
2. Vist GE, Bryant D, Somerville L, et al. Outcomes of patients who participate in randomized controlled trials compared to similar patients receiving similar interventions who do not participate. *Cochrane Database Syst Rev* 2008;3:MR000009.
3. Hróbjartsson A, Gøtzsche PC. Placebo interventions for all clinical conditions. *Cochrane Database Syst Rev* 2010;1:CD003974.
4. Ramsay HM, Goddard W, Gill S, et al. Herbal creams used for atopic eczema in Birmingham, UK illegally contain potent corticosteroids. *Arch Dis Child* 2003;88:1056-7.
5. Mostefa-Kara N, Pauwels A, Pines E, et al. Fatal hepatitis after herbal tea. *Lancet* 1992;340:674.
6. Bjelakovic G, Nikolova D, Gluud LL, et al. Antioxidant supplements for prevention of mortality in healthy participants and patients with various diseases. Cochrane Database Syst Rev 2012;3:CD007176.
7. Schmidt K, Ernst E. Survey shows that some homeopaths and chiropractors advise against MMR. *BMJ* 2002;325:597.
8. O'Connor A. Alternative medicine: What's in those supplements? *New York Times* 2015; 3 Feb.
9. Rubinstein SM, Terwee CB, Assendelft WJJ, et al. Spinal manipulative therapy for acute low-back pain. *Cochrane Database Syst Rev* 2012;9:CD008880.
10. Rubinstein SM, van Middelkoop M, Assendelft WJJ, et al. Spinal manipulative therapy for chronic low-back pain. *Cochrane Database Syst Rev* 2011;2:CD008112.
11. Gross A, Langevin P, Burnie SJ, et al. Manipulation and mobilisation for neck pain contrasted against an inactive control or another active treatment. *Cochrane Database Syst Rev* 2015;9:CD004249.
12. Bertino RE, Talkad AV, DeSanto JR, et al. Chiropractic manipulation of the neck and cervical artery dissection. *Ann Intern Med* 2012;157:150-2.
13. Sing S. Beware the spinal trap. 2009; 29 July. http://resources.bmj.com/bmj/about-bmj/about-bmj/web-extras/Singh_chiropractic_2-D0B0BB.DOC.pdf.
14. Hondras MA, Linde K, Jones AP. Manual therapy for asthma. *Cochrane Database Syst Rev* 2005;2:CD001002.
15. Beckmann MM, Stock OM. Antenatal perineal massage for reducing perineal trauma.

Cochrane Database Syst Rev 2013;4:CD005123.
16. Bennett C, Underdown A, Barlow J. Massage for promoting mental and physical health in typically developing infants under the age of six months. *Cochrane Database Syst Rev* 2013;4:CD005038.
17. Patel KC, Gross A, Graham N, et al. Massage for mechanical neck disorders. *Cochrane Database Syst Rev* 2012;9:CD004871.
18. Furlan AD, Giraldo M, Baskwill A, et al. Massage for low-back pain. *Cochrane Database Syst Rev* 2015;9:CD001929.
19. Loew LM, Brosseau L, Tugwell P, et al. Deep transverse friction massage for treating lateral elbow or lateral knee tendinitis. *Cochrane Database Syst Rev* 2014;11:CD003528.
20. Tang JL, Zhan SY, Ernst E. Review of randomised controlled trials of traditional Chinese medicine. *BMJ* 1999;319:160-1.
21. Wang Y, Wang L, Chai Q, et al. Positive results in randomized controlled trials on acupuncture published in Chinese journals: a systematic literature review. *Journal of Alternative and Complementary Medicine* 2014;20:A129.
22. Ernst E. And this is why we might as well forget about Chinese acupuncture trials. 2014; 21 May. http://edzardernst.com/2014/05/and-this-is-why-we-might-as-well-forget-about-chinese-acupuncture-trials/.
23. Madsen MV, Gøtzsche PC, Hróbjartsson A. Acupuncture treatment for pain: systematic review of randomised clinical trials with acupuncture, placebo acupuncture, and no acupuncture groups. *BMJ* 2008;338:330-3.
24. Professor Richard Dawkins interviews professor Michael Baum for Channel 4's program series "Enemies of reason." 2007.
25. Sørensen TK, Pihl M. "Vi må advare om de risici, der er, for at en nål punkterer en eller begge lunger". Jyllands-Posten 2017; 30 Sept.
26. O'Mathúna DP. Therapeutic touch for healing acute wounds. *Cochrane Database Syst Rev* 2016;9:CD002766. WITHDRAWN.
27. So PS, Jiang Y, Qin Y. Touch therapies for pain relief in adults. *Cochrane Database Syst Rev* 2008;4:CD006535. WITHDRAWN.
28. Robinson J, Biley FC, Dolk H. Therapeutic touch for anxiety disorders. *Cochrane Database Syst Rev* 2007;3:CD006240.
29. Joyce J, Herbison GP. Reiki for depression and anxiety. *Cochrane Database Syst Rev* 2015;4:CD006833.
30. Roberts L, Ahmed I, Hall S. Intercessory prayer for the alleviation of ill health. *Cochrane Database Syst Rev* 2007;24(1):CD000368.
31. Jørgensen KJ, Hróbjartsson A, Gøtzsche PC. Divine intervention? A Cochrane review on intercessory prayer gone beyond science and reason. *J Negat Results Biomed* 2009;8:7.
32. Leibovici L. Author's reply to Effects of remote, retroactive intercessory prayer on outcomes in patients with bloodstream infection: randomised controlled trial. *BMJ* 2002;324:1037.

33. Olshansky B, Dossey L. Retroactive prayer: a preposterous hypothesis? BMJ 2003;327:1465-8.
34. Bishop JP, Stenger VJ. Retroactive prayer: lots of history, not much mystery, and no science. *BMJ* 2004;329:1444-6.
35. Erratum to Does prayer influence the success of in vitro fertilization-embryo transfer? Report of a masked, randomized trial. *J Reprod Med* 2004;9:100A. Lobo, RA [removed].
36. Flamm B. The Columbia University 'miracle' study: flawed and fraud. *Skeptical Inquirer* 2004;28(5): http://www.csicop.org/si/2004-09/miracle-study.html.
37. James Randi Educational Foundation: The Columbia University scandal. 2004. http://www.randi.org/jr/121704no.html#2.
38. Flamm BL. Prayer and the success of IVF. *J Reprod Med* 2005;50:71.
39. Cha KY. Clarification: influence of prayer on IVF-ET. *J Reprod Med* 2004;49:944-5.
40. Bronson P. A prayer before dying. Wired 2002;10. http://www.wired.com/wired/archive/10.12/prayer_pr.html.
41. Liddle SD, Pennick V. Interventions for preventing and treating low-back and pelvic pain during pregnancy. *Cochrane Database Syst Rev* 2015;9:CD001139.
42. Gøtzsche PC. *Rational Diagnosis and Treatment: Evidence-Based Clinical Decision-Making*, 4th edition. Chichester: Wiley; 2007.
43. Coulter HL. Homeopathy. In: Salmon JW, ed. *Alternative Medicines*. London: Tavistock; 1985.
44. Homeopathic dilutions. https://en.wikipedia.org/wiki/Homeopathic_dilutions.
45. Linde K, Clausius N, Ramirez G, et al. Are the clinical effects of homeopathy placebo effects? A meta-analysis of placebo-controlled trials. *Lancet* 1997;350:834–43.
46. Sterne JA, Egger M, Smith GD. Systematic reviews in health care: Investigating and dealing with publication and other biases in meta-analysis. *BMJ* 2001;323:101-5.
47. Martin D. EU votes to spend £1.8 million on homeopathy for farm animals. *Daily Mail* 2011;30 Aug.
48. Lethal advice from homeopaths about malaria prevention. 2006; 13 July. http://www.dcscience.net/2006/07/13/malaria_prevention/.
49. House of Commons, Science and Technology Committee. Evidence check 2: homeopathy. Fourth report of session 2009-10.
50. Kaplan S. Hundreds of babies harmed by homeopathic remedies, families say. Scientific American 2017; 21 Feb. https://www.scientificamerican.com/article/hundreds-of-babies-harmed-by-homeopathic-remedies-families-say/
51. Maressa JE. Syv-årig drengs død udløser debat om naturmedicin i Italien. *Jyllands-Posten* 2017; 4 June.
52. Lønroth HL, Ekholm O. Alternativ behandling i Danmark – brug, brugere og årsager til brug. *Ugeskr Læger* 2006;168:682-6.
53. Ullman D. Homeopathic medicine: Europe's #1 Alternative for Doctors. 2011; 17 Nov. http://www.huffingtonpost.com/dana-ullman/homeopathic-medicine-euro_b_402490.html.

7장. 불신의 세계에서 신뢰를 찾아내는 방법

1. Mark Spitz. Wikipedia. https://en.wikipedia.org/wiki/Mark_Spitz.
2. Gøtzsche PC. *Deadly Medicines and Organised Crime: How Big Pharma Has Corrupted Healthcare*. London: Radcliffe Publishing; 2013.
3. Gøtzsche PC. *Deadly Psychiatry and Organized Denial*. Copenhagen: People's Press; 2015.
4. Back pain. Wikipedia https://en.wikipedia.org/wiki/Back_pain. Accessed in Aug 2017.
5. Kaiser J. Supporters defend threatened health research agency. *Science* 2015; 13 July. http://www.sciencemag.org/news/2015/07/supporters-defend-threatened-health-research-agency.
6. Yousef AA, Al-deeb AE. A double-blinded randomised controlled study of the value of sequential intravenous and oral magnesium therapy in patients with chronic low back pain with a neuropathic component. *Anaesthesia* 2013;68:260-6.
7. Gøtzsche PC. Believability of relative risks and odds ratios in abstracts: cross-sectional study. *BMJ* 2006;333:231-4.
8. Ioannidis JP. Why most published research findings are false. *PLoS Med* 2005;2:e124.
9. Roelofs PDDM, Deyo RA, Koes BW, et al. Non-steroidal anti-inflammatory drugs for low back pain. *Cochrane Database Syst Rev* 2008;1:CD000396.
10. Hróbjartsson A, Thomsen AS, Emanuelsson F, et al. Observer bias in randomised clinical trials with binary outcomes: systematic review of trials with both blinded and non-blinded outcome assessors. *BMJ* 2012;344:e1119.
11. Hróbjartsson A, Thomsen AS, Emanuelsson F, et al. Observer bias in randomized clinical trials with measurement scale outcomes: a systematic review of trials with both blinded and nonblinded assessors. *CMAJ* 2013;185:E201-11.
12. Gøtzsche PC. Blinding during data analysis and writing of manuscripts. *Controlled Clin Trials* 1996;17:285-90.
13. Gøtzsche PC. *Rational Diagnosis and Treatment: Evidence-Based Clinical Decision-Making*, 4th edition. Chichester: Wiley; 2007.
14. EUROSCREEN Working Group. Summary of the evidence of breast cancer service screening outcomes in Europe and first estimate of the benefit and harm balance sheet. *J Med Screen* 2012;19 Suppl 1:5-13.
15. Jørgensen KJ. Flawed methods explain the effect of mammography screening in Nijmegen. *Br J Cancer* 2011;105:592-3.
16. Doll R, Peto R, Boreham J, et al. Mortality in relation to smoking: 50 years' observations on male British doctors. *BMJ* 2004;328:1519.
17. Evans I, Thornton H, Chalmers I, et al. *Testing treatments: better research for better healthcare* (2nd edition). London: Pinter & Martin; 2011. http://www.testingtreatments.org.
18. Lenzer J. Centers for Disease Control and Prevention: protecting the private good? *BMJ* 2015;350:h2362.
19. Khan A , Faucett J, Morrison S, et al. Comparative mortality risk in adult patients with schizophrenia, depression, bipolar disorder, anxiety disorders, and attention deficit/hyperactivity

disorder participating in psychopharmacology clinical trials. *JAMA Psychiatry* 2013;70:1091-9.
20. Gøtzsche PC. *Mammography Screening: Truth, Lies and Controversy*. London: Radcliffe Publishing; 2012.
21. Cochrane Collaboration policy on commercial sponsorship of Cochrane reviews and Cochrane groups. 2014; 8 March. http://community.cochrane.org/organisational-policy-manual/appendix-5-commercial-sponsorship-policy.
22. Kew KM, Seniukovich A. Inhaled steroids and risk of pneumonia for chronic obstructive pulmonary disease. *Cochrane Database Syst Rev* 2014;3:CD010115.
23. Calverley PM, Anderson JA, Celli B, et al. Salmeterol and fluticasone propionate and survival in chronic obstructive pulmonary disease. *N Engl J Med* 2007;356:775–89.
24. Suissa S, Ernst P, Vandemheen KL, et al. Methodological issues in therapeutic trials of COPD. *Eur Respir J* 2008;31:927–33.
25. Gøtzsche PC. Questionable research and marketing of a combination drug for smoker's lungs. *J R Soc Med* 2014;107:256-7.
26. Nannini LJ, Lasserson TJ, Poole P. Combined corticosteroid and long-acting beta2-agonist in one inhaler versus long-acting beta2-agonists for chronic obstructive pulmonary disease. *Cochrane Database Syst Rev* 2012; 9:CD006829.
27. Nannini LJ, Poole P, Milan SJ, et al. Combined corticosteroid and long-acting beta2-agonist in one inhaler versus placebo for chronic obstructive pulmonary disease. *Cochrane Database Syst Rev* 2013;11:CD003794.
28. Giles J. Internet encyclopaedias go head to head. *Nature* 2005;438: 900-1.
29. https://en.wikipedia.org/wiki/Wikipedia:Size_comparisons.
30. Zahl PH, Gøtzsche PC, Maehlen J. Natural history of breast cancers detected in the Swedish mammography screening programme: a cohort study. *Lancet Oncol* 2011;12:1118-24.
31. Deber RB, Kraetschmer N, Urowitz S, et al. Patient, consumer, client, or customer: what do people want to be called? *Health Expectations* 2005;8:345-51.

에필로그

1. Gøtzsche PC. Gjorde Gestapo gavn? I: Aggebo A (red.). *Danske lægememoirer*. Kjøbenhavn: Nyt Nordisk Forlag; 1946.

찾아보기

문헌 · 작품

ㄱ

ㄴ

ㅂ

ㅅ

ㅇ

ㅈ

ㅊ

ㅋ

ㅌ

ㅍ

ㅎ